国家卫生健康委员会"十四五"规划教材

全国中医药高职高专教育教材

供中医学、针灸推拿、中医骨伤、护理等专业用

中医基础理论

第5版

U0292815

主　编　徐宜兵

副主编　冯育会　黄万凌　林　靓

编　委　（按姓氏笔画排序）

王　芳（肇庆医学高等专科学校）

邓礼林（重庆三峡医药高等专科学校）

包奇昌（江西中医药高等专科学校）

冯育会（遵义医药高等专科学校）

刘　衡（保山中医药高等专科学校）

李续博（黑龙江中医药大学佳木斯学院）

杨怡玲（湖南中医药高等专科学校）

林　靓（安徽中医药高等专科学校）

赵晓旻（山东中医药高等专科学校）

徐宜兵（江西中医药高等专科学校）

黄万凌（湖北中医药高等专科学校）

舒　婧（广东江门中医药职业学院）

学术秘书　包奇昌（兼）

人民卫生出版社

·北 京·

版权所有，侵权必究！

图书在版编目（CIP）数据

中医基础理论／徐宜兵主编. —5 版. —北京：
人民卫生出版社，2023.7（2024.10重印）
ISBN 978-7-117-34974-1

Ⅰ．①中…　Ⅱ．①徐…　Ⅲ．①中医医学基础 - 高等职
业教育 - 教材　Ⅳ．①R22

中国国家版本馆 CIP 数据核字（2023）第 134870 号

中医基础理论
Zhongyi Jichu Lilun
第 5 版

主　　编：徐宜兵
出版发行：人民卫生出版社（中继线 010-59780011）
地　　址：北京市朝阳区潘家园南里 19 号
邮　　编：100021
E - mail：pmph @ pmph.com
购书热线：010-59787592　010-59787584　010-65264830
印　　刷：人卫印务（北京）有限公司
经　　销：新华书店
开　　本：850×1168　1/16　印张：12
字　　数：338 千字
版　　次：2005 年 6 月第 1 版　　2023 年 7 月第 5 版
印　　次：2024 年 10 月第 4 次印刷
标准书号：ISBN 978-7-117-34974-1
定　　价：56.00 元
打击盗版举报电话：010-59787491　E-mail：WQ @ pmph.com
质量问题联系电话：010-59787234　E-mail：zhiliang @ pmph.com
数字融合服务电话：4001118166　E-mail：zengzhi @ pmph.com

《中医基础理论》
数字增值服务编委会

主　编　徐宜兵

副主编　冯育会　黄万凌　林　靓

编　委（按姓氏笔画排序）

王　芳（肇庆医学高等专科学校）

邓礼林（重庆三峡医药高等专科学校）

包奇昌（江西中医药高等专科学校）

冯育会（遵义医药高等专科学校）

刘　衡（保山中医药高等专科学校）

李续博（黑龙江中医药大学佳木斯学院）

杨怡玲（湖南中医药高等专科学校）

林　靓（安徽中医药高等专科学校）

赵晓旻（山东中医药高等专科学校）

徐宜兵（江西中医药高等专科学校）

黄万凌（湖北中医药高等专科学校）

舒　婧（广东江门中医药职业学院）

学术秘书　包奇昌（兼）

修订说明

为了做好新一轮中医药职业教育教材建设工作，贯彻落实党的二十大精神和《中医药发展战略规划纲要（2016—2030年）》《教育部 国家卫生健康委 国家中医药管理局关于深化医教协同进一步推动中医药教育改革与高质量发展的实施意见》《教育部等八部门关于加快构建高校思想政治工作体系的意见》《职业教育提质培优行动计划（2020—2023年）》《职业院校教材管理办法》的要求，适应当前我国中医药职业教育教学改革发展的形势与中医药健康服务技术技能人才培养的需要，人民卫生出版社在教育部、国家卫生健康委员会、国家中医药管理局的领导下，组织和规划了第五轮全国中医药高职高专教育教材、国家卫生健康委员会"十四五"规划教材的编写和修订工作。

为做好第五轮教材的出版工作，我们成立了第五届全国中医药高职高专教育教材建设指导委员会和各专业教材评审委员会，以指导和组织教材的编写与评审工作；按照公开、公平、公正的原则，在全国1800余位专家和学者申报的基础上，经中医药高职高专教育教材建设指导委员会审定批准，聘任了教材主编、副主编和编委；确立了本轮教材的指导思想和编写要求，全面修订全国中医药高职高专教育第四轮规划教材，即中医学、中药学、针灸推拿、护理、医疗美容技术、康复治疗技术6个专业共89种教材。

党的二十大报告指出，统筹职业教育、高等教育、继续教育协同创新，推进职普融通、产教融合、科教融汇，优化职业教育类型定位，再次明确了职业教育的发展方向。在二十大精神指引下，我们明确了教材修订编写的指导思想和基本原则，并及时推出了本轮教材。

第五轮全国中医药高职高专教育教材具有以下特色：

1. 立德树人，课程思政 教材以习近平新时代中国特色社会主义思想为引领，坚守"为党育人、为国育才"的初心和使命，培根铸魂、启智增慧，深化"三全育人"综合改革，落实"五育并举"的要求，充分发挥思想政治理论课立德树人的关键作用。根据不同专业人才培养特点和专业能力素质要求，科学合理地设计思政教育内容。教材中有机融入中医药文化元素和思想政治教育元素，形成专业课教学与思政理论教育、课程思政与专业思政紧密结合的教材建设格局。

2. 传承创新，突出特色 教材建设遵循中医药发展规律，传承精华，守正创新。本套教材是在中西医结合、中西药并用抗击新型冠状病毒感染疫情取得决定性胜利的时候，党的二十大报告指出促进中医药传承创新发展要求的背景下启动编写的，所以本套教材充分体现了中医药特色，将中医药领域成熟的新理论、新知识、新技术、新成果根据需要吸收到教材中来，在传承的基础上发展，在守正的基础上创新。

3. 目标明确，注重三基 教材的深度和广度符合各专业培养目标的要求和特定学制、特定对象、特定层次的培养目标，力求体现"专科特色、技能特点、时代特征"，强调各教材编写大纲一定要符合高职高专相关专业的培养目标与要求,注重基本理论、基本知识和基本技能的培养和全面素质的提高。

4. 能力为先,需求为本　教材编写以学生为中心,一方面提高学生的岗位适应能力,培养发展型、复合型、创新型技术技能人才;另一方面,培养支撑学生发展、适应时代需求的认知能力、合作能力、创新能力和职业能力,使学生得到全面、可持续发展。同时,以职业技能的培养为根本,满足岗位需要、学教需要、社会需要。

5. 规划科学,详略得当　全套教材严格界定职业教育教材与本科教育教材、毕业后教育教材的知识范畴,严格把握教材内容的深度、广度和侧重点,既体现职业性,又体现其高等教育性,突出应用型、技能型教育内容。基础课教材内容服务于专业课教材,以"必需、够用"为原则,强调基本技能的培养;专业课教材紧密围绕专业培养目标的需要进行选材。

6. 强调实用,避免脱节　教材贯彻现代职业教育理念,体现"以就业为导向,以能力为本位,以职业素养为核心"的职业教育理念。突出技能培养,提倡"做中学、学中做"的"理实一体化"思想,突出应用型、技能型教育内容。避免理论与实际脱节、教育与实践脱节、人才培养与社会需求脱节的倾向。

7. 针对岗位,学考结合　本套教材编写按照职业教育培养目标,将国家职业技能的相关标准和要求融入教材中,充分考虑学生考取相关职业资格证书、岗位证书的需要。与职业岗位证书相关的教材,其内容和实训项目的选取涵盖相关的考试内容,做到学考结合、教考融合,体现了职业教育的特点。

8. 纸数融合,坚持创新　新版教材进一步丰富了纸质教材和数字增值服务融合的教材服务体系。书中设有自主学习二维码,通过扫码,学生可对本套教材的数字增值服务内容进行自主学习,实现与教学要求匹配、与岗位需求对接、与执业考试接轨,打造优质、生动、立体的学习内容。教材编写充分体现与时代融合、与现代科技融合、与西医学融合的特色和理念,适度增加新进展、新技术、新方法,充分培养学生的探索精神、创新精神、人文素养;同时,将移动互联、网络增值、慕课、翻转课堂等新的教学理念、教学技术和学习方式融入教材建设之中,开发多媒体教材、数字教材等新媒体形式教材。

人民卫生出版社成立70年来,构建了中国特色的教材建设机制和模式,其规范的出版流程,成熟的出版经验和优良传统在本轮修订中得到了很好的传承。我们在中医药高职高专教育教材建设指导委员会和各专业教材评审委员会指导下,通过召开调研会议、论证会议、主编人会议、编写会议、审定稿会议等,确保了教材的科学性、先进性和适用性。参编本套教材的1 000余位专家来自全国50余所院校,希望在大家的共同努力下,本套教材能够担当全面推进中医药高职高专教育教材建设,切实服务于提升中医药教育质量、服务于中医药卫生人才培养的使命。谨此,向有关单位和个人表示衷心的感谢!为了保持教材内容的先进性,在本版教材使用过程中,我们力争做到教材纸质版内容不断勘误,数字内容与时俱进,实时更新。希望各院校在教材使用中及时提出宝贵意见或建议,以便不断修订和完善,为下一轮教材的修订工作奠定坚实的基础。

人民卫生出版社有限公司
2023 年 4 月

前　言

中医药是我国独特的卫生资源、潜力巨大的经济资源、具有原创优势的科技资源、优秀的文化资源，以及重要的生态资源。千百年来中医药为维护我国人民的健康发挥了举足轻重的作用。近年来，党中央对中医药事业发展高度重视，从《中医药发展战略规划纲要（2016—2030年）》到《中国的中医药》白皮书再到《中医药法》颁布，党的十九大报告提出的"坚持中西医并重，传承发展中医药事业"，以及党的二十大报告提出的"促进中医药传承创新发展"，充分彰显了中国政府坚定发展中医药的信心和决心，中医药进入全面发展新时代。

中医基础理论，是研究和阐释中医学基本概念、基本知识、基本理论和基本规律的基础性学科，包含了中医学的认识论和方法论。其对于中医学的重要性，就像加减乘除法则对于数学的重要性一样，不可或缺。掌握这些基本内容，是进一步学好中医其他各科知识的必备前提，是中医学的入门之阶，也是了解博大精深的中国传统文化的重要窗口，对激发并培养学生学习中医的兴趣，以及对中医其他课程的理解起着至关重要的作用。

国家卫生健康委员会"十四五"规划教材暨第五轮全国中医药高职高专教育教材《中医基础理论》的编写，是根据全国中医药高职高专教学的规范和要求，遵循高职高专类学生的理论知识以适度、必需、够用为原则，重视课程内容与职业标准对接，体现继承与创新相结合，在前几版规划教材的基础上，结合近年来各类教材的优点和特色，广泛收集、整理、分析各院校一线教师及学生对以往教材的反馈，经过编委会反复论证，对原有的体系结构和内容作了优化和改进，提炼了思维导图，强化了课程思政。既保证了中医基础理论的系统性和完整性，又重点突出基本理论、基本知识和基本技能，同时，也充分反映了中医基础理论学术发展的成熟内容，为学生毕业后继续教育奠定一定的基础。

本套教材是纸质教材结合二维码数字增值服务的融合教材，在第4版教材的基础上，丰富了数字增值服务内容。力求将中医学独特的思维模式和研究方法渗透到教材内容中，启发学生主动地学习和思考，使学生更好地掌握中医理论的基本特点及思维方法。

本书编写过程中，得到了人民卫生出版社的精心指导，亦得到各兄弟学校的大力支持，书中参考并引用了国内各种同类教材和部分学者的研究成果，在此，谨致以衷心的谢意！同时感谢前几版教材及本版教材的全体编写人员所付出的辛勤劳动。恳请广大师生和读者在使用本教材时提出宝贵意见并给予指正，以便进一步修改与完善。

《中医基础理论》编委会
2023年4月

目　录

绪论 ……………………………………………………………………… 1

一、中医学的基本概念 ………………………………………………… 1

二、中医学理论体系的形成 …………………………………………… 2

三、中医学理论体系的发展概况 ……………………………………… 3

四、中医学的学术特色 ………………………………………………… 6

五、中医学的科学思维 ………………………………………………… 7

六、中医学理论体系的主要特点 ……………………………………… 8

七、中医药文化 …………………………………………………………14

八、中医基础理论的主要内容及学习方法 ……………………………18

第一章　哲学基础 …………………………………………………20

第一节　精气学说 ………………………………………………………20

一、精与气的基本概念 …………………………………………………21

二、精气学说的基本内容 ………………………………………………21

三、精气学说在中医学中的应用 ………………………………………23

第二节　阴阳学说 ………………………………………………………24

一、阴阳的概念和特征 …………………………………………………24

二、阴阳学说的基本内容 ………………………………………………25

三、阴阳学说在中医学中的应用 ………………………………………29

第三节　五行学说 ………………………………………………………32

一、五行的概念、特性及归类 …………………………………………33

二、五行学说的基本内容 ………………………………………………34

三、五行学说在中医学中的应用 ………………………………………37

第二章　藏象 ……………………………………………………………………………… 41

第一节　五脏 ……………………………………………………………………………… 42
　　一、心 ………………………………………………………………………………… 42
　　二、肺 ………………………………………………………………………………… 45
　　三、脾 ………………………………………………………………………………… 48
　　四、肝 ………………………………………………………………………………… 51
　　五、肾 ………………………………………………………………………………… 55
第二节　六腑 ……………………………………………………………………………… 59
　　一、胆 ………………………………………………………………………………… 60
　　二、胃 ………………………………………………………………………………… 61
　　三、小肠 ……………………………………………………………………………… 62
　　四、大肠 ……………………………………………………………………………… 62
　　五、膀胱 ……………………………………………………………………………… 63
　　六、三焦 ……………………………………………………………………………… 63
第三节　奇恒之腑 ………………………………………………………………………… 65
　　一、脑 ………………………………………………………………………………… 65
　　二、髓 ………………………………………………………………………………… 66
　　三、女子胞 …………………………………………………………………………… 66
第四节　脏腑之间的关系 ………………………………………………………………… 67
　　一、脏与脏之间的关系 ……………………………………………………………… 67
　　二、腑与腑之间的关系 ……………………………………………………………… 70
　　三、脏与腑之间的关系 ……………………………………………………………… 71

第三章　精气血津液 ……………………………………………………………………… 73

第一节　精 ………………………………………………………………………………… 73
　　一、精的基本概念 …………………………………………………………………… 73
　　二、精的生成 ………………………………………………………………………… 73
　　三、精的贮藏与施泄 ………………………………………………………………… 74
　　四、精的生理功能 …………………………………………………………………… 74
第二节　气 ………………………………………………………………………………… 75
　　一、气的基本概念 …………………………………………………………………… 75
　　二、气的生成 ………………………………………………………………………… 76
　　三、气的运动与气化 ………………………………………………………………… 76

　　四、气的生理功能 ··· 77

　　五、气的分类 ·· 79

第三节　血 ·· 81

　　一、血的基本概念 ·· 81

　　二、血的生成 ·· 82

　　三、血的运行 ·· 82

　　四、血的生理功能 ·· 83

第四节　津液 ··· 83

　　一、津液的基本概念 ··· 83

　　二、津液的代谢 ·· 84

　　三、津液的生理功能 ··· 85

第五节　精气血津液的关系 ·· 86

　　一、气与血的关系 ·· 86

　　二、气与精的关系 ·· 87

　　三、气与津液的关系 ··· 87

　　四、血与精的关系 ·· 88

　　五、血与津液的关系 ··· 88

　　六、精与津液的关系 ··· 88

第四章　经络学说 ·· 90

第一节　经络的概念与经络系统的组成 ·· 90

　　一、经络的概念 ·· 90

　　二、经络系统的组成 ··· 91

第二节　十二经脉 ·· 92

　　一、命名 ··· 92

　　二、走向与交接规律 ··· 93

　　三、分布规律 ··· 93

　　四、表里相合 ··· 93

　　五、流注次序 ··· 93

　　六、十二经脉的循行部位 ··· 94

第三节　奇经八脉 ·· 101

　　一、奇经八脉的概念及生理特点 ··· 101

　　二、奇经八脉的循行和功能 ·· 102

第四节　经络的生理功能 ··· 105

　　一、沟通联系作用 ·· 105

二、运输渗灌作用 ………………………………………………………………106

三、感应传导作用 ………………………………………………………………106

四、调节平衡作用 ………………………………………………………………106

第五节　经络学说在中医学中的应用 …………………………………………107

一、阐释疾病病理变化 …………………………………………………………107

二、指导疾病的诊断 ……………………………………………………………107

三、指导疾病的治疗 ……………………………………………………………108

第五章　体质 …………………………………………………………………………109

第一节　体质的概述 ……………………………………………………………109

一、体质的概念 …………………………………………………………………109

二、体质的构成 …………………………………………………………………109

三、体质的基本特点 ……………………………………………………………110

四、体质的评价标志 ……………………………………………………………112

第二节　体质的影响因素 ………………………………………………………112

一、先天禀赋 ……………………………………………………………………112

二、年龄 …………………………………………………………………………112

三、性别 …………………………………………………………………………114

四、情志 …………………………………………………………………………115

五、饮食 …………………………………………………………………………115

六、劳逸 …………………………………………………………………………115

七、环境 …………………………………………………………………………116

八、其他因素 ……………………………………………………………………116

第三节　体质的分类 ……………………………………………………………117

一、平和质（A 型） ……………………………………………………………117

二、气虚质（B 型） ……………………………………………………………118

三、阳虚质（C 型） ……………………………………………………………118

四、阴虚质（D 型） ……………………………………………………………118

五、痰湿质（E 型） ……………………………………………………………118

六、湿热质（F 型） ……………………………………………………………118

七、血瘀质（G 型） ……………………………………………………………119

八、气郁质（H 型） ……………………………………………………………119

九、特禀质（I 型） ……………………………………………………………119

第四节　体质学说的应用 ………………………………………………………119

一、体质与病因 …………………………………………………………………120

二、体质与发病·······················120

三、体质与病机·······················120

四、体质与辨证·······················120

五、体质与治护·······················120

六、体质与养生·······················121

第六章　病因·······················122

第一节　外感病因·······················123

一、六淫·······················123

二、疠气·······················129

第二节　内伤病因·······················130

一、七情内伤·······················131

二、饮食失宜·······················132

三、劳逸失度·······················134

第三节　病理产物性病因·······················135

一、痰饮·······················135

二、瘀血·······················136

三、结石·······················137

第四节　其他病因·······················138

一、外伤·······················138

二、虫兽伤·······················139

三、寄生虫·······················140

四、药邪·······················140

五、医过·······················141

六、先天因素·······················142

第七章　病机·······················143

第一节　发病·······················143

一、发病机理·······················144

二、发病类型·······················146

第二节　基本病机·······················147

一、邪正盛衰·······················147

二、阴阳失调 ··· 148

三、气血失常 ··· 151

四、津液失常 ··· 153

五、内生"五邪" ··· 154

第三节 疾病演变 ··· 156

一、病位传变 ··· 156

二、病性转化 ··· 157

三、疾病转归 ··· 158

第八章 养生、防治及康复原则 ······································· 160

第一节 养生原则 ··· 160

一、养生的意义 ··· 160

二、养生的基本原则 ··· 161

第二节 预防原则 ··· 162

一、预防的意义 ··· 162

二、预防的基本原则 ··· 162

第三节 治疗原则 ··· 164

一、治则的概念 ··· 164

二、基本治则 ··· 164

第四节 康复原则 ··· 169

一、康复的意义 ··· 169

二、康复的基本原则 ··· 169

附录 中医体质分类与判定 ··· 171

主要参考书目 ·· 175

绪　　论

PPT课件

ER-0-2

知识导览

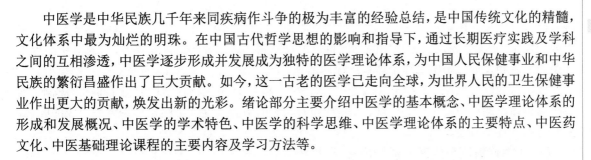

学习目标

掌握中医学理论体系的主要特点；熟悉中医学的基本概念，中医四部经典著作的学术成就；了解中医学理论体系的形成和发展概况，中医学的学术特色及优势，中医学的思维方法，中医药文化，中医基础理论的主要内容及学习方法。

中医学是中华民族几千年来同疾病作斗争的极为丰富的经验总结，是中国传统文化的精髓，文化体系中最为灿烂的明珠。在中国古代哲学思想的影响和指导下，通过长期医疗实践及学科之间的互相渗透，中医学逐步形成并发展成为独特的医学理论体系，为中国人民保健事业和中华民族的繁衍昌盛作出了巨大贡献。如今，这一古老的医学已走向全球，为世界人民的卫生保健事业作出更大的贡献，焕发出新的光彩。绪论部分主要介绍中医学的基本概念、中医学理论体系的形成和发展概况、中医学的学术特色、中医学的科学思维、中医学理论体系的主要特点、中医药文化、中医基础理论课程的主要内容及学习方法等。

一、中医学的基本概念

中医学是研究人体生命运动、健康与疾病转化规律、疾病诊断与防治、养生及康复的传统医学科学。它发祥于中国古代，具有独特的理论体系、丰富的临床经验和科学的思维方法，是以自然科学知识为主体，与人文社会科学相融合的科学知识体系。

（一）中医学的学科属性

中医学以中医药理论与实践经验为主体，以人为研究对象，主要探讨人体生、长、壮、老、已的生命规律，研究人体的形态结构、生理功能及疾病的发生发展和防治规律等，所以中医学具有自然科学的属性。然而，人生活在纷纭复杂的社会之中，人的社会地位、经济条件及人际关系变化，对人体的身心健康会产生较大的影响。因此，中医学十分重视人与社会环境的统一性，也使中医学具有了明显的社会科学属性。此外，中医学发源于中国古代，受到当时盛行的哲学思想如精气学说、阴阳学说、五行学说的深刻影响。古代的天文学、气象学、地理学、农学、生物学、植物学、矿物学、军事学、数学及酿酒技术、冶炼技术等都曾对中医理论体系的形成与发展起到过促进作用。因此，中医学成为了一门以自然科学为主体、多学科知识相交融的医学科学，而正是多学科知识的交融，构建和形成了中医学独特的理论体系和诊疗特色。

中医学的整体观念、辨证论治、形神统一是自身学科的理论特色，也是具备属性特征的科学内涵。医学学科所具有的属性和特点是由其产生和构建的时代所决定的。中国医学和西方医学的产生和构建受其时代的哲学思想、科学方法、认识论、社会文化特征等影响，而分别产生了不同范式的医学体系。

（二）中医学的医学模式

医学模式是一种医学观念，是指人们观察、分析和处理有关人类健康与疾病问题的观点和方法，是哲学思想在医学中的反映，是人类对生命、健康、疾病、死亡等重要医学观念的总体概括。随着社会的发展，人们对健康和疾病本质的理解不断深化，医学模式也由过去的"生物医学模式"不断向"生物 - 心理 - 社会 - 环境医学模式"转变。

中医学以天人一体的整体观念为指导思想，以人为中心，在充分认识人与自然、社会三者紧密联系的基础上去探讨人的生命过程及防治疾病的规律，强调心理因素、体质因素及社会因素、环境因素对疾病发生发展和防治的影响，要求医者必须"上知天文，下知地理，中知人事"，形成了"生物 - 心理 - 社会 - 环境"的整体医学模式。

二、中医学理论体系的形成

中医学理论体系初步形成于战国至两汉时期。《黄帝内经》《难经》《伤寒杂病论》《神农本草经》等医学专著的成书，标志着中医学理论体系的初步形成。具体体现在三个方面：一是中医学研究对象的确立，二是自身特点的确立，三是理论体系内容的形成和完善。中医学的产生，首先确立的是研究对象，在不断地经验积累中，逐渐升华出零星的认识，并用之指导临床，在实践中得以检验，形成了中医学的特点。随着实践的发展，结合中国的古典哲学等，最终形成了中医学的理论体系，理论体系的完善使中医学的特点愈发鲜明。这三者的完善和发展，标志着中医理论体系的完善和发展。是中医理论体系的根本所在。

战国至两汉时期，古代哲学、社会科学、自然科学，特别是生物科学均取得了非凡的成就，为中医理论体系的形成奠定了医学观、自然观和方法论的基础。促使中医学理论体系形成的因素，主要有以下几个方面。

（一）古代解剖及生理现象的观察

恩格斯曾经说："没有解剖学就没有医学。"我国古人早就应用解剖的方法以了解人体的形体结构，《灵枢·经水》说："若夫八尺之士，皮肉在此，外可度量切循而得之，其死可解剖而视之。其脏之坚脆，腑之大小，谷之多少，脉之长短，血之清浊……皆有大数。"《黄帝内经》已明确地提出"解剖"一词，并有大量关于内脏及器官形态、位置、大小、容积和重量的记载，特别是对消化系统的描述尤为丰富，与现代解剖学十分相近。中国古代解剖学的成就为中医藏象学说的形成奠定了形态学基础，其心、肝、肺、脾、肾、胃、大肠、小肠、胆、膀胱、脑、子宫等脏器名称，迄今仍为我国现代解剖学和西医学所沿用。

虽然我国当时的解剖学居于世界的领先地位，但由于历史条件、社会因素、解剖技术及基础医学知识的限制，只靠直观的解剖方法得到的知识无法解释复杂的生命现象。因此，古人在长期的生活、生产活动中，对生命现象进行观察，大到天体运行、气候寒暑、地域高下对人体的影响，小到情志喜怒、饮食寒温、劳逸动静给人体带来的变化，皆成为认识内脏生命活动机制及状态的信息。如天暑衣厚汗多尿少，天寒衣薄尿多汗少等，为认识体内气血津液受气候寒暑变化的影响提供了依据。又如大怒或情志抑郁时，皆会导致两胁胀痛不适，因而认识到"郁怒伤肝""胁为肝之分野"。正所谓"有诸内，必形诸外"，中医藏象学说用以表知里、司外揣内的认知方法，构建了以功能联系为主导的藏象理论。

（二）长期医疗实践的反复验证

自从有了人类社会，就有了人类与疾病作斗争的经验积累。从原始社会医药的起源到战国秦汉时期，这一漫长的历史过程中，古代的医药学家积累了丰富的医药学知识，并在此基础上加以整理、总结与升华。在众多医学家的共同努力下，撰写了我国现存最早的医学巨著《黄帝内经》，初步确立了中医学独特的理论体系。东汉末年著名医学家张仲景总结了前人的临床医学成就，并结合自己的实践经验，著成了《伤寒杂病论》，将中医基础理论与临床实践知识紧密结合在一起，确立了集理、法、方、药于一体的辨证论治体系。因此，古代长期医疗实践经验的积累，为中医学理论的形成奠定了丰富而坚实的实践基础。

（三）古代社会和自然科学的渗透

从春秋战国到秦汉这一时期，各种文化学术流派，如儒家、道家、法家、墨家、阴阳家、兵家等进行了广泛的学术争鸣与交流，呈现了"诸子百家"的繁荣景象，这就为中医理论体系的确立奠定了社会科学和人文科学的基础，这也是《黄帝内经》博大精深的文化底蕴之根源。同时，中医学理论体系在形成和发展的过程中广泛地吸收、渗透和交融了当时高度发展的自然科学如天文学、历学、数学、气象学、地理学、军事学、物候学、解剖学、心理学等多学科知识。如"五运六气学说"就是古代天文、历学、气象、地理、物候、数学等与医学知识有机结合的典范。

（四）古代哲学思想的影响

任何一门自然科学的形成与发展，都离不开哲学，必然受到哲学思想的指导和制约。先秦时期出现的精气学说、阴阳学说、五行学说，对中医学理论体系的形成产生了积极的影响。精气学说作为古代哲学中的朴素唯物论思想，对中医学唯物主义生命观的建立产生了深刻的影响。阴阳学说和五行学说作为古代哲学中的辩证法思想，促进了中医学方法学体系的建立，推动了中医学理论体系的形成。

三、中医学理论体系的发展概况

中医学具有悠久的历史，经过数千年的发展，形成了一门具有独特理论体系的学科。中医学基础理论、临床诊治、预防养生三大部分，构成了中医学完整的理论体系。

中医学理论体系的形成和发展，大体上可以分为五个时期。

（一）先秦、秦、汉时期——奠基阶段

先秦、秦、汉时期，中医学发展的特点是在前代的基础上，系统地总结了人体结构、生理、病因、病机、诊法、辨证、治则、治法、方剂和中药等各个领域的理论，形成了相对完整的理论体系，为后世中医学的发展奠定了基础。这一时期的学术成就主要体现在四部代表性经典著作中。

1.《黄帝内经》　成书于战国至秦汉时期。包括《素问》《灵枢》两部分，原书 18 卷，162 篇。《黄帝内经》的成书，标志着中医学理论体系的初步形成，它不仅反映了当时的医学成就，同时也初步确立了中医学独特的理论体系，成为中医学进一步发展的基础和源泉。

《黄帝内经》以当时的唯物论和辩证法哲学思想为指导，以精气学说、阴阳学说、五行学说为论理工具，从整体出发，系统地阐述了人体的结构、生理、病因、病理，以及疾病的诊断、预防、治疗等，同时书中蕴含了丰富的社会医学、气候医学、时间医学、心理学等内容。该书是先秦至西汉医学理论和经验的总结，在许多方面处于当时的世界领先水平，例如在形态学方面，对人体骨骼、血脉的长度、内脏器官的大小和容量等的记载，已相当接近西医学的认识。如书中记载食管与肠的比例是 1:35，现代解剖学是 1:37。在血液循环方面，已认识到血液在脉中是"流行不止，环周不休"。在发病学上，强调人体的抗病力量，"正气存内，邪不可干"，并提出了"治未病"的预防思想。在治疗方法上，已有药物疗法、针灸疗法、推拿疗法、导引疗法、物理疗法、手术疗法、饮食疗法、心理疗法等丰富的方法。所以说《黄帝内经》是博大精深的医学百科全书，是中华民族宝贵的文化遗产。

2.《难经》　原名《黄帝八十一难经》。作者及成书年代不详，大约成书于西汉时期，相传系秦越人（扁鹊）所撰。本书用假设问答、解释疑难的方式，阐述了人体的结构、生理、病因、病机、诊断、治则和治法等，尤其在脉诊、经络、命门和三焦等方面的论述，在《黄帝内经》的基础上有所发展。因此，《难经》是继《黄帝内经》之后的又一部中医经典著作。

3.《伤寒杂病论》　为东汉末年张仲景所著。经宋代林亿等整理后，分为《伤寒论》和《金匮要略》两书。张仲景继承了《黄帝内经》的学术思想，结合前人和当代医家的临床经验，以六经论

伤寒，以脏腑论杂病，提出了包括理、法、方、药在内的辨证论治原则，使中医基础理论与临床实践紧密结合起来，为中医临床医学的发展奠定了坚实的基础。《伤寒论》载方113首，《金匮要略》载方262首，除去重复方剂，两书实载方269首，使用药物达214种，这些方剂大多被后世医家所沿用，故《伤寒杂病论》对方剂学的发展也作出了重要贡献，被誉为"方书之祖"。《伤寒杂病论》的问世，标志着临床医学学科的发展和辨证论治体系的确立。

4.《神农本草经》 简称《本草经》或《本经》。大约成书于汉代，托名神农所著，是我国最早的药物学专著。该书总结了汉代以前的药物学知识，共收载中药365种，根据功效和有毒无毒，分为上、中、下三品，并将药物分为寒、凉、温、热四性，酸、苦、甘、辛、咸五味。书中记述的黄连治痢、常山截疟、麻黄治喘、海藻治瘿瘤、水银治疥疮等，均是世界药物学上的最早记载。《神农本草经》奠定了中药理论体系的基础。

总之，秦汉时期是中医药学的奠基阶段，《黄帝内经》《难经》《伤寒杂病论》《神农本草经》这四部中医经典著作的问世，是中国医学史上具有划时代意义的大事，此后在其理论指导下的中医临床各科得到发展。

（二）魏、晋、隋、唐时期——成长阶段

魏晋南北朝，历隋唐至五代，前后700年。随着这一时期政治、经济、文化的进步，医学理论与技术也得以不断地发展和提高，出现了众多的名医名著。这一历史时期，中医基础理论在秦汉时期的基础上，有了进一步的充实与系统化。晋代皇甫谧著《针灸甲乙经》，总结了秦汉三国以来的针灸成就，为现存最早的针灸学专著。晋代王叔和的《脉经》，深入地阐明了脉理，确立了寸口诊脉法，首创"三部九候"及脏腑分配原则，为我国最早的脉学专著。隋代巢元方等著《诸病源候论》，是我国第一部病因、病机和证候学专书，分别论述了内、外、妇、儿、五官等各科疾病的病源和症状，如指出寸白虫（绦虫）病是吃了不熟的牛肉所致。唐代王冰潜心钻研《黄帝内经》，对《素问》重新编次和注释，对中医理论有所发挥。唐代孙思邈著《备急千金要方》和《千金翼方》，其中《备急千金要方》一书就载方5 300余首，两书详细阐述了医学理论、诊法、治法、方剂、食养等，较系统地总结和反映了自《黄帝内经》以后至唐代初期的医学成就，代表了唐代的医学水平。

同时，此时期随着中医临床理论的发展，分支学科逐渐形成并日益细化，形成临床分科。早在《周礼·天官冢宰》，已将医学分为疾医、疡医、食医、兽医四科，但其标准并不统一。魏晋六朝以后，外科、妇产科、小儿科、五官科等先后建立起来，这有利于临床学术的发展。

（三）宋、金、元时期——创新与争鸣阶段

宋金元时期，哲学流派的学术争鸣，经济和科技的蓬勃发展，特别是思想家的革新精神，为中医学术的创新与发展，奠定了良好的社会基础。医学家们在前代理论和实践的基础上，深入研究，大胆创新，提出了许多独特的见解，在各抒己见、百家争鸣的学术争鸣中，中医学有了突破性的进展。

宋代陈言（无择）的《三因极一病证方论》，阐述了"三因致病说"，把复杂的病因分为内因、外因、不内外因三大类，发展了张仲景的病因学说，使中医病因学说进一步系统化、理论化，对后世有深远的影响。宋代钱乙在《小儿药证直诀》中系统地论述了小儿的生理、病理特点，提出了以五脏为纲的儿科辨证方法。

金元时期，学术争鸣气氛活跃，涌现出了许多各具特色的医学流派，最具代表性的医家是刘完素（河间）、李杲（东垣）、张从正（子和）、朱震亨（丹溪），后人尊之为"金元四大家"。刘完素提倡"火热论"，认为外感"六气皆从火化""五志过极，皆为热甚"，引起了外感病治疗上的变革。因其治病多用寒凉方药，故后世称之为"寒凉派"。李杲创立了"内伤脾胃学说"，提出"内伤脾胃，百病由生"，在治疗上善用温补脾胃之法，故被称为"补土派"。张从正提出"古方不能尽治今病"的革新观点，批评当时"强补"之风，主张治病应当首先以祛邪为要务，善用汗、吐、下三法，后世称之为"攻邪派"。朱震亨创立"相火论"，提出"阳常有余，阴常不足"理论，治病时善用养阴方

药，被后世称为"滋阴派"。

（四）明清时期——成熟阶段

明清时期，是中医学理论的综合汇通和深化发展阶段。这一时期，众多医家编著了大量的医学全书、丛书和类书，中医学理论体系得以进一步完善，藏象理论不断丰富，临床各科的辨证有了进一步的提高，出现了许多有重大意义的医学学术创新，尤其是温病学说迅速发展。

明代李时珍著《本草纲目》，载药 1 892 种，该书首创了按药物自然属性逐级分类的纲目体系，内容上不仅吸收了历代本草著作的精华，还纠正了以前的错误，补充了不足，并有很多重要发现和突破，被誉为"东方医药巨典"。明代赵献可在《黄帝内经》《难经》的基础上提出了"命门学说"，强调命门之火的重要作用。明代医家张介宾（景岳）深入研究《黄帝内经》，先后用 30 年时间编写《类经》，以类分门，详加注释；晚年结合毕生临床经验，著成《景岳全书》，他在阴阳学说及藏象学说等方面的学术观点对后世医学发展产生了较大影响。明代李中梓在总结前人对脏腑认识的基础上，明确提出了"肾为先天之本，脾为后天之本"。清代医学家王清任潜心于解剖学的研究，著《医林改错》，改正了一些古医书在人体解剖方面的错误，发展了瘀血理论，并创立了一系列活血化瘀的方剂。

温病学说的理论渊源于《黄帝内经》《难经》和《伤寒论》，宋元时期温病开始脱离伤寒学体系，明清时期已逐渐成为一门独立学科。明代吴有性（又可）著《温疫论》，创立了戾气学说，提出了疫病的病因是一种被称为"戾气"的致病物质，传染途径是从口鼻而入。清代叶桂（天士）著《温热论》，在总结前人学术成就及临床实践的基础上，创立了"卫气营血辨证"，并创造性地发展了察舌、验齿、辨别斑疹的方法，成为温病学派的创始人。吴瑭（鞠通）进一步总结并发展了温病学说，著成《温病条辨》，以三焦为纲，病名为目，创立了三焦辨证方法。卫气营血辨证与三焦辨证一纵一横，形成了一套较完整的温热病辨证论治体系。此外，清代薛雪（生白）的《湿热条辨》、王士雄（孟英）的《温热经纬》，对温病学的发展均有一定的贡献。

温病学派对温热病病因病机的探讨，是中医病因学上的卓越发展。它把脏腑病机学说引申到卫气营血病理变化的新阶段。温病学说发展了张仲景《伤寒论》中有关温病的范围和实质内容，形成了新的学说，填补了中医理论体系的空白，是中国传统医学发展到封建社会后期最重大的进展和成就。

（五）近代和现代——发展与提高阶段

鸦片战争以后，西方科技和文化的传入，中西文化发生了大碰撞。中医学理论的发展呈现继承与创新并存的趋势，在经典理论继承方面，一是继续收集和整理前人的学术成就。如 20 世纪 30 年代曹炳章主编的《中国医学大成》，是一部集古今中医学大成的巨著；二是加强中医教育。中医界仁人志士开始兴办中医教育，在辛亥革命至抗日战争爆发期间，有过 80 多所中医学校，如影响较大的上海中医专门学校、浙江兰溪中医专门学校、北平国医学院、华北国医学院等。这些中医学校培养了大量高水平中医人才，为 1949 年以后中医教育的发展奠定了基础。同时，近代中医界又积极编刊中医书籍杂志，组织中医药学术团体，以期使中医学术得到积极发展。

在学术创新方面，出现了中西汇通的学术思潮。以唐容川、朱沛文、恽铁樵、张锡纯等为代表的中西医汇通学派，认为中西医各有所长，主张汲取西医之长以发展中医，如张锡纯所著的《医学衷中参西录》，从医理、临床各科病证及治疗用药各方面，均大胆地引用中西医理互相印证，并创造性地并用中西药物，对后人有较大的影响。同时，西医界也不断吸收和研究中医，如麻黄碱（麻黄素）、四氢帕马丁（延胡素乙素）等都是西医药学家研究中药取得的成果。

中华人民共和国成立后，党和政府十分重视中医药事业的发展，大力倡导中西医结合和中医现代化。1956 年之后，全国各地相继成立了中医院校，各版本的《中医基础理论》相继编写问世，使中医理论体系得以不断完善与提高。60 多年来，中医基础理论的研究发展迅速，获得了一大批研究成果。一些学者应用传统的研究方法，对阴阳、五行、藏象、气血、经络、体质、病因、病机、治则等中医基本理论进行了系统地研究，出版了大量的中医理论研究专著。还有一些学者运用现代科学技术和方法及哲学、控制论、系统论、信息论等，对中医基础理论进行了探讨与研究，促进了中医学与现代科学的沟通，特别是在藏象学说、体质学说、证候研究、经络研究等方面成绩显著，进一步丰富了中医理论体系，促进了中医学的发展。

四、中医学的学术特色

中医学有五千年的悠久历史，并有着灿烂辉煌的学术成就，至公元 16 世纪，一直居于世界医学的先进列。在科技发展日新月异的今天，许多经验性的自然科学由于自身的局限性，相继被实验科学淘汰，而中医学却历经数千年而不衰，至今仍生机勃勃地屹立于世界医学之林，在人类的医疗保健中发挥着重要作用。究其原因，这是由自身理论的科学性和优势所决定的，随着疾病谱的变化，崇尚利用天然药物潮流的形成，老龄化社会的到来及健康观的转变，中医学的优势和特色越来越突显出来。中医学所具备的整体医学特征、重视大生态的"天人合一"思想、"治未病"思想、个体化诊疗和应用自然药物、自然疗法等特点，不仅符合当今人类医疗保健要求，更显示着自身的科学价值。中医学理论是系统的生命科学理论，其生命观、健康观、疾病观、医学模式形成了中医基础理论的基本学术特色和优势，具体来说有以下几点。

（一）理论特色

中医理论融会了精气学说、阴阳学说、五行学说等哲学概念，以临床实践为基础，吸收了古代自然、社会、生物、心理等多学科的重要成就，从整体、联系、运动的观念出发，综合地研究人体的生命活动及病理变化。它十分重视自然、社会环境对人体健康的影响，在其理论形成之初，就确定了"生物 - 心理 - 社会 - 环境"的整体医学模式雏形，孕育着许多医学和生物学新理论、新学说的胚胎与萌芽。正是这些宝贵的理论精髓，赋予了中医学强大的生命力。中医学理论的独特，取决于中医学自身的特点。其内在特质与中华民族的传统文化有机地融会在一起，这是与西医学的本质区别。

（二）治疗优势

辨证论治是中医临床诊治的模式，因人、因时、因地制宜及个体化诊疗，以及整体调节思想，符合人体多样性的特点，符合现代医学的发展趋势。中医学以其独特的理论与实践，针对诸如病毒性疾病、心脑血管疾病、免疫性疾病、代谢性疾病、心身性疾病、功能性疾病、肿瘤及老年病等一系列疾病，具有独特的治疗效果。中医药具有"简、便、廉、验"的特点，在农村、社区等卫生保健事业中有着不可替代的重要作用。

（三）方药优势

天然药物蕴藏丰富，我国有中药材 12 800 多种，历代医籍记载方剂 10 万多首。目前我国生产的中成药有 5 000 多种，是新药筛选开发的巨大资源，这些经过长期临床实践应用的有效方药，具有开发投资少、风险小、周期短的特点，将成为全球新药研究开发的一个热点，也将成为我国的新兴支柱产业。

（四）保健优势

中医学"重预防、治未病"的指导思想，是维护健康最为重要的理念，是人类生存智慧最突出的体现，面对当前的现实和面向人类的未来，都具有十分重要的战略指导意义。"治未病"引领着人类健康发展的方向。中医学在养生保健和延年益寿方面拥有系统的理论和许多有效的方法，其中根据"药食同源"理论研制开发的具有延缓衰老、调节免疫、抗疲劳等多种功能的保健食品，有着巨大的市场需求。"人人享有卫生保健"是我国及全人类卫生工作面临的重要任务，天然中药及自然疗法具有毒副作用小、医疗成本低、易应用于基本卫生保健的突出优势。在当前，中医学在健康服务业发展中正发挥着不可替代的重要作用。

五、中医学的科学思维

人类对自然的认识,是一个由浅入深、由局部到整体、由现象到本质的不断深化的过程,不同的时代,不同的文化思想背景下,由于科学技术水平不同,所采用的研究方法也不同。在古代缺乏现代科技手段的条件下,中医学的研究方法主要是直观察验和理性思辨,并逐步形成了一整套独特的思维方法。中医学历经数千年而不衰,这与中医学理论具有鲜明的特色是分不开的,独特的科学思维方法创造出中医学特有的认识生命科学的理论体系。

中医学的思维方法,是中医学体系构建过程中的理性认识的方法体系,具有许多鲜明的特点,归纳起来主要有以下几个方面。

(一)注重宏观观察

科学观察的方法,可分为微观观察和宏观观察。中医学理论体系形成于战国至秦汉之际,由于受到当时社会历史条件的限制和影响,观察方法以宏观观察为主。中医学把人体放到自然界与社会的总体运动和广泛的动态平衡之中进行考察与研究,强调人与自然界的统一、人与社会的统一、形体与精神的统一。中医学的精气学说、阴阳学说、五行学说、藏象学说、病因病机学说、养生学说、治疗学说的形成,无不是注重宏观观察的结果。

(二)重视整体研究

整体研究是在整体观的指导下进行的。中医整体观认为人是一个有机的整体,人和自然环境、社会环境之间是互相影响的不可分割的整体。为此,中医学研究既注重人体解剖组织结构、内在脏腑器官的客观存在,更重视人体各脏腑组织之间的联系,并强调人体自身内部,以及人与外界环境之间的统一和谐,从而形成了"五脏一体""形神一体""天人一体"的独特的理论体系。

(三)强调功能联系

中医学理论十分强调事物与事物之间的功能联系。对人体复杂生命活动的认识,只靠分析其形态结构是难以完成的。因此中医藏象理论的建立,虽然有以古代尸体解剖学实践为基础而进行的直观观察,但更为重要的是在人的活体上,通过对脏腑功能活动表现于外的"征象"进行的整体观察。中医学运用五行学说把脏腑形体官窍构成一个以五脏为中心的生理病理系统,再以脏腑藏精、精化为气、气分阴阳、阴阳二气动静协调的理论建立起一个脏腑功能的解释性模型,来阐释各脏腑的复杂功能及其相互关系,阐释人体生长壮老已的生命过程。因此说中医学的脏腑概念,不仅仅是一个形态学的概念,更重要的是一个功能学的概念,是一个生理病理学的概念。

(四)擅长哲学思维

古代哲学思想对中医学的形成与发展起到了决定性的作用。中医学借助于中国古代哲学思维的方法和原理,以精气学说、阴阳学说、五行学说等朴素的唯物辩证法思想为指导,以道家和儒家的"中和"平衡思想为核心,以外揣、类比、比较、演绎、分类、归纳、试探和反证等为具体的思维方法,对在长期生理、病理现象观察中获得的大量感性资料和在实践中积累的丰富经验进行理性的认识和总结。医学知识与哲学思维的融合,逐步形成了具有中国特色的医学理论。中医学的哲学思维内容十分丰富,这里介绍最具有代表性的中和思维和类比思维。

1. 中和思维 中和,又称"中庸""中行""中道",是中国古代哲学中最重要的思维方式之一。中,即不偏不倚,无太过、无不及的平衡状态;和,是对一切有内在联系的事物进行协调,使之达到和谐状态的过程。因此,中和包含着平衡与和谐两层意思。《中庸》说:"中也者,天下之大本也;和也者,天下之达道也。致中和,天地位焉,万物育焉。"《淮南子》说:"天地之气,莫大于和,和者,阴阳调。"在中国古代,几乎所有的哲学家都把"中和""和谐""平衡"等看作事物内的最佳状态。

自然界平衡，则风调雨顺，万物茂盛；社会和谐，则秩序井然，国泰民安。"中和"思想的核心是平衡与和谐，这种平衡与和谐的思想贯穿于中医学理论体系的各个方面。中医学中的阴阳学说、五行学说、精气学说，以及整体观、恒动观、生命观、发病观、治疗观等，无不始终贯穿着不偏不倚的"中和"思想。"中和"思想虽源于中国古代哲学，但它已深深地植根于中医学中，并与之融为一体，密不可分，成为了中医学的核心和灵魂。

2. 类比思维　类比，又称"援物比类""取象比类"，是根据两个（两类）对象之间在某些方面的相似或相同而推出它们其他方面也可能相似或相同的一种逻辑方法，是一种由一事物推到另一事物的推理方法。类比法是科学认识过程中获得新知识的一种重要手段，在科学史上有许多重大的发明都曾经直接借助于类比法。中医学从整体观念出发，常以自然界和社会的事物与人体内的事物相类比去探索和论证人体生命活动的规律、疾病的病理变化及疾病的诊断、防治等问题，对中医学理论体系的形成和发展起了重要的作用。

精气学说、阴阳学说和五行学说中蕴涵着丰富的类比思维。精气学说认为精气是构成宇宙万物包括人类的共同本原，宇宙万物之间必然存在着密不可分的联系，即所谓"天人一体"，以此类比人体，则人体也是一个小宇宙，各个脏腑组织器官都是禀受于父母的先天之精化生而成的，所以也存在着密不可分的联系。阴阳学说认为物质世界的形成和发展变化是阴阳二气运动变化的结果，类比到人体，人体的生命进程也是依赖阴阳二气的运动变化所维系，并时刻受到自然界阴阳二气运动变化的影响，如《素问·生气通天论》将自然界随着太阳的升降而出现的一天之中阳气盛衰变化与人体相类比，指出"故阳气者，一日而主外，平旦人气生，日中而阳气隆，日西而阳气已虚，气门乃闭"。五行学说应用类比方法，以五行的特性来分析和归纳人体的形体结构及其功能，以及外界环境各种要素的五行属性；运用五行的生克制化规律，来阐述五脏系统之间，以及人与外界环境之间的相互关系；用五行乘侮胜复规律来说明疾病的发生、发展的变化规律。

中医学广泛运用类比的方法去探索和论证人体的生理病理和治疗学规律，由此形成了许多重要的理论。如在生理学上，《素问·离合真邪论》说："天地温和，则经水安静；天寒地冻，则经水凝泣；天暑地热，则经水沸溢……"这是以气候对江河的影响来类比气温对人体经脉气血运行的影响。在病因学上，自然界的风可以使树枝摇动，故认为人体四肢抽搐、震颤、眩晕、突然仆倒等动摇不定的病症是由风邪所致的。在治疗学上，釜底抽薪、提壶揭盖、增水行舟等治法皆是采用了类比思维所创立的治疗方法。

类比法存在着一定的局限性，因为事物之间存在着同一性和差异性。同一性提供了类比的逻辑依据，差异性则限制着类比结论的正确性，如果要推导的内容正好是它们的不同点，那么此时的结论可能是错误的。因此，类比法是一种或然性推理，对于类比的结论，必须通过反复的实践加以验证。

六、中医学理论体系的主要特点

中医学具有独特的理论体系，整体观念、恒动观念和辨证论治是其最基本的三大特点。

（一）整体观念

整体，是指联系性、统一性和完整性。整体观念认为事物是一个整体，事物内部的各个部分是相互联系不可分割的，事物和事物之间也有着密切的联系。中医学的整体观念既重视人体自身的统一性和完整性，又认为人和自然环境、社会环境之间是互相影响的不可分割的整体。整体观念是古代唯物论和辩证法思想在中医学中的体现，它贯穿于中医生理、病理、诊法、辨证、养生和防治等各个方面。

1. 人体是一个有机的整体　中医学认为人体是一个以心为主宰、五脏为中心的有机整体，其结构上不可分割，生理上相互联系，病理上相互影响。因此，在诊断与治疗疾病时，必须从整体出发，才能诊断明确，治疗得当。

（1）生理上的整体性：主要体现在两个方面，一是构成人体的各个组成部分在结构与功能上是完整统一的，即五脏一体观；二是人的形体与精神是相互依附、不可分割的，即形神一体观。

五脏一体观。构成人体的五脏、六腑、五体、五官、九窍等具有各自不同的生理功能，通过经络系统"内属于脏腑，外络于肢节"的作用，组成了以心、肺、脾、肝、肾为中心的五大功能系统，五个系统又在心的主宰之下，构成一个表里相联、上下沟通、密切联系、协调共济、井然有序的统一整体，并且通过精、气、血、津液等的作用来完成机体统一的功能活动。脏腑之间，既有相辅相成的协同作用，又有相反相成的制约作用，维持五大系统间的动态平衡。这种五脏一体观、动态平衡观在中医生理学中具有重要的指导意义。

形神一体观。形，即形体，是指构成人体的脏腑、经络、组织及精气血津液等生命物质。神，即精神，是指人的精神意识思维活动。形神一体观认为，形与神俱，不可分离。形是神的藏舍之处，神是形的生命体现，神不能离开形体而单独存在，有形才有生命，有生命才产生精神活动。而神一旦产生，就对形体起着主宰作用，故所谓形乃神之宅，神乃形之主。形神统一，是生命存在的保证。

（2）病理上的整体性：脏腑之间、精气血津液之间，在生理上是相互依存、协调统一的，在病理上也必然是相互影响的。脏腑发生病变，可以通过经络反映于体表、组织或官窍；体表、组织、官窍有病，也可以通过经络影响脏腑；脏腑之间亦可以相互影响。如发生了"肝火"，肝火上炎于目，可见目赤肿痛；肝热移胆，胆热循经上冲，则耳鸣、耳聋；热灼肝经，筋脉失养，则出现手足抽搐；肝火可传入心，为心肝火旺，出现烦躁易怒；传入肺，为肝火犯肺，出现胁痛、咯血；传入胃，为肝火犯胃，而见脘痛、泛酸，甚至呕血。因此在分析某一脏腑病机时，既要考虑本脏腑的病理变化，又要注意与其他脏腑之间的相互影响。由于形神是统一的整体，因而形与神在病理上也是相互影响。形体的病变，包括精、气、血、津液的病变，可引起神的失常；而精神的失常，也可导致形体和精、气、血、津液的病变。

（3）诊断上的整体性：中医在诊断疾病时，亦从整体出发，采用"察外知内"的方法，通过观察五官、形体、舌脉等外在变化，推测内在脏腑的病理变化，从而作出正确的诊断。《灵枢·本脏》说："视其外应，以知其内脏，则知所病矣。"舌诊是中医望诊的重要内容，人体内脏腑的虚实、气血的盛衰、津液的盈亏，以及疾病的轻重顺逆，都可呈现于舌，故察舌可测知内脏的功能状态。另外，切脉、望面色、观毛发、望爪甲、听声音等，也可推测脏腑的状况。由于神是形的生命体现，外在的精神表现是五脏功能状态的重要征象，所以望神是中医望诊的重要内容。这些都是整体观念在中医诊断学中的具体运用。

（4）治疗上的整体性：在治疗疾病时，中医更强调整体观念，既注重脏、腑、形、窍之间的联系，也注重五脏之间的相互影响，在探求局部病变与整体病变内在联系的基础上，确立适当的治疗原则与方法。如对口舌生疮的治疗，因为心开窍于舌，心与小肠相表里，口舌生疮多由心与小肠火盛所致，故可用清心泻火、利尿导热的方法治疗，心与小肠之火得以清泻，口舌生疮自愈。又如"从阴引阳，从阳引阴，以右治左，以左治右"（《素问·阴阳应象大论》），"病在上者，下取之；病在下者，高取之"（《灵枢·终始》）。针灸治病，常采用上病下取、下病上取，左病治右、右病治左，这都是在整体观念指导下确定的治疗原则。

中医学从形神合一、心身统一的生命观出发，强调治神在疾病防治中的重要作用。在养生方面，非常重视形体和精神的整体调摄，提倡形神共养，即不仅要注意形体的保养，而且要重视精神的调摄，使得形体健壮，精神健旺。在治疗方面，十分重视调理精神和情志在整个疾病治疗和康复过程中的作用，强调"治病先治神"，即不仅要治疗发生在形体上的局部的"病"，更要调治具有丰富精神情感的整体的"人"。

2. 人体与外界环境的统一性　　外界环境包括自然环境和社会环境，两者均是人类赖以生存的必要条件,环境的变化影响着人的功能活动。中医学认为人与自然及社会有着密切的关系。

（1）人和自然界的统一性：自然界是包括人类在内的一切生物的摇篮,是人类赖以生存和发展的基本条件。大自然存在的阳光、空气、水、温度、磁场、引力、生物圈等,构成了人类世代生存、繁衍昌盛的最佳环境。自然环境包括气候环境与地理环境,古人称之为"天地"。人类是宇宙万物之一,与天地万物有着共同的生成本原,天地环境的变化可直接或间接地影响人体的生命活动,而机体则相应地产生各种生理病理反应,故《灵枢·岁露论》说："人与天地相参也,与日月相应也。"这种人与自然息息相关的认识,即是"天人一体"的整体观。

1）自然环境对人体生理的影响：气候是自然界阴阳二气的运动变化而产生的阶段性天气征象。在一年四季之中,随着春温、夏热、秋凉、冬寒的气候变化,自然界的生物会发生春生、夏长、秋收、冬藏等相应的变化,而人体也随之作出相应的调节以适应自然变化。如《灵枢·五癃津液别》说："天暑衣厚则腠理开,故汗出……天寒则腠理闭,气湿不行,水下留于膀胱,则为溺与气。"指出在天气炎热时,人体就以开泄腠理、出汗散热来适应;而天气寒冷时,为了保温,腠理就密闭而少汗,多余的水液从小便而出。人体四时的脉象也随之有"春弦夏洪,秋毛冬石"的变化,春夏脉多浮大,秋冬脉多沉小。如《素问·脉要精微论》所说："春日浮,如鱼之游在波;夏日在肤,泛泛乎万物有余;秋日下肤,蛰虫将去;冬日在骨,蛰虫周密……"

昼夜晨昏的阴阳消长,人体亦与之相应。《素问·生气通天论》说："故阳气者,一日而主外,平旦人气生,日中而阳气隆,日西而阳气已虚,气门乃闭。"人体阳气白天趋于体表,夜间潜于体内,故机体各项功能活动也随着一天之中阴阳的消长而变化。

不同地域的气候、地质、水质、风俗及生活习惯等,在一定程度上也影响人体的生理活动和脏腑功能,从而形成不同区域人的体质差异,如《素问·异法方宜论》记载的东方"其民皆黑色疏理,其病皆为痈疡";西方"其民华食而脂肥,故邪不能伤其形体,其病生于内"。东南地处卑下,气候湿热,人体腠理多稀疏;西北地处高原,气候燥寒,人体腠理多致密。这都反映了不同地域的人群具有各自鲜明的体质特征。

大自然是人类赖以生存的环境,要牢固树立人与自然和谐共处的观念,一方面要尊重自然规律,倍加爱护和保护自然;另一方面要积极、主动地认识自然,适应自然,在一定程度上改造自然,美化环境,促进人与自然的和谐相处。

2）自然环境对人体病理的影响：人类适应自然环境的能力是有限的,如果气候变化过于剧烈或急骤,超越了人体的适应能力,或机体的调节机制失常,不能对自然环境的变化作出适应性调节时,就会导致疾病的发生。

人体受季节气候变化的影响,所以不同的季节,多发病及流行病也不同,正如《素问·金匮真言论》所说："春善病鼽衄,仲夏善病胸胁,长夏善病洞泄寒中,秋善病风疟,冬善病痹厥。"此外,一些慢性疾病,往往在气候剧变或季节交替的时候容易发作或加剧,如慢性咳嗽病人病情多在冬季加剧,哮喘病多在季节交替时期发作,关节疼痛的病症常在寒冷或阴雨天气时加重。不同季节,治病用药和饮食调养也应有所不同,炎热的夏季,应少用热药,饮食应以清凉为宜;寒冷的冬天,应慎用寒凉之药,饮食应以温热为佳。

昼夜的变化也会影响病情,一般病证大多是白天病情较轻,傍晚加重,夜间最重,故《灵枢·顺气一日分为四时》说："夫百病者,多以旦慧昼安,夕加夜甚……"这是因为早晨、中午、黄昏、夜半,人体阳气存在着生、长、衰、入的规律,从而影响到邪正斗争,病情也呈现出慧、安、加、甚的起伏变化。因此,临床观察病情时,必须注意昼夜变化的规律。

地域环境的不同,对疾病也有一定的影响。地域不同,人的体质不同,所患疾病亦有差异,特别是一些地方性疾病,与地理环境的关系更为密切。如《素问·异法方宜论》中所说,东方傍海而居之人易患痈疡,南方阳热潮湿地方之人易生挛痹;又如《诸病源候论》指出瘿病的发生与"饮沙水"有关,已认识到瘿病与地域水质密切相关。人们久居于某种环境中,一旦异地而居,就可能会感到不适,俗称为"水土不服"。

3）自然环境与疾病防治的关系：自然环境对人体的生命活动和病理变化产生着深刻的影响,因而必须在养生防病中顺应自然规律,在疾病治疗中遵循因时因地制宜的原则,否则就会如《素问·阴阳应象大论》所说："故治不法天之纪,不用地之理,则灾害至矣。"

顺应四时气候变化是中医养生学最重要的原则之一,强调人的生命活动要遵循自然界的客观规律,主动采取各种养生措施,以适应一年四季气候的变化,达到避邪防病、保健延年的目的。《黄帝内经》中提出的"法于四时""四气调神""春夏养阳,秋冬养阴""虚邪贼风,避之有时"等"天人相应"的养生思想至今仍有重要的指导意义。"因时制宜"是中医治疗学的重要原则之一,要求根据不同季节气候特点来考虑治疗用药。《素问·六元正纪大论》提出的"用热远热,用温远温,用寒远寒,用凉远凉",就是说春夏季节,气候温热,人体腠理疏松开泄,即使外感风寒,也不宜过用辛温解表药,以免开泄太过而耗伤气阴;而秋冬季节,气候寒冷,人体腠理致密,阳气内敛,此时当慎用寒凉药物,以防伤阳。此外,由于地有高下之别,气有温凉之殊,人有体质之异,故治疗疾病时还要考虑地理环境的影响,因地制宜,如西北地区慎用寒凉之药,东南地区慎用辛热之品。

（2）人与社会环境的统一性：人不单是生物个体,而且还是具备社会属性的生活在纷纭复杂的社会环境中的一员。人体的生命活动不仅受到自然环境的影响,亦会受到社会环境的制约。政治、经济、文化、宗教、法律、婚姻、人际关系等社会因素,必然影响着人体的各种生理、心理活动和病理变化,而人也在认识世界和改造世界的过程中,维持着生命活动的稳定、平衡、协调,这就是人与社会环境的统一性。

1）社会环境对人体的影响：随着社会的变迁,人们的生活条件、生产方式、思想意识和精神状态都会发生相应的变化,从而引起人的身心功能的改变。一般来说,社会安定,天下太平,人们丰衣足食,生活有规律,抗病能力强,患病较少,故寿命也较长,如《论衡》所说："太平之世多长寿人。"反之,社会动乱,战火纷飞,缺衣少食,民不聊生,抗病能力下降,各种疾病皆易发生,还常有瘟疫流行,故平均寿命较短。社会的进步,有利于人类的健康,如经济的发展为人们的生活创造了良好的物质条件,文化的提高使人们掌握了更多的预防保健知识。因此,人类的寿命随着社会的进步而逐渐延长。但是在社会经济发展的同时,也给人们的健康带来一些负面影响,如激烈的社会竞争使人的精神过度紧张;噪声的强烈刺激使人心神不宁;水、土壤及大气的污染成为了新的致病因素等等。

2）社会地位对人体的影响：个人的政治经济地位的高低,对人的身心功能有着重要影响,可导致性格、气质和体质等存在一定差异。个人的社会地位改变,也势必带来物质和精神生活的变化,甚至可影响健康,导致疾病。《素问·疏五过论》指出,"尝贵后贱"可致"脱营"病,"尝富后贫"可致"失精"病,并解释说："故贵脱势,虽不中邪,精神内伤,身必败亡。"这说明社会地位及经济状况的剧烈变化,常可导致人的精神情志的不稳定,从而影响人体脏腑的功能,而致某些身心性疾病的发生。此外,家庭纠纷、婚姻不遂、亲人亡故、邻里不和、上下级之间或同事之间关系紧张,均可破坏人体生理和心理的协调与稳定,从而损害身心健康,导致疾病的发生。因此,医护工作者在预防疾病时,必须充分考虑社会因素对人体身心功能的影响,尽量减少不利的社会因素对人的精神刺激,以维持身心健康,预防疾病的发生。在治疗疾病时应"上知天文,下知地理,中知人事",注意病人精神与心理的调节,帮助病人消除不良心理状态,从而促进疾病的好转。

（二）恒动观念

恒动是不停顿地运动、变化和发展。恒动观念是指用运动的、变化的、发展的观点来分析研究生命、健康和疾病等医学问题,而不可拘泥于一成不变的、静止的、僵化的观点。

运动是物质的存在形式及固有属性。世界是运动着的世界,一切物质,包括整个自然界,都处于永恒的无休止的运动之中,动而不息是自然界的根本规律。《素问·六微旨大论》指出："夫物之生从于化,物之极由乎变,变化之相薄,成败之所由也……成败倚伏生乎动,动而不已,则变作矣。"中医理论认为，运动是绝对的、永恒的，静止则是相对的、暂时的和局部的。一切事物的发生、发展、变化乃至衰亡，都根基于运动，人类的生命同样具有恒动的特性。

中医学理论认为人体的生理功能是一个不断运动变化的平衡协调过程，而生理功能的主要物质基础精、气、血、津液也处于恒动变化之中。气具有很强的活力，无处不到，激发和推动着体内的各种生理活动，气的运动失常则百病丛生。血液在脉管中"流行不止，环周不休"，如血液运行发生障碍，则可致血脉瘀阻而发生疾病。津液在体内也处于不断新陈代谢的变化过程之中，摄入、输布和排泄之间维持着动态的平衡。

人体脏腑的生理功能，都建立在脏腑之气的运动变化之上。如在心气的推动下，心脏不停地进行着收缩和舒张运动；在肺气的作用下，通过一张一缩，肺脏进行着有节律的呼吸运动以呼浊吸清；脾是以健运不息为其特征的，脾主运化水谷和水液，维持着人体消化吸收及水液代谢的正常功能。因此，运动不息是脏腑重要的生理特点之一。

中医学同样强调以恒动观念来认识疾病过程及病理变化。从病因作用于机体到发病，机体一直在与致病因素进行着斗争，随着正邪相争的胜与负，疾病也处于不断的变化之中，如病证由表入里、由实转虚、由寒化热、由阳变阴；或由里出表、由虚转实、由热变寒、由阴转阳；脏腑之间、气血津液之间、经络之间均可发生传变。因此，防治疾病也必须以恒动观念为指导，不断把握病人出现的新情况、新变化，未病先防，既病防变，对疑难病症要深入探索，细心分析，随时调整治法及用药，以免贻误病情。中医学辨证论治的治疗原则，就是充分体现了运动的、变化的辩证法思想。

（三）辨证论治

辨证论治是中医学诊断和治疗疾病的基本原则，是中医学特有的一种对疾病进行研究和处理的方法，也是中医学的基本特点之一。

1. 病、证、症的基本概念

病，即疾病。疾病是与健康相对的概念。疾病是指有特定的病因、发病形式、病机、发展规律和转归的一种完整的病理过程，如感冒、痢疾、肺痈、哮喘、疟疾等。疾病的这一概念，反映了某一疾病全过程的总体属性。

症，包括症状与体征。症状是疾病的临床表现，即病人主观的异常感觉或某些病态变化，如发热、咳嗽、呕吐、头痛等。而能被觉察到的客观表现则称为体征，如面黄、目赤、舌紫、脉数等。症仅仅是疾病的个别现象，同一个症，可由不同的致病因素引起，其病理机制也不尽相同。因此，孤立的症状和体征不能反映疾病或证候的本质，因而不能作为治疗的依据。

证，即证候。"证"与"症"在古代文字上曾通用，但目前已被严格区别。证是指疾病过程中某一阶段或某一类型的病理概括。证候一般由一组相对固定的、有内在联系的、能反映疾病过程中一定阶段本质的症状和体征构成，它提示了疾病的病因、病位、病性和邪正盛衰变化，能反映出疾病过程中某一阶段的病理变化的本质，是中医学确定治法、处方遣药的依据。如气血两虚、脾胃虚寒、肝阳上亢、心脉痹阻等，均是证的概念。

病、证、症三者之间既有严格的区别，又有密切的联系。症是构成疾病和证候的基本要素，疾病和证候都是由症状和体征构成。现阶段具有内在联系的症状和体征组合在一起，即构成了证候；各阶段或各类型的证候贯串并叠合起来，便是疾病的全过程。每一种病都有不同阶段的病理变化，因而可以出现不同的证，同一个证候又可见于不同的疾病过程中。证是病理本质的反映，而症仅仅是疾病的个别表面现象，因而证比症更能深刻和准确地揭示疾病的本质。病与证都是对疾病本质的认识，但病的重点是全过程，而证的重点是现阶段，所以证比病更具体，更精准，更具有操作性。因此，证成为中医认识和诊治疾病的核心。

2. 辨证论治的基本概念　
辨证论治，是运用中医学理论辨析有关疾病的资料以确立证候、确定治则治法及方药，并付诸实施的思维和实践过程。辨证论治分为辨证和论治两个阶段。

（1）辨证：即辨别、确立证候，就是将四诊（望、闻、问、切）所收集的资料，运用中医学理论进行分析、综合，辨清疾病的原因、性质、部位和发展趋向，然后概括、判断为某种证候的过程。辨证的内容包括辨病因、辨病位、辨病性、辨病势四个方面。

1）辨病因：即确定病证的致病原因。通过分析疾病的症状和体征，推导出疾病发生的原因和机制，为针对病因治疗提供依据。如病人出现发热轻、恶寒重，头项疼痛，无汗，脉浮紧，则可判断病因是风寒，治用疏风散寒解表之方药。辨病因对外感性疾病尤为重要。

2）辨病位：即确定病证的所在部位。病证的部位，有在表在里之分，有在气在血之别，或在五脏，或在六腑，不同的辨证方法，采用不同的表达方式。如风寒表实证的病位在表，肝胆湿热证的病位在肝胆。病变部位不同，治疗方法也不同。

3）辨病性：即确定病证的寒热与虚实之性质。致病邪气有阴阳之分，人的体质有虚实之别，人体正气与邪气抗争，导致了寒热与虚实的病理变化。辨清寒热虚实的性质，是正确辨证与施治的关键。如风寒表实证的病性是寒与实，肝肾阴虚证的病性是热与虚。

4）辨病势：即辨明疾病的发展变化及转归。疾病一般都有一定的传变规律，伤寒病多按六经传变，温病常为卫气营血或上中下三焦传变，内伤杂病常常出现脏腑之间的相互传变。如风寒表实证治疗得当可汗出而解，失治或误治可病传阳明、少阳，甚至直中太阴。肝胆湿热证多缠绵难愈，常常病传脾胃，导致运化失司；又可导致气血瘀滞、水湿内停，而发生癥瘕鼓胀。因此掌握了疾病的传变规律，可以洞察疾病发展变化及转归的全局。

（2）论治：又称施治，是在通过辨证得出证候诊断的基础上，确定相应的治疗原则和方法，选择适当的治疗手段和措施来处理疾病的思维和实践的过程。论治过程一般分为因证立法、随法选方和遣方用药三个步骤。

1）因证立法：证候是辨证的结果，也是论治的依据。论治的第一步是根据辨证的结果，确定相应的治疗方法。如风寒表实证当用辛温解表法；肝胆湿热证当用疏肝利胆、清利湿热法。

2）随法选方：因证立法之后，依据治法选择对应的治疗方剂，或选择适应的治疗手段与措施。如风寒表实证常选用麻黄汤或荆防败毒散为主方，肝胆湿热证则多选用茵陈蒿汤或龙胆泻肝汤等为主方。有些病证可采用针灸、推拿等方法治疗，但也必须根据治法要求来进行穴位配方或确定手法。

3）遣方用药：选方之后，再根据病人的具体情况，对方剂进行加减变化，并确定每味药物的用量、炮制方法、服药方法和服药时间等。同时根据病情的需要，调理饮食、起居等，以增强药物的治疗效果。

辨证与论治，是诊治疾病过程中相互联系、不可分割的两个方面。辨证是认识疾病，确定证候；论治是依据辨证的结果，确立治法和处方遣药。辨证是论治的前提和依据，论治是辨证的延续和目的。通过论治的效果，可以检验辨证是否正确。因此辨证论治是理论与实践相结合的体现，是理、法、方、药理论体系在临床中的应用，是中医学认识疾病和处理疾病的基本原则。

3. 辨证与辨病相结合 中医诊断疾病，既以辨证为重点，但也十分重视辨病。辨证是对证候的辨析，以确定证候为目的；而辨病是对疾病的辨析，以确定疾病的诊断为目的。辨证的重点是认识现阶段疾病的本质，辨病的重点是认识疾病全过程的本质，辨证与辨病相结合，从不同的角度对疾病本质进行认识，使诊断更全面、准确，治疗更有针对性、全局性。一般是辨病为先，以病为纲。例如，病人临床表现为恶寒发热、头痛、鼻塞、咳嗽、流涕等症状，初步诊断为感冒（病），再根据病人寒热的轻重、流涕的清浊、咳痰的颜色与稀稠、脉象、舌象等情况进行辨证，判断为感冒的哪一种证候，根据证候确定治法后再予以治疗。

辨证论治既有别于不分主次，不分阶段，一方一药治一病的辨病定治；又不同于见痰治痰，见血止血，头痛医头，脚痛医脚的对症治疗。但若中医临床只辨证，只考虑疾病的阶段性和类型性，不考虑疾病的全过程和整体面貌，就很难准确认识现阶段疾病的病变本质和发展趋向，辨证的准确性也将难以保证。因此，只有坚持辨病和辨证相结合的诊治思路，才能更好地继承和发扬中医学的辨证论治特色。

4. 同病异治和异病同治　个体化诊疗是辨证论治的特点和优势，符合现代临床医学发展的趋势。同一种疾病，由于发病的时间、地区及病人机体的反应性不同，或处于不同的发展阶段，所表现的证不同，因而治法也不相同，这即是"同病异治"。如麻疹因病变发展的阶段不同，因而治疗方法也各有不同。初起麻疹未透，宜发表透疹；中期热毒蕴肺，治宜清热解毒；而后期则为余热未尽、肺胃阴伤，则又须以养阴清热为主。不同的疾病，在其发展过程中，由于发生了相同的病理变化，出现了具有相同性质的证，因而可采用同一方法治疗，即所谓的"异病同治"。如久泻之后，出现脱肛，属于中气下陷证；而产后调理不当，引起子宫下垂，也属于中气下陷证，这两种病都可以用升提中气的方法治疗。这种针对疾病发展过程中不同性质的矛盾采用不同方法去解决的法则，就是辨证论治的精髓。

中医学理论体系的
主要特点思维
导图

七、中医药文化

（一）中医药文化的形成

1. 概念　广义的中医药文化是中国人民几千年创造的中医药物质财富和精神财富的总称；狭义的中医药文化是指中医药行业独有的思想观念、行为规范和人文习惯。

中医药文化是中国优秀传统文化的重要组成部分，是中医药学发生发展过程中的精神财富和物质形态，是中华民族几千年来认识生命、维护健康、防治疾病的思想和方法体系，是中医药服务的内在精神和思想基础。

2. 形成

（1）中国传统文化孕育了中医药文化：中国传统文化是华夏各民族在长期的社会实践活动中形成和积淀的，具有丰富内涵的物质和精神财富。她是中国各子文化的母文化，在中国丰富多彩、博大精深的文化体系中形成了有机的复合与承袭。中医药文化是中国传统文化的重要组成部分，是根植于民族文化沃土中的一朵奇葩，是中国传统文化的充分体现。

中医药学在中华民族传统文化的土壤中萌芽、成长，并自然地得到普及。古代哲学对中医药理论的形成起到重要作用，如阴阳五行学说，辩证法思想构成了中医药的理论基础，中医药学还受到儒家、道家、佛教等哲学思想的影响。

道家思想是中国传统文化的源头，儒家思想则是中国传统文化的主干。道、儒两家学术体系相辅相成的融合，形成了中国传统文化的一些基本特征。譬如，儒、道两家都尊《易经》、阴阳五行学说为经典，认为木、火、土、金、水五者是构成世界的基本物质，这五种物质相互滋生，相互制约，处于不断的运动变化之中，物质世界都包括阴和阳相互对立的两个方面，而对立的双方又是相互统一的。阴阳的对立统一运动，是自然界一切事物发生、发展、变化及消亡的根本原因。所不同的是，道家在处事中主张"道法自然"，认为"万物负阴而抱阳，冲气以为和"。儒家则提倡严格的社会规则，主张"刚毅木讷近仁"，立足于"有为"的刚强。两种哲学思想的融合，由此形成了中国传统文化及中医药理论中刚柔相济的和合思想。

高尚圣洁的医学伦理观，汲取了儒教文化中的"仁""礼"观念，孕育了华佗、张仲景、孙思邈、李时珍等光辉典范。传统文化和临床实践共同造就了传统中医人才，过去、现在都是这样。儒医、道医、僧医就是儒学、道学、佛学融入中医学造就的。中国传统思维方式产生并且决定了中医的思维方式，在今天也不容忽视。中医临床家的医德、医技、医学理论、临床思维无不深受传统文化的影响。由此说明，传统中医人才需要在传统文化土壤中萌芽、成长。

中国历史上不同时期的学术精华诸如先秦诸子、汉代经学、魏晋玄学、隋唐佛道、宋明理学、清代朴学等都曾为中医药理论体系的发展提供过理论素材。《道德经》中创造出的辩证法体系在

《黄帝内经》中就已被接受，道家的养生观及炼丹术对中医药的发展也有不可忽视的作用。可以说没有中国传统文化就没有现在形态的中医药。中医学的哲学体系、思维方式、研究方法、表达方式、价值观念、发展模式、文化特征等均具有较为明显的人文属性。因此，中国传统文化孕育了中医药文化。

（2）中医药文化与中国传统文化同步发展：中医药文化随着中国传统文化的发展而发展。从春秋战国到秦汉，在百家争鸣的文化进步中，《黄帝内经》《难经》《神农本草经》《伤寒杂病论》等医学巨著的相继问世，标志着中医基础理论和辨证论治体系形成，形成了中医药发展的第一次高潮。唐宋时期，中医学出现了临床分科的大发展，由此引发了以临床学术流派为特征的金元四大家的学术争鸣，此为中医药发展的第二次高潮。明清时期，温疫病的流行为外感病带来治疗理论的创新，形成了温病学派。在此期间，一些伟大的科学著作如《本草纲目》的诞生，是中医药发展的第三次高潮，此时儒家文化也发展到了臻于完美的阶段。纵观中国历史，每一次中医药重大发展高潮都是中华文化发展进步的结果。中医药需要中国传统文化予以滋养，并与中国传统文化的发展同步前进。

（二）中医药文化的表现形式

中医药文化作为中国传统文化的重要组成部分，是中国人民长期与疾病作斗争获得的珍贵遗产，是贯穿生命观、道德观的理论形态。因此，把握中医药文化是根植于中国文化土壤和中华民族在与疾病长期斗争的过程中积累的宝贵财富这两点，是领会中医药文化丰富内涵的关键。

中医药文化理论形态的核心，是从维护人体与自然相适应的秩序出发，强调整体平衡和人文关怀，并由此产生了行业文化，以及服务于"人"的行为方式和道德准则。

中医药文化是贯穿着生命观、道德观的根本性理论形态。中医学不是单纯的自然科学，应该把它视为人文科学和自然科学的结合体。正鉴于此，中医一般认为自己的文化由物质文化和价值文化两部分组成。

物质文化是中医药文化中的有形部分，具有物质的特征。比如中医药文化所倡导的"形神合一"理念中，"形"属于物质范畴，"神"则属于精神范畴。又如，中医将"杏林"作为其理念符号，亦是具有物质文化意义。其物质文化形成的背景是建安三神医之一的董奉，其以医报国，以医安民，治人之疾，不取货币，使愈者每人植杏，数年郁茂成林。后世则把"杏林"作为中医学界的代称，自古医家以位列"杏林中人"为荣。

思政元素

杏林春满

董奉，字君异，三国时吴侯官（今福建省福州市长乐区古槐镇）人。自幼聪颖好学，酷爱钻研医术，集各家之长，创董医一派。信奉道教，尝隐居庐山南般若峰下。他医术高超，为人治病分文不取，但要求重病患治愈者种杏五株，轻病患治愈者种杏一株，"如此数年，计得十余万株，郁然成林"。千禽百兽，嬉游在杏林中，使林中杂草不生，人称"杏林春满"。杏子年年丰收。董奉盖了一座草舍，规定凡要买杏的人，不必惊动他，只需用同等的器具装一筐谷放在草舍中，就可取一筐杏子。董奉把获得的大量稻谷和粟米，散发给贫苦者。因此董奉种杏田的故事，广为流传，庐山至今还有杏林源、董奉馆等遗迹。

价值文化是中医药从业人群所要表述的思想倾向及其人伦理念的反映，属于文化构成的无形部分，所以价值文化具有明确的思想意识特征。其包括两个方面的内容，一方面是大众对中医药文化理念的一致认同与共享，这是由医学具有的社会属性所决定的，所以中医药文化是中华民族对价值取向高度认同的表现。另一方面，价值文化是历代医学所涉及的部分，因为文化本身已

具有规范性特征。这种特征既是职业道德的要求，也是社会文明、行业规范的特殊表现形式。它与强制执行的法律和规章制度有明显的质的区别，是行业文化中价值理念、行为准则、道德理念的总和及灵魂。

中医药文化的价值观念是中医药几千年来发展过程中积累形成的文化精髓，是中华民族深邃的哲学思想、高尚的道德情操和卓越的文明智慧在中医药中的集中体现。

中医药文化的表现形式和内涵十分丰富，主要表现在价值观念、行为规范、环境形象等方面。

中医药文化的核心价值，主要体现在以人为本，医乃仁术，天人合一，调和致中，大医精诚等理念上，可以用仁、和、精、诚四个字来概括。

"仁"体现了中医仁者爱人，生命至上的伦理思想，以救死扶伤，济世活人为宗旨，表现为尊重生命，敬畏生命，爱护生命。医乃仁术，这就决定了从事中医药者不仅要有坚实的专业知识，而且要有良好的道德素养。古代医家非常重视职业道德操守，也为我们树立了很好的榜样。例如，孙思邈被人誉为"药王"，不仅在于他具有高超的医术而活人无数，更在于他具有"先发大慈恻隐之心，誓愿普救含灵之苦。若有疾厄来求救者，不得问其贵贱贫富，长幼妍蚩……皆如至亲之想"的高尚医德。

思政元素

大 医 精 诚

孙思邈，京兆华原（今陕西省铜川市耀州区）人，唐代医药学家、道士，被尊称为"药王"。在他撰写的《备急千金要方》中专门著有《大医精诚》一文，强调为医者医术要"精"，医德须"诚"。认为医道是"至精至微之事"，故"学者必须博极医源，精勤不倦"。同时医者还须具有高尚的医德情操，提出"凡大医治病，必当安神定志，无欲无求，先发大慈恻隐之心，誓愿普救含灵之苦。若有疾厄来求救者，不得问其贵贱贫富，长幼妍蚩，怨亲善友，华夷愚智，普同一等，皆如至亲之想。亦不得瞻前顾后，自虑吉凶，护惜身命。见彼苦恼，若己有之。深心凄怆，勿避险巇，昼夜寒暑，饥渴疲劳，一心赴救，无作功夫形迹之心"。

《大医精诚》作为我国最早关于医德的重要论述，既是孙思邈一生精诚于医德医术的写照，亦是所有中医人应该遵循的行为准则。

"和"体现了中医崇尚和谐的价值取向，表现为天人合一的整体观，阴阳平和的健康观，调和致中的治疗观，以及医患信和，同道谦和的道德观。

"精"体现了中医的医道精髓，要求精诚治学、精研医道、追求精湛的医术。

"诚"体现了中医人格修养的最高境界，要求心怀至诚于内，言行诚谨，表现在为人处世，治学从业，著述科研方面，诚笃端方，戒诳语妄言、弄虚作假。

（三）中医药文化的传承与创新发展

1. 中医药文化的传承　语言文字是中医药文化表达的符号载体，师承教育是中医药文化传承的学术链带，民俗艺术是中医药文化活动的大众媒介，政治制度是中医药文化发展的社会基础，经济贸易是中医药文化推广的重要手段。

同时，中医药文化也是中华文化的载体之一，其发展已融入中华民族文化的血脉之中，成为不可分割的重要组成部分。中医药文化的传播亦推动了中华文化的传播。例如，中医药文化的医德内容是中国传统文化的灵魂，中医药文化与中国多种文化休戚相关。如中医药文化与饮食文化、酒文化、茶文化互相影响等。

中医药文化已传向五洲四海，它走向世界是中国传统文化复兴和发展的标志，是中国优秀传统文化的代表。

2. 中医药文化的创新和发展　中华人民共和国成立以来，中医药事业取得了快速发展，政府大力支持，陆续制定并实施了一系列扶持中医药的政策。特别是改革开放以来，中医药医疗保健水平显著提高，在科技已十分发达的今天，中医药仍然发挥着不可替代的作用，无论是对慢性疾病如肝炎等常见病、疑难病的防治，还是对严重急性呼吸综合征（"非典"）、禽流感、艾滋病等重大感染性疾病的防治，都显示出独特的疗效优势。

在中医药文化的创新和发展中，中医医院是展示与传播中医药文化的重要领域。例如在医院核心价值体系建设中，医院的发展战略、院训、院歌，以及各种规章制度、工作规范和员工的语言举止、礼仪及服务方式、服务流程，即可形成中医药文化特色。医院的行为规范内涵丰富，其中诊疗行为、同道相处最能体现中医药文化特色。另外，医院环境形象是中医药的物质载体，如建筑外观、庭院建设、内部装饰等。

作为传承中医药文化重要阵地的中医药学校，中华人民共和国成立以来培养出了一批德才兼备的专业人才，他们是传承中医药文化的主要力量。

中药产业的现代化进展迅速，特别是改革开放30多年来我国的中药生产技术与生产方式发生了根本变化，形成了以工业为主导的中药产业，进入历史上前所未有的发展黄金期，一批优秀中成药企业是强化中医药文化宣传的成功范例。

"中医中药中国行"活动成效显著。以广大群众为科学普及对象的中医药文化宣传活动，使中医药走进农村、社区、家庭，扩大了社会对中医药的认知度。

中医药文化在国际舞台大放异彩，中医药对外交流与合作硕果累累。以"中医热"为代表的东方文化回归，在全球范围内蓬勃发展。目前，已有100多个国家和地区同我国建立了中药进出口贸易关系。中医药正以蓬勃发展之势得到更广泛的认可。

继承是创新的前提和基础，创新才能更好地继承。继承是保存、挖掘、认识、利用好前人留给我们的宝贵财富，创新就是将中医药加以丰富发展、充实。创新是继承的目的，是中医药事业的生命力所在。

现代化和国际化是为了让中医药更好地满足社会需求，服务整个人类的过程。中医药的发展需要不断吸纳新知识，现代中医药不能局限于治疗疾病这样单纯的功能，需要从多角度出发，为人民群众的养生、保健、美容等多层面的健康服务。

随着社会的进步，人民生活水平不断提高，经济全球化格局逐渐形成，中医药面临着前所未有的发展机遇和更加广阔的发展空间。在新世纪新阶段，中医药文化必须始终与时俱进，保持在世界医学文化中的先进性，不断发展，使其自身具有强大的传播和辐射能力，扩大自身在世界医学的影响力。

（四）弘扬中医药文化的现实意义

中医药文化是中国传统文化的重要组成部分，它的生命力根植于民族文化，同时也形成了中医药文化自身丰富的文化内涵。

首先，弘扬中医药文化是中医药事业自身发展的需要。中医药文化不但体现着中医药理论形成、发展的过程和方法，而且是孕育中医药特色优势的基础。面对强大的西方文化及西医诊疗模式的影响，只有弘扬中医药文化才能实现中医药事业的特色发展、可持续发展。

其次，弘扬中医药文化是中医药人才培养的需要。纵观历代名医的成长历程，除坚持长期临床实践之外，主要原因是绝大部分名医具有深厚的文史哲等人文学科功底，其知识结构与中医的学科属性相适应。我国古代中医药教育与人文教育也是密切结合的。在"不为良相，便为良医"的思想影响下，古代中医药学者大都是秀才儒医，有着深厚的人文功底，并且人文素养越高，中医药学的成就也就越大。历代有成就的医家，其传统文化功底深厚，都是勤求古训，博采众方而成。因此，要培养新一代名中医，加强中医药文化继承是十分必要的。中医学的学科属性决定了其人才知识构建要素必然需要强化中医药文化的内容。

再次，弘扬中医药文化是复兴中华民族文化的需要。中医药文化是中华民族所独有的，也是建设世界文化多元化所需求的，而经济全球化、政治多极化、文化多元化是当今世界发展的潮流。目前，中医药作为一种文化形态，已经成功地随着中医药走向世界而得到普遍认可，成为世界文化互补的重要元素，正为世界健康文化的多元化作出贡献。

最后，弘扬中医药文化是科学发展的需要。生命是医学的本源，生命文化就是医学的元文化，中医药文化是一种生命文化，"以人为本"的价值观，"仁心仁术"的伦理追求，"天人合一"的整体模式，"治未病"的预防观点都是丰富的文化内涵，是中医药文化的重要组成部分。现代健康观念和医学模式的转变，已使西方传统生物医学模式中，重视疾病而忽视人的存在的医学观悄然发生改变。

中医药文化强调以人为本，把满足人民群众对中医药的需求作为出发点和落脚点，以人与自然和谐共存的科学发展观为指导，应用中医药的整体观、辨证观、个体化诊疗，对疾病、亚健康状态进行防治和综合调理，在延续生命的同时，也为提高生命质量创造机会。只有不断促进中医药全面、协调、可持续发展，才能为服务整个人类，关注人类生命健康及世界医学文化作出新贡献，为维护人类健康发挥其不可替代的作用。

八、中医基础理论的主要内容及学习方法

（一）主要内容

中医基础理论是主要阐述人体的生理、病理、病因及疾病防治原则等基本理论、基本知识和基本技能的一门综合性学科。中医学的基础理论是对人体生命活动和疾病变化规律的理论概括，是临床医疗和预防保健的指导思想。其主要内容包括：中医学与中国古代哲学、藏象、精气血津液、经络、体质、病因、病机、养生与防治等方面的基本理论、基本知识和基本技能。

精气学说、阴阳学说和五行学说，是中医学的主要哲学思想，是中医学方法体系构建的思想基础。第一章主要阐述精气学说、阴阳学说和五行学说的基本理论及其在中医学中的应用。

藏象学说，是研究人体各脏腑、组织、器官的生理功能、病理变化及其相互关系的学说，是指导临床各科辨证论治的基础。第二章主要阐述五脏、六腑、奇恒之腑的生理功能，并介绍脏腑之间的相互关系。

精气血津液，四者既是脏腑功能活动的物质基础，又是脏腑功能活动的产物。第三章着重阐述精、气、血、津液的概念、生成、功能及其相互关系。

经络学说，是研究人体经络系统的生理功能、病理变化及与脏腑之间关系的学说。第四章重点阐述经络系统的组成、十二正经和奇经八脉的基本概念、分布、走向与交接规律，经络的生理功能及经络学说在病理、诊断、治疗上的运用。

体质学说，是研究体质与健康、疾病关系的学说。第五章介绍体质的概念、影响体质的因素、体质的分类及体质学说在中医学中的应用。

病因学说，是研究各种病因的性质及其致病特点的学说。第六章主要阐述各种病因的性质、致病特点及其所致病证的特点。

病机，即疾病发生、发展、变化及其转归的机理。第七章重点阐述疾病变化的一般规律，包括疾病的发生、传变、转归，以及邪正盛衰、阴阳失调、气血失常、津液失常、内生"五邪"等基本病机。

养生、防治及康复原则，即养生、防病治病及康复的基本法则。第八章介绍中医养生、预防及康复的基本原则，重点阐述扶正祛邪、治标治本、正治反治、调整阴阳、调理气血、调理脏腑及三因制宜等基本治则。

（二）学习方法

中医基础理论是中医学的专业基础课程,也是一门主干课程,是学习中医学各门学科的基础。因此要充分认识学好中医基础理论的重要性,明确学习目的,讲究学习方法,善于思考,在理解中增强记忆。中医基础理论来源于中医医疗实践,又指导着中医医疗实践,因此在学习过程中,应坚持理论联系实际,参加临床见习及病案分析等教学活动,通过实践加深对理论的理解。中西医是两个不同的医学理论体系,各有长短,要坚持以辩证唯物主义和历史唯物主义为指导思想,正确认识中医学的学术特点与优势领域,正确处理两个医学体系的关系,努力掌握中医基础理论的基本理论、基本知识和基本技能,为学好其他中医学各门课程打下坚实的基础。

（徐宜兵）

❓ 复习思考题

1. 如何理解中医学的学科属性和医学模式?
2. 中医学理论体系是如何形成的?
3. 中医学的思维方法有哪些特点?
4. 整体观念有哪些内容? 其在中医学中具有什么指导意义?
5. 何谓辨证论治?

ER-0-4

扫一扫,测一测

第一章 哲 学 基 础

学习目标

掌握阴阳的基本概念和阴阳学说的基本内容,五行的基本概念和五行学说的基本内容;熟悉精与气的哲学概念和精气学说的基本内容,精气学说、阴阳学说、五行学说在中医学中的应用;了解精气学说、阴阳学说、五行学说的形成与发展概况,精气学说、阴阳学说和五行学说三者之间的关系。

精气学说、阴阳学说和五行学说是古人用以认识自然和解释自然的世界观和方法论,是我国古代的唯物论和辩证法,是对中医学理论体系的形成和发展最有影响的古代哲学思想,也是中医学最重要的思维方法。

哲学是关于自然、社会和思维的最一般的共同运动规律的科学,是理论化、系统化的世界观和方法论。科学离不开理论思维,离不开世界观和方法论的指导。医学是研究生命运动规律的自然科学,要探索生命的奥秘,就必须以先进的哲学思想来构建自己理论体系的方法论。中医学理论体系形成于战国至秦汉时期,在这一"诸子蜂起,百家争鸣"的时代,中国古代哲学思想得到较大的发展,代表当时文化进步和科技发展的精气学说、阴阳学说和五行学说,不仅盛行于天文、地理、气象、历法、农业、军事、政治等各个自然和社会科学领域,而且也渗透到医学领域,对中医学的形成与发展产生了极为深刻的影响。

中国医药学来源于我国劳动人民几千年同疾病作斗争的实践。古代医学家们在长期医疗实践的基础上,将精气学说、阴阳学说和五行学说的基本观点和方法运用于医学领域,与中医学自身固有的理论和经验相融合,借以阐释人体的生理功能及病理变化,并用以指导临床的诊断和治疗,成为中医学理论体系的重要组成部分。

中医学的医学观、方法论和理论体系,具有明显中国传统文化的特征。中医学历经数千年而不衰,至今仍屹立于世界医学之林,这是由其理论与方法的科学性和优势所决定的。现代科学哲学研究表明,中医学的医学观、方法论和理论特征,更适合未来医学科学的发展趋势。因此,要学习和研究中医,就必须先学习中医学的哲学思想,掌握精气学说、阴阳学说和五行学说的基本理论和基本方法。

第一节 精 气 学 说

精气学说,是研究精气的内涵及其运动变化规律,并用以阐释宇宙万物的构成本原及其发展变化的一种古代哲学理论。精气学说产生于先秦,两汉时被"元气说"同化,后又被发展为"气一元论"。精气学说对中医理论的影响极为深刻和广泛,成为中医理论中最重要的内容和组成部分,全面地运用于人体的生理、病理,以及疾病的诊断、治疗、养生和方药理论的研究。

一、精与气的基本概念

在古代哲学中,精与气的概念基本上是同一的,都是指存在于宇宙中的运行不息的无形可见的极细微物质,是构成宇宙万物的共同本原,也是推动宇宙万物发生发展与变化的动力源泉。但由于精与气的概念来源不同,其内涵的形成和发展也有细微的区别。

(一)精的基本概念

精,又称"精气",首见于《周易》《管子》两书,《吕氏春秋》《黄帝内经》《淮南子》《论衡》等也有论述。在诸子百家的论述中,精的基本含义主要有以下几种:

1. 精是指水 地中之水,是万物赖以生长发育之根源,如《管子·水地》说:"水者,何也?万物之本原也,诸生之宗室也。"在"水地说"的基础上引申出"精"的概念,嬗变为精为万物之源。

2. 精是指宇宙的本原之气 《周易·系辞》说:"精气为物。"认为宇宙万物由精气构成。《管子·心术下》说:"一气能变曰精。"认为精即精微的、能够运动变化的气。因此认为精是存在于宇宙中运行不息且无形可见的极细微物质,是宇宙万物的共同构成本原。

3. 精是指气的精华部分 《淮南子·精神训》说:"烦气为虫,精气为人。"认为精是气中的精华部分,人类禀受精气而生,而动物禀受烦气而生。

4. 精是人体的生殖之精 这是精的本始意义。如《素问·上古天真论》说:"二八,肾气盛,天癸至,精气溢泻,阴阳和,故能有子。"

综合先秦及秦汉时期各种经典著作的论述,精的哲学概念是充塞于宇宙之间的无形而运动不息的极细微物质,是宇宙万物的共同构成本原;在某些情况下专指气中的精粹部分,是构成人类的本原。

由于精与气的基本概念是同一的,所以被汇流于气学范畴中,发展为"气一元论"。

(二)气的基本概念

在中国古代哲学中,气是一个有复杂含义的概念,《汉语大字典》罗列其释义达20余种,其含义大致可以归纳为三类。

1. 气体状态的物质 气的最初含义是指气体状态的物质,此亦是常识的气概念。如《说文解字》说:"气,云气也。"古人将直接观察到的云气、风气、水气及呼吸之气等加以概括、提炼,抽象出气的一般概念。

2. 客观存在的精微物质 古人在对自然现象的长期观察中,发现蒸煮食物会冒出蒸气,冬天的河面上会冒出水气,山谷中可冒出雾气,草木燃烧可冒出烟气,从这些现象中可推想出有形之物中存在着无形之物。水气升空而化为云,风吹云动,云聚成雨,和风细雨滋润养育万物,这种循环变化使人们认识到,似乎气是构成万物共同的本始物质。由此从常识的气概念引申提炼而成哲学的气概念,用以指客观存在的精微物质,是宇宙万物构成的本原。如《周易·系辞》说:"天地氤氲,万物化醇。"《庄子·知北游》说:"通天下一气耳。"

3. 一切可感的现象和状态 在上述两种含义的基础上,推而广之,气泛指一切可感的现象和状态。如民气、士气、勇气、骨气、正气、和气、霸气、骄气、怒气、神气等,均属于这种气的概念范畴。

综上所述,气的哲学概念(本义)是指存在于宇宙之中的不断运动且无形可见的极细微物质,是宇宙万物的共同构成本原。气的泛义,是指任何现象,包括物质现象和精神现象。

二、精气学说的基本内容

精气学说是有关宇宙生成和发展变化的一种古代哲学思想,其内涵十分丰富,与中医学关系密切的内容有以下几点。

（一）精气是构成宇宙的本原

精气是天地万物的本原。在天体自然演变的初期，整个宇宙弥漫着混混沌沌的烟云样性状不定的无形物质，这就是气。气之轻清者，散而为天；气之重浊者，凝而为地。《道德经》说："万物负阴而抱阳，冲气以为和。"阴气和阳气感应交合于天地之间，氤氲而化生万物，故天地间万物之化生，皆源于精气。

构成天地万物的气，有无形和有形两种基本状态。一种是以弥散而剧烈运动的状态存在，因而细微而分散，用肉眼难以看到，故称之为"无形"。由于气的活力很强，故能从事物的运动变化中，测知无形之气的存在。另一种是以凝聚而稳定的状态存在，由细小分散的气，凝集而形成看得见、摸得着的实体，称之为"形质"。习惯上把弥散状态的气称为"气"，而把有形质的实体称为"形"。形与气之间处于不断的转化之中，如《医门法律》所说："气聚则形存，气散则形亡。"

（二）精气的运动变化

1. 精气的运动及其形式　精气是活动力很强、运动不息的精微物质。精气的运动，称为气机。气机的运动形式多种多样，归纳为四种：升、降、出、入。升，即由下向上的趋势和运动；降，即由上向下的趋势和运动；出，即由内向外的趋势和运动；入，即由外向内的趋势和运动。这些运动，从不停息，正常情况下，以其自身协调的规律，始终保持升与降、出与入的相对的、动态的平衡。

2. 气化的概念、形式与类型　精气的运动，必然产生各种各样的变化，这些变化，称为气化。气化的表现十分复杂。如无形之气变为有质之形；有质之形化为无形之气；无形再变为另一种无形；有形再变为另一种有形；有形之体本身不断变化，共同构成世界万物之间之"气与形""气与气""形与形""形自变"四类气化形式。气化过程分为"化"与"变"两种不同的类型。《素问·天元纪大论》说："物生谓之化，物极谓之变。"化，是指气的运动促成事物现象由无到有的改变过程，类似于今天的"质变"；变，是指气的运动促成事物现象沿着原有的方向，由当前状态向极期状态的改变过程，类似于今天的"量变"。

3. 气的运动与气化的关系　气的运动是产生气化过程的前提和条件，而在气化过程中又寓有气的各种形式的运动。气的运动维持气化过程是永恒的，不间断的，它们是宇宙万物发生、发展与变化的内在机制，即气机。故万物皆气化，气化生万物。如动物之生、长、壮、老、已，植物的生、长、化、收、藏，无不源于精气的运动。气的运动和气化的关系十分密切，即必须通过气的运动才能产生气化。气的升降出入运动一旦停止，气化也就停止了。所以，气机是气化的前提，没有气机，就没有气化，也就没有世界一切变化。故《素问》中提到"出入废则神机化灭，升降息则气立孤危"。精气构成整个世界，气机促使气化，世界因此成为永恒。万事万物，都是气机气化的具体表现。

（三）精气是天地万物的中介

精气充斥于天、地、万物之间，成为物体与物体之间的中介。气环流贯通于有形与无形之间，浸入潜出地进行着升降出入、凝聚发散等更迭与交换活动。借此，大千世界一气牵系，相互贯通，相互影响，天、地和万物联系成为一个有机的整体，即"天地一体"。人是宇宙万物之一，处于天地二气交流感应之中，故也是这个整体的一部分。通过气的中介作用，人与天地万物的变化息息相通，如《灵枢·岁露论》所说："人与天地相参也，与日月相应也。"

感应是指事物之间的相互感知、相互影响、相互作用，事物间的相互感应是自然界普遍存在的现象。由于形由气化，气充形间，气能感物，物感则应，故以气为中介，有形之物之间，有形之物与无形之物之间，在适当距离内，皆能相互感应。如各乐器共振、声音共鸣、磁石吸铁、日月吸引海水形成潮汐，以及日月、昼夜、季节气候影响人体生理和病理变化等，都是以气为中介而相互感应的自然现象。

（四）天地精气化生为人

古代哲学家认为，天地万物都是由精气所构成的。人是万物之灵，那么，人也毫不例外地是由天地之精气相结合而生成的。《管子·内业》说："人之生也，天出其精，地出其形，合此以为人。"《素问·宝命全形论》说："天地合气，命之曰人。"人类与宇宙中的他物不同，不仅有生命，还有精神活动，所以化生人体的气是气中最为精粹的部分，如《淮南子·精神训》所说："烦气为虫，精气为人。"人生由天地阴阳精气凝集而成，人死又复散为气，《论衡·论死》说："阴阳之气，凝而为人；年终寿尽，死还为气。"可见，人的生命过程，也就是精气的聚散过程。

三、精气学说在中医学中的应用

中国古代哲学的精气学说奠基于先秦至秦汉时期，这一时期正值中医学理论体系的形成阶段，故古代哲学的精气学说渗透到中医学理论的各个方面，对中医学的形成与发展，尤其对中医学精气生命理论和整体观念的构建，产生了深刻的影响。

（一）构建中医学精气生命理论

精气学说关于精或气是宇宙万物本原的认识，对中医学中精是人体生命之本原，气是人体生命之维系，人体诸脏腑形体官窍由精化生，人体的各种功能由气推动和调控等理论的产生，具有极为重要的影响。

1. 对中医学精学说建立的影响 中医学中的精，又称精气，是指藏于脏腑中的有形精华物质，是构成人体和维持人体生命活动的最基本物质，包括遗传于父母的先天之精和来源于水谷的后天之精。

古代哲学的精学说渗透于中医学中，对中医学的精理论的产生，起到了重要的方法学作用。古代哲学认为精是宇宙万物的共同构成本原，类比于人体，精是人的形体和精神的化生之源，是构成人体和维持人体生命活动的最基本物质。人体的各脏腑形体官窍，是由精化生的"同源异构体"，它们之间存在着密切的联系。推动人体生命活动的气和调控人体生命活动的神也由精化生，精是气和神的化生本原。

2. 对中医学气理论形成的影响 中医学中的气，是指人体内活力很强、不断运动且无形可见的极细微物质，既是人体的重要组成部分，又是激发和调控人体生命活动的动力源泉，感受和传递各种生命信息的载体。

中医学中气的概念，一方面是源于古人运用"近取诸身，远取诸物"的观察思维方法，对人体生命之气（如呼吸之气、身体热气、导引等锻炼时体内上下流动之气等）的观察、体悟、抽象和纯化；一方面受到古代哲学中气学说的深刻影响，如中医学关于气是人体生命活动的动力，是维持人体生命活动之根本的认识，与古代哲学关于气是运动不息的，是推动宇宙万物发生、发展和变化的动力等思想对中医的渗透有关。中医学将哲学中的"气一元论"作为一种思维方法，类比人体内的各种气也有共同的化生之源，即先天之精化生元气，元气为人体之气的根本，各脏腑和经络之气都是由元气所化生。哲学气学说认为天地之气的运动规律是天气下降，地气上升，阳降阴升，交感和合，协调有序；古代医家运用类比思维，将人体比作一个小天地，认为人体之气的运动类同于天地之气，在下之气上升，在上之气下降，阴升阳降，协调平衡。中医对气是感应和传递信息之载体的认识，也是受古代哲学中气是宇宙万物之联系中介思想的影响而产生，认为人体内各种生命信息皆可通过在体内升降出入运行的气来感应和传递，从而构建了人体之内各脏腑经络形体官窍之间的密切联系。

总之，古代哲学的精与气，其内涵是同一的，是关于宇宙本原的概念。中医学中精与气，其内涵是不同的，是关于人体生命的产生和维系的认识。所以说，古代哲学与中医学关于精和气的概念是有明显区别的，人体内的精与气的概念是具体的，宇宙中的精与气的概念是抽象的。古代哲学的精气学说,是被中医学作为一种思维方法来应用的。

（二）构建中医学整体观念

中医学的整体观念,即中医学对人体自身的完整性及人与自然、社会环境相统一的认识。精气学说认为精气是宇宙万物的构成本原,人类作为自然万物之一,与自然万物存在着共同的生化之源。运行于宇宙的精气,充斥于各个有形之物之间,具有传递信息的中介作用,使万物之间产生感应。这种哲学观念渗透于中医学理论之中,促使中医学形成了同源性思维和相互联系的观点。中医学认为"人与天地相参""天人相应",人与自然、社会环境之间通过气的中介作用时刻进行着各种物质、能量与信息的交流,如通过肺、鼻及皮肤进行体内外的气体交换,通过感觉器官感受着自然与社会环境中的各种信息。自然、社会环境的各种变化,又可对人体的生理、病理产生一定的影响。正是因为气的中介作用,才使人与自然、人与社会之间表现出统一性,从而构建了表达人体自身完整性,以及人与自然、社会环境统一性的整体观念。

第二节　阴阳学说

阴阳学说,是研究阴阳的内涵及其运动变化规律,并用以阐释宇宙万事万物的发生、发展和变化的一种古代哲学理论。它是古人探索宇宙本质和解释宇宙的一种世界观和方法论,属于中国古代唯物论和辩证法的范畴。

阴阳的概念大约形成于西周。西周时期的著作中已有"阴阳"一词的多处记载。《周易》中的易卦由阴爻(− −)和阳爻(—)组成。"− −"表示阴,"—"表示阳,阴爻和阳爻分别以符号的形式标示了阴阳的概念。《周易》把阴阳从哲学高度进行概括,指出"一阴一阳谓之道","立天之道,曰阴与阳",把阴阳的存在及其运动变化视为宇宙的基本规律。古人以阴阳学说作为认识世界的一种方法论,广泛应用于天文、地理、气象、历法、农学、医学等自然科学之中,促进了这些自然科学的不断发展。

春秋战国时期,医学家们开始将阴阳的概念应用于医学理论之中。《黄帝内经》运用阴阳学说来阐释医学中的许多问题,说明人体的生理功能、病理变化,并用以指导疾病的诊断与防治。从此,阴阳学说与医学密切结合,牢不可分,成为中医学理论体系的重要组成部分。阴阳学说是中医理论体系的哲学基础和重要内容,是理解和掌握中医理论的一把钥匙,如《灵枢·病传》所说:"明于阴阳,如惑之解,如醉之醒。"又如《景岳全书·传忠录》所说:"设能明彻阴阳,则医理虽玄,思过半矣。"

一、阴阳的概念和特征

（一）阴阳的基本概念

阴阳是宇宙中相互关联的事物或现象对立双方属性的概括。阴和阳,既可代表相互对立的事物,又可以代表同一事物内部所存在的相互对立的两个方面。故《类经·阴阳类》说:"阴阳者,一分为二也。"

阴阳的最初含义是很朴素的,是指日光的向背而言,朝向日光则为阳,背向日光则为阴。向阳的地方光明、温暖;背阳的地方黑暗、寒冷,于是古人就以光明与黑暗、温暖与寒冷分阴阳。在长期的生活实践中,先民们遇到种种两极现象,于是不断地引申其义,将天地、寒暑、上下、日月、昼夜、水火、升降、动静、内外、雌雄等相对立的事物和现象,都以阴阳加以概括。

阴阳,是中国古代哲学的一对范畴。阴阳学说是中国古代朴素的对立统一理论,是用以认识自然和解释自然的一种世界观和方法论。阴阳是一个抽象的概念,并不专指某一具体的事物和现象，故《灵枢·阴阳系日月》说："阴阳者，有名而无形……"

（二）事物的阴阳属性

阴和阳代表着相互对立，又相互关联的事物属性。阳代表着积极、进取、刚强等特征和具有这些特性的事物和现象；阴代表着消极、退守、柔弱的特征和具有这些特性的事物和现象。一般来说，凡是运动的、外向的、上升的、温热的、无形的、明亮的、兴奋的，都属于阳；静止的、内守的、下降的、寒冷的、有形的、晦暗的、抑制的，都属于阴。阴和阳的相对属性引入医学领域，将人体中具有外向、中空、弥散、推动、温煦、兴奋、升举等特性的事物和现象统属于阳；而将具有内守、实体、凝聚、宁静、凉润、抑制、沉降等特性的事物和现象统属于阴（表1-1）。

表1-1　事物和现象的阴阳属性归类表

	空间	时间	温度	湿度	季节	重量	亮度	事物运动	
阳	上、外	白天	温热	干燥	春夏	轻	明亮	上升	动
阴	下、内	黑夜	寒凉	湿润	秋冬	重	晦暗	下降	静

《素问·阴阳应象大论》说："水火者，阴阳之征兆也。"古人通过长期观察，认为水与火这一对事物的矛盾最为突出，最为典型。水具有寒凉、幽暗、趋下等特性，可作为阴性事物或现象的代表；火具有温暖、光亮、向上等特性，可作为阳性事物或现象的代表。

（三）阴阳的普遍性、关联性、相对性和可分性

1. 阴阳的普遍性　阴阳学说认为，世界是物质性的整体，世界本身是阴阳二气对立统一的结果。由于阴阳二气的相互寓含和相互作用，促成了宇宙中万事万物的发生，推动和调控着万事万物的发展和变化。宇宙中的一切事物和现象，都普遍存在着阴阳两种对立的势力；宇宙中一切事物和现象的发生、发展和变化，都是阴和阳的对立统一矛盾运动的结果。由此可见，阴阳是自然界的根本规律，所以《素问·阴阳应象大论》说："阴阳者，天地之道也，万物之纲纪，变化之父母，生杀之本始，神明之府也。"

2. 阴阳的关联性　阴阳的关联性指以阴阳所分析的事物和现象，应是在同一范畴，同一层次，即相关的基础之上的。只有相互关联的一对事物，或一个事物的两个方面，才能构成一对矛盾，才能用阴阳来说明，如上与下，左与右，男与女等。如果不具有相互关联性的事物与现象，并不是统一体的对立双方，不能构成一对矛盾，就不能用阴阳来说明，如将上与男，左与下分阴阳，就毫无意义，甚至是荒唐的。

3. 阴阳的相对性　事物的阴阳属性，并不是绝对的、不可变的，而是相对的、可变的。阴阳的相对性表现在：阴阳的属性是在与自己的对立面的比较中确定的，并随着条件的变化而改变。如太阳，太阳体属阴，太阳光属阳。阴阳是相互依存的，有光明就必有黑暗。消灭了黑暗的同时，也就无所谓光明了，因为光明是相对黑暗而言的。

4. 阴阳的可分性　宇宙间任何相互关联的事物都可以概括为阴阳两类属性，而任何一种事物的内部又可以分为对立的两个方面，即阴中有阴阳可分，阳中也有阴阳可分，如此分下去，以至无穷。例如，昼为阳，夜为阴；而上午为阳中之阳，下午为阳中之阴；前半夜为阴中之阴，后半夜为阴中之阳。所以《素问·阴阳离合论》说："阴阳者，数之可十，推之可百，数之可千，推之可万，万之大，不可胜数，然其要一也。"

二、阴阳学说的基本内容

阴阳学说的基本内容，包括对立制约、互根互用、交感互藏、消长平衡和相互转化五个方面。

（一）阴阳的对立制约

阴阳对立制约，是指属性相反的阴阳双方在一个统一体中的相互排斥、相互制约和相互斗争。阴阳学说认为自然界一切事物都存在着相互对立的阴阳两个方面，如天与地、上与下、内与外、出与入、动与静、升与降、明与暗、寒与热、昼与夜等。阴阳既是对立的，又是统一的，统一是对立的结果，没有对立就没有统一，没有相反也就没有相成。正是由于阴和阳之间的相互对立制约才维持了阴阳之间的动态平衡，因而促进了事物的发生、发展和变化。

阴阳双方的相互对立，主要表现于它们之间的相互制约、相互对抗、相互斗争。例如水可以灭火，火可以使水蒸发，温热可以驱散寒冷，寒凉可以降低高温。阴阳制约斗争的结果，使事物保持动态平衡。如春、夏、秋、冬四季有温、热、凉、寒的气候变化，夏季阳热盛，但夏至以后阴气却渐次以生，用以制约炎热的阳；冬季阴寒盛，但冬至以后阳气却随之而复，用以制约严寒的阴。春夏之所以温热是因为春夏阳气上升抑制了秋冬的寒凉之气；秋冬之所以寒冷是因为秋冬阴气上升抑制了春夏的温热之气，这是自然界阴阳相互制约、相互斗争的结果。人体的阴阳也是在对立斗争中取得统一，维持着动态平衡状态，即所谓"阴平阳秘"。如心位居于上，其性类火，属于阳；肾位居于下，其性类水，属于阴；心火必须下降于肾，才能使肾水不寒；肾水亦必须上济于心，才能使心火不亢。这种"水火既济""心肾相交"的两脏间的动态平衡，是人体内阴阳对立制约的结果。

阴阳的相互对抗、相互斗争、相互制约，不仅推动着自然界一切事物的发展变化，也贯穿于人体生命过程的始终。阴阳通过相互对抗达到相互制约，在相互制约中取得动态平衡。如果阴阳双方中的一方过于亢盛或不及，都会导致对另一方的"制约太过"或"制约不足"，使两者之间的动态平衡遭到破坏，从而导致疾病的发生。

（二）阴阳的互根互用

互根，即相互依存，互为根本；互用，即相互资生、促进和助长。阴阳互根互用是指阴阳之间的相互依存、相互资生、相互为用的关系。阴阳学说认为阴阳两个方面不仅是相互对立、相互制约的，而且又是相互依存、相互为用的。阴依存于阳，阳依存于阴，双方均以对方存在为自己存在的前提，"阳根于阴，阴根于阳，无阳则阴无以生，无阴则阳无以化"。如上为阳，下为阴，没有上，无所谓下；没有下，也无所谓上。左为阳，右为阴，没有左，无所谓右；没有右，也无所谓左。热为阳，寒为阴，没有热，无所谓寒；没有寒，也无所谓热。阴阳对立制约属矛盾的斗争性，而阴阳互根互用属矛盾的统一性；阴阳一分为二，又合二为一，既对立又统一。这是阴阳学说辩证思维的显著特点。

阴阳学说运用阴阳互根互用的关系，广泛地用以阐释自然界的气候变化和人体的生命现象。如春夏阳气生而渐旺，阴气也随之增长，天气虽热而雨水增多；秋冬阳气衰而渐少，阴气随之潜藏，天气虽寒而降水较少，正如《素问·阴阳应象大论》所谓"阳生阴长，阳杀阴藏"，从而维持自然界气候的相对稳定。《素问·阴阳应象大论》又说："阴在内，阳之守也；阳在外，阴之使也。"结合人体生理来说，阴指物质，阳指功能；物质居于体内，所以说"阴在内"；功能表现在外，所以说"阳在外"；在外的阳是内在物质运动的表现，所以说阳为"阴之使"；在内的阴是产生功能活动的物质基础，所以说阴为"阳之守"。这充分说明了阴阳在事物统一体中双方互为其用的关系。

阳依赖于阴而存在，阴依赖于阳而存在。如果人体阴阳的互根关系遭到破坏，阴阳双方就失去了互为存在的条件，有阴无阳谓之"孤阴"，有阳无阴谓之"独阳"，"孤阴不生，独阳不长"，机体的生生不息之机也就遭到破坏，甚至"阴阳离决，精气乃绝"而死亡。

（三）阴阳的交感互藏

阴阳交感，是指阴阳二气在运动中相互感应而交合的过程。阴阳交感是宇宙万物赖以生成和变化的根源。精气是宇宙万物构成的本原，由于精气的自身运动而产生了相互对立的阴阳二气。阳气升腾而为天，阴气凝结而为地，天之阳气下降，地之阴气上升，天地阴阳二气相互作用，感应而交合，形成云、雾、雷电、雨露等，在阳光雨露的沐浴滋润下，生命得以诞生，从而化生万物，使自然界充满勃勃生机，如《周易·咸》所说"天地感而万物化生"。因此说如果没有阴阳二气的交感运动，就没有生命，也就没有自然界。

阴阳交感是在阴阳二气运动的过程中进行的，阴阳二气的运动是阴阳交感得以实现的基础，没有阴阳二气的运动，也就不会发生阴阳交感。阴阳交感是阴阳二气在运动过程中的一种最佳状态，这种最佳状态的实现来自于阴阳二气在运动过程中的平衡协调，即古代哲学家所说的"和"。《道德经·四十二章》说："道生一，一生二，二生三，三生万物，万物负阴而抱阳，冲气以为和。""冲气"，即是运动着的和谐之气，阴阳二气在运动中达到和谐状态时就会发生感应而交合，从而产生了万物，产生了自然界，产生了人类，正如《周易·系辞》所说："天地氤氲，万物化醇；男女构精，万物化生。"

阴阳互藏，是指相互对立的阴阳双方的任何一方都包含着另一方，即阴中涵阳，阳中涵阴，阴中有阳，阳中有阴（图1-1）。如《类经·运气类》说："天本阳也，然阳中有阴；地本阴也，然阴中有阳，此阴阳互藏之道。"事物或现象的阴阳属性是相对的，是依据其所含属阴与属阳成分的比例大小而决定的。阴中含阳，是指属阴的事物或现象也含有属阳的成分，但该事物或现象的整体属性仍为阴；阳中含阴，是指属阳的事物或现象也含有属阴的成分，但该事物或现象的整体属性仍为阳。

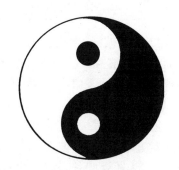

图1-1 阴阳太极图

本图所示阴阳对立、阴阳互藏、阴阳互根

阴阳互藏是阴阳二气交感和合的动力根源。《素问·六微旨大论》说："天气下降，气流于地；地气上升，气腾于天。故高下相召，升降相因，而变作矣。"天之阳气为何能降，地之阴气为何能升？《周易·乾传》的解释是："本乎天者亲上，本乎地者亲下。"就是说天气虽然在上，但内含地之阴气，即阳中有阴，有"亲下"之势，故天气在其所含地之阴气的作用下下降于地；地气居下，但内寓天之阳气，即阴中含阳，有"亲上"之势，故地气在其所含天之阳气的鼓动下上升于天，如此则"动静相召，上下相临，阴阳相错，而变由生也"（《素问·天元纪大论》）。可见，阴升阳降而致天地二气交感相错的内在动力机制在于阴阳互藏之道。

阴阳互藏又是构建阴阳双方相互依存、相互为用关系的基础。阴中寓阳，因而阴依阳而存在，阴以阳为根而化；阳中含阴，因而阳依阴而存在，阳以阴为源而生。若阴中无阳则为"孤阴"，阳中无阴则为"独阳"。阴阳互藏也是阴阳消长与阴阳转化的内在依据，阴中寓阳，阴才有向阳转化的可能性；阳中藏阴，阳才有向阴转化的可能性。

（四）阴阳的消长平衡

消，即减少；长，即增多；消长是指事物的盛衰变化。平衡是指协调、匀平和相对稳定的状态。阴阳的消长平衡，就是指阴阳在不断消长运动中维持着相对的平衡状态。

事物或现象中对立着的阴阳两个方面，并不是处于静止的和不变的状态，而是在阴阳之间的盛衰变化运动中维持着相对平衡。阴阳对立双方，一消一长、一盛一衰、一进一退，始终处于不断运动的状态。阴阳消长与平衡，符合事物运动变化的一般规律，即运动是绝对的，静止是相对的；消长是绝对的，平衡是相对的，阴阳在绝对的消长之中维持着相对的平衡。阴阳消长是阴阳运动的量变过程，这一消长运动是在一定范围、一定限度内进行。如果这种"消长"运动超出一定限度，便将出现阴阳某一方面的偏胜或偏衰，平衡被破坏，在自然界则形成灾害，在人体则发生疾病。阴阳消长到极盛阶段，又可循阴阳转化规律运动变化。

自然界的现象是千变万化的，人体的生命现象也是十分复杂的，各类事物中的阴阳关系均存在差异,有些以互根互用关系为主,有些以对立制约关系为主,因此,阴阳消长的表现形式也有所不同。阴阳消长大体可概括为四种类型(表1-2)。

表1-2 阴阳消长的四种类型比较表

类型	消长变化机理	消长变化形式	临床意义举例
此长彼消	阴阳中的任何一方增长而强盛,势必制约对方太过,从而使对方消减	阴长阳消 阳长阴消	阴胜则阳病 阳胜则阴病
此消彼长	阴阳中的任何一方的衰减,制约对方力量减弱,势必引起对方增长,甚至偏亢	阴消阳长 阳消阴长	阴虚生内热 阳虚生内寒
此长彼长	阴阳双方相互依存和资助,若互用得当,一方旺盛,则可促进另一方亦随之增长	阴随阳长 阳随阴长	气旺生血 血盛助气
此消彼消	阴阳双方中的任何一方虚弱,无力资生助长对方,结果对方亦随之消减而虚弱	阴随阳消 阳随阴消	阳损及阴 阴损及阳

1. 此长彼消 即阴长阳消,阳长阴消。阴阳中的任何一方增长而强盛,势必制约对方太过,从而使对方消减。以四时气候变化为例,从冬至春及夏,"阳长阴消",气候由寒逐渐变热;从夏至秋及冬,"阴长阳消",气候由热逐渐变寒。以人体病理变化为例,热盛则伤阴,寒盛则伤阳,即《素问·阴阳应象大论》所说:"阴胜则阳病,阳胜则阴病。"

2. 此消彼长 即阴消阳长,阳消阴长。阴阳中的任何一方的衰减,制约对方力量减弱,势必引起对方增长,甚至偏亢。以一日昼夜变化为例,中午至黄昏及夜半,为阳消阴长;夜半至清晨及中午,为阴消阳长。以人体病理变化为例,阴虚生内热,阳虚生内寒,临床上常见的阴虚火旺证和阳虚寒盛证,其发病机理就是阴消阳长和阳消阴长。

3. 此长彼长 即阴随阳长,阳随阴长。这是互根互用得当的结果。阴阳双方相互依存和资助,若互用得当,一方旺盛,则可促进另一方亦随之增长。以人体气血为例,气为阳,血为阴,气旺可生血,血盛可助气,故临床治疗时常采用补气以生血,补血以养气,皆以此为理论基础。

4. 此消彼消 即阴随阳消,阳随阴消。这是阴阳互根互用不及所造成的。阴阳双方中的任何一方虚弱,无力资生助长对方,结果对方亦随之消减而虚弱。临床上常见到的气虚引起血虚,血虚并发气虚,阳损及阴,阴损及阳皆属此类。

(五)阴阳的相互转化

阴阳的相互转化,是指阴阳双方在一定条件下,可以各自向其相反的方向转化。阴可以转化为阳,阳也可以转化为阴。阴阳转化,一般都发生在事物变化的"物极"阶段,即"物极必反"。阴阳转化是阴阳运动的又一基本形式,阴阳双方的消长运动发展到一定阶段,事物内部阴与阳的比例出现了颠倒,则该事物的属性即发生了变化。《素问·天元纪大论》说:"物生谓之化,物极谓之变。"任何事物都处在不断运动变化之中,事物的发生发展规律总是由小变大,由盛变衰,当事物发展到极点时就要向它的反面转化。如果说阴阳消长是一个量变的过程,那么阴阳转化就是在量变基础上的质变,阴阳转化是阴阳消长超过一定限度的必然结果。

阴阳的转化既可以表现为突变的形式,也可表现为渐变的形式。炎热夏季突然雷电暴雨,气温骤降;急性热病高热突然体温下降,四肢厥冷等,即是突变的例子。一年四季之中的寒暑交替,一天之中的昼夜转化,慢性疾病由实转虚等,即是渐变的例子。

阴阳双方发生转化的内在根据是阴阳的互藏互寓。阴阳之所以能够转化,是因为对立双方相互蕴含着向对立面转化的因素。阴中寓阳,阴才有向阳转化的可能性;阳中藏阴,阳才有向阴转化的可能性。因此,阴阳对立斗争与互根互用是阴阳可能转化的内在根据,动而不已的阴阳消长是阴阳转化的前提与基础。

阴阳的相互转化,必须具备一定的条件。《素问·阴阳应象大论》提出"重阴必阳,重阳必阴","寒极生热,热极生寒",这里的"重""极"都是促进转化的条件。阴发展到"重"的阶段,就会转化为阳;阳发展到"重"的阶段,就会转化为阴。寒发展到"极"的阶段,就要向热的方面转化;热发展到"极"的阶段,也要向寒的方面转化。没有一定的条件,阴阳是不可能转化的。

以季节气候变化为例,春夏属阳,秋冬属阴,春夏秋冬四季运转不已,就具体体现了阴阳的互相转化。当寒冷的冬季结束转而进入温暖的春季的交替时间,便是阴转化为阳;当炎热的夏季结束转而进入凉爽的秋季的交替时间,则是由阳转化为阴。以人体疾病的发展变化为例,某些急性热病,由于热毒极盛,持续高热,大量消耗机体正气,可突然出现体温下降、面色苍白、四肢厥冷、脉微欲绝等一派阴寒危象,这种病证变化即属于阳证转化为阴证。若抢救及时,治疗得当,病人又四肢转温,面色转红,脉象转和,阳气恢复,转危为安,即由阴转阳。临床上还有各种原因引起的由实转虚,由虚转实,由表入里,由里出表等病证变化,都是阴阳转化的例证。

总之,阴阳之间既相互对立,又相互统一。阴阳的对立、互根、互藏、交感、消长及其转化,是从不同角度体现阴阳之间的相互关系及其运动规律的。阴和阳两方面不仅是相互对立与制约,又是互藏互寓、互根互用的,共处于一个统一体中,阴阳二气在相互作用的运动变化中维系着动态平衡。阴阳的互藏互寓是阴阳双方交感和合的动力根源,也是构成阴阳双方相互依存、相互为用关系的基础和纽带。阴阳的互相消长与转化,又是以阴阳互根互用的关系为基础的。在阴阳对立制约、互根互用基础上表现出阴阳消长是一个量变的过程,阴阳转化则是一个在量变基础上的质变,动而不已的阴阳消长是阴阳转化的前提与基础。

三、阴阳学说在中医学中的应用

阴阳学说贯穿在中医学理论体系的各个方面,用来说明人体的组织结构、生理功能、病理变化,并指导着临床诊断与防治。

(一)说明人体的组织结构

人体是一个有机整体,人体内部充满着阴阳对立统一的现象。《素问·宝命全形论》说:"人生有形,不离阴阳。"人的一切组织结构,既是有机联系,又可以划分为相互对立的阴阳两部分。《素问·金匮真言论》提出:"夫言人之阴阳,则外为阳,内为阴。言人身之阴阳,则背为阳,腹为阴。言人身之脏腑中阴阳,则脏者为阴,腑者为阳。肝、心、脾、肺、肾五脏皆为阴,胆、胃、大肠、小肠、膀胱、三焦六腑皆为阳。"(表 1-3)

表 1-3　人体组织结构的阴阳属性归纳表

	人体部位				脏腑组织			
阳	上部	体外	背	四肢外侧	六腑	络脉	气	皮毛
阴	下部	体内	腹	四肢内侧	五脏	经脉	血	筋骨

脏腑之中又各分阴阳,即阴中有阳,阳中有阴,如五脏中心、肺居上属阳,肝、脾、肾居下属阴。各脏又有阴阳之分,如心有心阴、心阳,肾有肾阴、肾阳。经络也有阴阳之分,经分阴经、阳经;络分阴络、阳络。

（二）说明人体的生理功能

中医学认为人体的正常生理活动,是由于阴阳双方保持着对立统一的协调平衡的结果。对人体的各种生理活动,也可以用阴阳来加以概括(表1-4)。

表1-4　人体生理功能的阴阳属性归纳表

	生理活动				气机运动	
阳	兴奋	亢进	温煦	功能活动	升	出
阴	抑制	衰退	滋润	营养物质	降	入

人体生长壮老已的生命过程,是由精所化生之气来推动和调控的。人体之气,因其不同的功能作用而分为阴气和阳气。阴气主凉润、宁静、抑制、沉降,阳气主温煦、推动、兴奋、升发。正是由于人体内阴阳二气的相互作用,推动着人体内物质与物质、物质与能量之间的相互转化,推动和调控着人体的生命进程。以人体内的阴精(物质)和阳气(能量)的矛盾运动为例,阴精是阳气的物质基础,没有阴精,无以化生阳气,即没有物质基础,就不可能产生能量。阳气是阴精的能量表现,没有阳气,无以化生阴精,即没有功能活动,就不可能转化为营养物质。只有这样,阴和阳才能共同处于相互对立、依存、消长和转化的协调统一之中,才能保持阴与阳、物质与能量的动态平衡,也才能维持人体的正常生理活动。若人体内的阴阳二气不能相互为用而分离,人的生命运动也就终止了,故《素问·生气通天论》说:"阴平阳秘,精神乃治,阴阳离决,精气乃绝……"

（三）说明人体的病理变化

"阴平阳秘",即阴阳的平衡协调,是人体生理活动的基础,是人体健康的保证。这种平衡协调关系一旦受到破坏,阴阳失去平衡,便会发生疾病。因此,阴阳失调是疾病发生的基础。

疾病的发生发展取决于两方面的因素,一是邪气,二是正气。邪气有阴邪(如寒邪、湿邪)和阳邪(如风邪、暑邪、热邪、燥邪)之分,正气有阴精和阳气之别。阳邪致病,可致阳偏胜而伤阴;阴邪致病,可致阴偏胜而伤阳。无论疾病的病理变化如何复杂,都不外乎阴阳的偏胜偏衰(图1-2)。

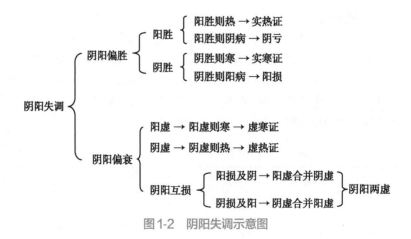

图1-2　阴阳失调示意图

1. 阴阳偏胜　即邪气盛,包括阴偏胜、阳偏胜,是属于阴或阳任何一方高于正常水平的病理状态,属于《素问·通评虚实论》中"邪气盛则实"的实证范畴。

（1）阳胜则热,阳胜则阴病:阳邪亢盛,性质为热,因而出现热证;阳长则阴消,阳偏胜必然导致阴液的损伤。

（2）阴胜则寒，阴胜则阳病：阴邪亢盛，性质为寒，因而出现寒证；阴长则阳消，阴偏胜必然导致阳气的损伤。

2. 阴阳偏衰 即正气虚，包括阴偏衰、阳偏衰，是指阴或阳任何一方低于正常水平的病理状态，属于《素问·通评虚实论》中"精气夺则虚"的虚证范畴。

（1）阳虚则寒：人体的阳气虚损，阳虚不能制约阴，则阴相对偏胜而出现寒象。

（2）阴虚则热：人体的阴液不足，阴虚不能制约阳，则阳相对偏胜而出现热象。

（3）阴阳互损：阴阳任何一方虚损到一定程度时，必然导致另一方的不足。阳虚至一定程度时，因不能化生阴液，而同时出现阴虚的现象，称"阳损及阴"。阴虚至一定程度时，因不能资生阳气，而同时出现阳虚的现象，称"阴损及阳"。"阳损及阴""阴损及阳"，最终导致"阴阳两虚"。阴阳两虚是阴阳的对立双方均处在低水平的状态，是一种病态。

（四）用于疾病的诊断

"善诊者，察色按脉，先别阴阳。"（《素问·阴阳应象大论》）由于疾病的发生、发展、变化的根本在于阴阳失调，所以任何疾病，尽管其症状与体征千变万化，错综复杂，但都可用阴阳来加以概括说明。

1. 分析四诊资料 将望闻问切四诊收集的各种资料，按照阴阳特征来辨别疾病症状和体征的阴阳属性，为辨证提供依据（表1-5）。

望诊：通过观察面色、肤色、目色、舌色及分泌物等的颜色与光泽来判断其阴阳属性。颜色赤黄、色泽鲜明多属于阳；颜色青白黑、色泽晦暗多属于阴。

闻诊：根据所听声音和所嗅气味来区别其阴阳属性。语声高亢洪亮、呼吸声高气粗多属于阳；语声低微无力、呼吸声低气怯多属于阴。

问诊：问诊的内容很广泛，但也可以根据病人的症状的属性来区分阴阳。如身热恶热属阳，身寒喜暖属阴；烦躁不安属阳，蜷卧安静属阴；尿黄便秘属阳，尿清便溏属阴；口渴喜饮属阳，口淡不渴属阴等。

切诊：根据脉之部位、至数、形状等来分辨脉象的阴阳属性。以部位分，寸为阳，尺为阴；以至数分，数者为阳，迟者为阴；以形态分，则浮大洪滑为阳，沉小细涩为阴。

表1-5 症状、体征的阴阳属性归纳表

	望诊		闻诊		问诊		脉诊		
	颜色	光泽	语音	呼吸	寒热	二便	部位	至数	形态
阳	赤黄	鲜明	高亢洪亮	声高气粗	身热恶热	尿黄便秘	寸部	数	浮大洪滑
阴	青白黑	晦暗	低微无力	声低气怯	身寒喜暖	尿清便溏	尺部	迟	沉小细涩

2. 概括疾病证候 确定证候是中医学诊断疾病的核心。在临床辨证中，可用阴阳来概括分析错综复杂的各种证候，只有分清阴阳，才能抓住疾病的本质，做到执简驭繁。如八纲辨证中，阴阳是八纲的总纲，表证、热证、实证属阳，里证、寒证、虚证属阴（表1-6）。

表1-6 病证的阴阳属性归纳表

	表里	寒热	虚实
阳证	表证	热证	实证
阴证	里证	寒证	虚证

（五）用于指导疾病的防治

1. 指导养生 人体的阴阳，是生命的根本，故养生最重要的就是"法于阴阳"，即遵循自然界阴阳变化的规律来调理人体的阴阳，以保持人与自然界的协调统一。《素问·四气调神大论》说："圣人春夏养阳，秋冬养阴，以从其根，故与万物沉浮于生长之门。"指出了调养四时阴阳的基本原则。如根据"春夏养阳，秋冬养阴"的原则，对"能夏不能冬"的阳虚阴盛体质者，夏用温热之药预培其阳，则冬不易发病；对"能冬不能夏"的阴虚阳亢体质者，冬用凉润之品预养其阴，则夏不易发病。

2. 确定治疗原则　由于疾病的基本病机是阴阳失调，因此，调整阴阳，补其不足，泻其有余，恢复阴阳的相对平衡，就是治疗的基本原则。

阴阳偏胜，是有余之证，应损其有余。"阳胜则热"属实热证，宜用寒凉药以制其阳，以寒治热，即"热者寒之"。"阴胜则寒"属实寒证，宜用温热药以制其阴，以热治寒，即"寒者热之"。若出现"阳胜则阴病""阴胜则阳病"的情况，则当兼顾其不足，配合益阴或扶阳之法。

阴阳偏衰，是不足之证，应补其不足。"阴虚则热"是阴不制阳而致阳亢，属虚热证，不能用寒凉药直折其热，而应"阳病治阴"，采用"壮水之主，以制阳光"的方法。"阳虚则寒"是阳不制阴而致阴盛，属虚寒证，不宜用辛温发散药以散阴寒，而应"阴病治阳"，采用"益火之源，以消阴翳"的方法。

至于阳损及阴、阴损及阳、阴阳俱损的治疗原则，根据阴阳互根的原理，阳损及阴则应"治阳要顾阴"，在充分补阳的基础上兼以补阴；阴损及阳则应"治阴要顾阳"，在充分补阴的基础上兼以补阳；阴阳俱损则应阴阳俱补，以纠正这种低水平的状态。

3. 归纳药物的性能　阴阳也用来概括药物的性能，以指导临床用药。药物的性能包括性味和升降浮沉，皆可以用阴阳来归纳说明（表1-7）。

药性有寒、热、温、凉四种，又称"四气"。其中，寒、凉药物属阴，温、热药物属阳。一般来说，属于寒性或凉性的药物能清热泻火，减轻或消除热象，多用于阳热证；属于热性或温性的药物能散寒温里，减轻或消除寒象，多用于阴寒证。

五味有辛、甘、酸、苦、咸五种。《素问·至真要大论》说："辛甘发散为阳，酸苦涌泄为阴，咸味涌泄为阴，淡味渗泄为阳。"辛味有发散之性，甘味有温补之功，故辛、甘属阳。酸味能收能敛，苦味能降能坚，咸味能软坚和泻下，故酸、苦、咸属阴。还有些药物为淡味，淡味有渗泄作用，故属阳。

升降浮沉，是指药物在体内发挥作用的趋向。升是上升，浮为向外浮于表，升浮之药多具有升提、发散、解表的特点，故属阳。降是下降，沉为向内沉于里，沉降之药多具有收涩、泻下、重镇的特点，故属阴。

表1-7　药物性能的阴阳属性归纳表

	四气	五味	升降浮沉
阳	温　热	辛　甘（淡）	升浮
阴	凉　寒	酸　苦　咸	降沉

第三节　五行学说

五行学说亦属古代哲学的范畴。五行学说是以木、火、土、金、水五种物质的特性及其"相生"和"相克"的规律来认识世界、解释世界和探索宇宙规律的一种世界观和方法论。五行学说认为世界是物质的，宇宙世界是由木、火、土、金、水五种基本物质所构成，自然界各种事物和现象的发展变化，都是这五种物质不断运动和相互作用的结果。

五行学说来源于古代劳动人民长期的生活和生产实践。早在殷商时期,《尚书·洪范》记载:"水火者,百姓之所饮食也;金木者,百姓之所兴作也;土者,万物之所资生也,是为人用。"说明人们在长期的生活和生产实践中,认识到木、火、土、金、水五种物质是人们生活中不可缺少的东西。后来人们把这五种物质的属性加以抽象推演,用来说明整个物质世界;并认为这五种物质不仅具有相互资生、相互制约的关系,而且是在不断运动、变化之中,故称之为"五行"。

中医理论体系在其形成过程中,受到五行学说极其深刻的影响,它同阴阳学说一样,作为一种思维方法贯穿于中医学理论体系的各个方面,用以说明人体的生理病理,并指导疾病的诊断与治疗,成为了中医学独特理论体系的重要组成部分。

一、五行的概念、特性及归类

(一)五行的概念

"五",是指木、火、土、金、水五种基本物质;"行",即运动变化。五行,即木、火、土、金、水五种物质及其运动变化。

《尚书·洪范》说:"水曰润下,火曰炎上,木曰曲直,金曰从革,土爰稼穑。"五行学说中的"五行",不再特指木、火、土、金、水五种物质本身,而是一个抽象的哲学概念,古人运用抽象出来的五行特性,采用取象比类和推演络绎的方法,将自然界中的各种事物和现象分归为五类,并以五行"相生""相克"的关系来解释各种事物发生、发展、变化的规律。

(二)五行的特性

古人通过长期的生活和生产实践,对木、火、土、金、水五种物质悉心观察,在积累了大量直观朴素认识的基础上,进行抽象引申而逐渐形成了五行特性的基本概念。

1. 木的特性　"木曰曲直"。曲,屈也;直,伸也。"曲直"是指能屈能伸。木具有树干曲直,向上向外舒展的特性。因而引申为具有生长、升发、条达、舒畅等性质和作用的事物,均归属于木。

2. 火的特性　"火曰炎上"。炎,热也;上,上升。"炎上"是指火具有炎热、上升、光明的特性。因而引申为具有温热、升腾、光明等性质和作用的事物,均归属于火。

3. 土的特性　"土爰稼穑"。爰,通曰。春种曰稼,秋收曰穑。"稼穑"是指农作物的播种和收获。土具有生化、载物的特性。因而引申为具有生化、承载、受纳等性质和作用的事物,均归属于土。故有"土载四行""万物土中生""土为万物之母"之说。

4. 金的特性　"金曰从革"。从,顺从也;革,即变革。"从革"是指金有刚柔相济之性。金质地沉重而坚硬,可做兵器用以杀戮,但又有顺从人意而更改的柔和之性。因而引申为具有沉降、肃杀、收敛、洁净等性质和作用的事物,均归属于金。

5. 水的特性　"水曰润下"。润,即滋润;下,即向下、下行。"润下"是指水具有滋润和向下的特性。引申为具有寒凉、向下、滋润、闭藏等性质和作用的事物,均归属于水。

(三)事物属性的五行归类

古人运用取象比类法和推演络绎法,将自然界各种事物和现象,以及人体的脏腑组织、生理病理现象分别归属于木、火、土、金、水五行之中(表1-8)。

取象比类法:即从事物的形象中找出能反映其本质的特征,直接与五行各自的特性相比较,以确定其五行属性的方法。如事物属性与木的特性相类似,则将其归属于木;与火的特性相类似,则将其归属于火。以方位配五行为例,日出东方,富有生机,与木之升发特性相类似,故东方归属于木;南方炎热,与火的特性相类似,故南方归属于火;西方为日落之处,与金之肃杀沉降相类似,故西方归属于金;北方寒冷,与水之寒凉特性相类似,故北方归属于水;中央地带,土地肥沃,气候适中,万物繁茂,与土的生化、承载特性相类似,故中央归属于土。

表1-8　事物属性的五行归类表

自然界							五行	人体						
五音	五味	五色	五化	五气	五方	五季		五脏	五腑	五官	五体	五志	五液	五脉
角	酸	青	生	风	东	春	木	肝	胆	目	筋	怒	泪	弦
徵	苦	赤	长	暑	南	夏	火	心	小肠	舌	脉	喜	汗	洪
宫	甘	黄	化	湿	中	长夏	土	脾	胃	口	肉	思	涎	缓
商	辛	白	收	燥	西	秋	金	肺	大肠	鼻	皮	悲	涕	浮
羽	咸	黑	藏	寒	北	冬	水	肾	膀胱	耳	骨	恐	唾	沉

推演络绎法:即根据已知的某些事物的五行属性,推演至其他相关的事物,以得知这些事物五行属性的方法。如秋季万物萧条,类似于金之肃降,故属金;而秋季气候干燥,故燥也归属于金。又如肝属木,由于肝合胆、主筋、其华在爪,开窍于目,故经推演络绎而把胆、筋、爪、目归属于木。

五行学说以天人相应为指导思想,以五行为中心,以空间结构的五方、时间结构的五季、人体结构的五脏为基本框架,将人体的生命现象与自然界的事物和现象联系起来,形成了联系人体内外环境的五行结构系统,用以说明人体及人与自然环境的统一性。

二、五行学说的基本内容

(一)五行的相生与相克

五行之间不是孤立的、静止不变的,而是存在着有序的"相生""相克"关系,从而维持事物生化不息的动态平衡(图1-3)。这是五行之间关系的正常状态。

1. 相生　相生即资生、助长、促进之意。木、火、土、金、水之间存在着有序的递相资生和促进的关系称为相生。

五行相生的次序:木生火,火生土,土生金,金生水,水生木。

在相生关系中,任何一行都具有"生我""我生"两方面的关系,构成"母子关系",即"生我"者为母,"我生"者为子。以水为例:因为金生水,水生木,故水的"生我"者为金,水的"我生"者为木,金为水之母,木为水之子。

2. 相克　相克即制约、克制、抑制之意。木、土、水、火、金之间存在着有序的递相克制、制约的关系称为相克。

五行相克的次序:木克土,土克水,水克火,火克金,金克木。

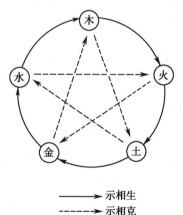

图1-3　五行相生相克示意图

在相克关系中,任何一行都具有"我克""克我"两个方面的关系,我克者为"所胜",克我者为"所不胜"。以水为例:因为土克水,水克火,故水的"克我"者为土,水的"我克"者为火,土为水之"所不胜",火为水之"所胜"。

(二)五行的制化与胜复

五行结构系统的动态平衡,依赖于两种调节机制,一是五行制化调节机制,二是五行胜复调节机制。通过制化与胜复两种机制的自身调节,形成并保障了五行结构系统的相对平衡和循环运动。

1. 五行制化　制，即制约、克制；化，即化生、变化。制化，即"制则生化"之义。五行制化是指五行之间既相互资生，又相互制约，以维持平衡协调的关系。《素问·六微旨大论》说："亢则害，承乃制，制则生化。"就是说五行中一行亢盛时，必然随之有另一行来克制它，以防止亢而为害。五行制化，就是五行相生与相克结合的自我调节，通过五行之间的负反馈效应，而使五行系统整体上维持稳定与协调（图1-4）。

五行制化的规律是：木生火，火生土，而木又克土；火生土，土生金，而火又克金；土生金，金生水，而土又克水；金生水，水生木，而金又克木；水生木，木生火，而水又克火。如此循环往复（图1-5）。

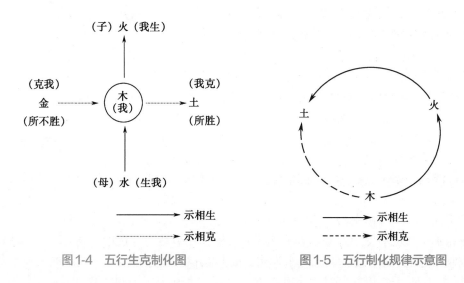

图1-4　五行生克制化图　　　　图1-5　五行制化规律示意图

由于五行中每一行都存在着"生我""我生""克我""我克"四个方面的联系，因此对每一行来说都是克中有生，生中有克，形成五行间既相互生化，又相互制约的"制化"关系。没有生，就没有事物的发生和成长；没有克，就不能维持正常协调关系下的变化与发展。只有"化中有制""制中有化"，才能维持和促进事物相对的平衡协调和发展变化。

2. 五行胜复　五行胜复，是指五行中一行亢盛（即胜气），则引起其所不胜（即复气）的报复性制约，从而使五行之间复归于协调与稳定。

五行胜复，属五行之间按相克规律的自我调节。胜气出现的原因有两种，一是由于五行中一行的太过，即绝对亢盛；二是由于五行中一行的不足而致其所不胜的相对偏胜。《素问·至真要大论》说："有胜则复。"复气是因胜气的出现而产生，即先出现胜气，而后才有复气产生，以对胜气进行"报复"，使胜气复平。复气即胜气的所不胜，若胜气为木，则复气为金；胜气为火，则复气为水；胜气为土，则复气为木；胜气为金，则复气为火；胜气为水，则复气为土。

五行胜复的规律是："有胜则复""子复母仇"。五行中一行亢盛，则按相克次序克制，引起所不胜（即复气）旺盛，以制约该行的亢盛，使之复归于常。如以木行亢盛为例，木旺（+）克土，引起土衰（−），土衰则制水不及而致水盛（+），水盛克火而致火衰（−），火衰则制金不及而致金旺（+），金旺则克木，使木行亢盛得以平复（0）。此处的木行亢盛为"胜气"，而金行旺盛为"复气"，金行旺盛是对木行亢盛的报复。余四行的胜复依次类推（图1-6）。

五行胜复，又称"子复母仇"。因五行中的某一行偏胜，即为胜气；该行的所不胜，是其复气，而此复气又为其胜气的所胜之子行。复气之母行受其胜气所害，复气制约胜气，为母报仇，故称"子复母仇"。如上述的木行亢盛为胜气，金行旺盛为复气；土为木之所胜，而土之子金行能克木，使木行亢盛得以平复，因而"子复母仇"。因此，五行胜复，子复母仇，实指五行系统内部在出现不协调时，系统本身具有的一种反馈调节机制。

（三）五行的相乘与相侮

五行的相乘和相侮，是五行之间的异常克制现象（图1-7）。

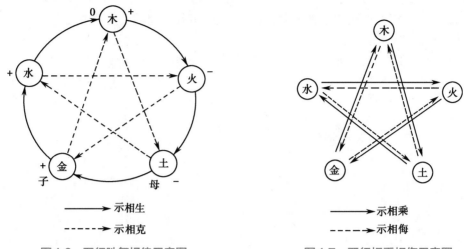

图1-6　五行胜复规律示意图　　　　图1-7　五行相乘相侮示意图

1. 五行相乘　乘，凌也，即以强凌弱之意。五行相乘，是指五行中某一行对其所胜的一行的过度克制。

五行相乘的次序与相克相同，即木乘土，土乘水，水乘火，火乘金，金乘木。

导致相乘的原因有太过与不及两种情况：一是五行中某一行过度亢盛（太过），对其"所胜"的一行克制太过，使其虚弱。以木克土为例，木过度亢盛，而土虽不虚，但难以承受木的过度克制，造成土的不足，此为木亢乘土的相乘现象。二是五行中某一行过于虚弱（不及），难以抵御其"所不胜"的一行的正常限度的克制，而更加虚弱。以木克土为例，正常情况下，木克土，以维持木土之间的相对平衡。如果土自身不足，木虽然属于正常水平，但也会乘土之虚而克之，这种相克超过了正常的制约程度，将会使土更虚（图1-8）。

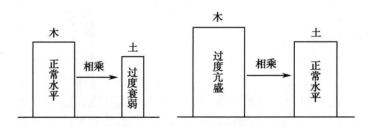

图1-8　相乘的两种情况示意图

相乘与相克在次序上相同，但相克是五行之间的正常制约关系，而相乘是五行之间的异常制约现象。在人体，相克是生理现象，相乘是病理现象。

2. 五行相侮　侮，为欺侮、欺凌之义。相侮是指五行中的某一行对其所不胜的一行的反向克制，即反克，又称反侮。

五行相侮的次序与相克、相乘的方向相反，即木侮金，金侮火，火侮水，水侮土，土侮木。

导致相侮的原因，也有"太过"与"不及"两种情况。太过所致的相侮，是指五行的某一行过于强盛，使其"所不胜"的一行不仅不能克制它，反而受到它的反向克制。以木为例，金原是克木的，但由于木过度亢盛，则金不仅不能去克木，反而被木所克制，使金受损。不及所致的相侮，是指五行中某一行过于虚弱，不仅不能制约其"所胜"的一行，反而受到其"所胜"的一行的"反克"。如正常情况下，金克木，木克土，但当木过度衰弱时，土乘木之衰而反侮之（图1-9）。

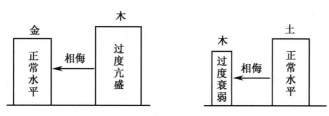

图1-9　相侮的两种情况示意图

相乘和相侮均是五行间生克制化的异常,两者之间既有联系又有区别。相乘是按五行的相克次序发生的过强克制,相侮是发生与五行相克次序相反方向的克制。但在发生相乘时,也可同时发生相侮;发生相侮时,也可同时发生相乘。如木气过亢时,不仅会过度克制其所胜之土(相乘),而且可以恃己之强反向克制己所不胜之金(相侮);反之,木气虚弱时,则不仅金来乘木,而且其所胜之土也乘其虚而反侮之。

(四)五行的母子相及

及,即连累的意思。母子相及为相生异常的变化,包括母病及子和子病及母两种情况。

1.母病及子　指五行中的某一行异常,影响到其子一行,结果母子皆异常。母病及子的一般规律是:母行虚弱,引起子亦不足,终致母子两行皆不足。例如水生木,水为木母,木为水子,若水之不足无以生木,导致木亦虚弱,水竭木枯,母子俱衰。

2.子病及母　指五行中的某一行异常,影响到其母一行,结果母子皆异常。子病及母的一般规律有三种:一是子行亢盛,引起母行亦亢盛,结果子母两行皆盛,常称为"子病犯母";二是子行虚弱,累及母行,导致母行亦不足,终致子母俱虚。三是子行亢盛,损伤母行,以致子盛母衰,常称为"子盗母气"。

三、五行学说在中医学中的应用

五行学说在中医学中的应用,主要是以五行的特性和生克乘侮的规律,具体地分析研究人体各脏腑组织器官的功能及相互关系,解释人体病理机制,并指导临床诊断和治疗。

(一)说明五脏的生理功能特点

1.说明五脏的生理功能　五行学说将人体的脏腑组织分别归属于五行,以五行的特性来说明五脏的生理功能。

木有生长升发、舒畅条达的特性,肝喜条达而恶抑郁,故肝属"木"。火有温热的特性,心阳具有温煦作用,故心属"火"。土有生化万物的特性,脾主运化水谷,为气血生化之源,故脾属"土"。金有清肃、收敛的特性,肺有肃降的作用,故肺属"金"。水具有滋润、下行的特性,肾主水,肾阴有滋养全身的作用,故肾属"水"。

2.说明五脏之间的生理联系　五脏的功能活动不是孤立的,而是互相联系着的。五行学说用五行生克制化规律说明脏腑之间的生理联系。

(1)以五行相生说明五脏之间的资生关系:水生木,肾生肝,肾藏精以滋养肝血;木生火,肝生心,肝藏血以济心;火生土,心生脾,心之热以温脾;土生金,脾生肺,脾化生水谷精微以充肺;金生水,肺生肾,肺气肃降以助肾。

(2)以五行相克说明五脏之间的制约关系:金克木,肺克肝,肺气清肃下降,可以制约肝气的升发太过;木克土,肝克脾,肝气条达,可以疏泄脾气的壅滞;土克水,脾克肾,脾主运化水湿,可以防止肾水的泛滥;水克火,肾克心,肾水上济于心,可以制止心火的亢烈;火克金,心克肺,心火之阳热,可以制约肺气的清肃太过。

(3)以五行制化说明五脏之间的协调平衡:依据五行学说,五脏中的每一脏都有生我、我生、克我、我克四种生理联系。由于五脏制化的自我调节，每一脏因有生我之脏的资助而不至于虚弱，又因有克我之脏的制约而不至于过亢，从而使五脏之间整体上维持稳定与协调。如肝（木）之气，其虚，则有肾（水）生之；其亢，则有肺（金）克之；心（火）不足，肝（木）可生之；脾（土）过亢，肝（木）可克之等。这种制化关系把五脏紧紧联系成一个整体，从而保证了人体脏腑之间的动态平衡。

应当说明的是，五脏的生理功能是多样的，其相互间的关系也是复杂的。用五行的特性并不能完全说明五脏的所有功能，用五行之间的生克规律也难以完全阐释五脏间复杂的生理联系。因此，在研究五脏的生理功能及其相互关系时，不能局限于五行相生相克的理论。

3. 阐释五脏与自然环境的关系　五行学说，既将人体的脏腑、形体、官窍、情志等分归于五行，构成以五脏为中心的五个生理病理系统，又将自然环境中的五方、五时、五气、五化、五味、五色等与人体的五脏联系起来，建立了以五脏为中心的天人相应的五行系统。如以肝为例，"东方生风，风生木，木生酸，酸生肝，肝生筋……肝主目"（《素问·阴阳应象大论》）。这样就把自然界的东方、春季、风气、酸味等，通过五行的"木"与人体的肝、胆、筋、目等联系起来，构成了联系人体内外的"木系统"，从而体现了"天人相应"的整体观念。

（二）说明五脏病变的相互影响

中医学运用五行学说的生克乘侮理论，来说明人体病理状况下五脏之间的相互影响，即本脏之病可以传至他脏，他脏疾病也可以传至本脏，这种病理上的相互影响称之为传变。脏腑间的传变，可分为相生关系的传变和相克关系的传变。

1. 相生关系的传变　包括"母病及子"和"子病及母"两个方面的传变。①母病及子：是指疾病传变次序从母脏传及子脏，如肾病及肝、肝病及心、心病及脾、脾病及肺、肺病及肾；②子病及母：是指疾病传变次序从子脏传及母脏，如心病及肝、肝病及肾、肾病及肺、肺病及脾、脾病及心。一般认为，按相生规律传变时，母病及子病情较轻，子病及母病情较重。

2. 相克关系的传变　包括"相乘"与"相侮"两个方面的传变。相乘，是指相克太过为病，以肝木和脾土为例，相乘传变有"木旺乘土"和"土虚木乘"两种情况。相侮，又称反侮，即反向克制为病，如"木火刑金""土虚水侮"。一般认为，按相克规律传变时，相乘传变病情较重，而相侮传变病情较轻。

需要指出的是，五脏病变时的相互传变，在临床上并不能完全用五行之间的生克规律来阐释。因为疾病的发生发展变化，与受邪的性质、病人禀赋的强弱，以及各种疾病本身的发生发展规律之差异密切相关，所以疾病的五脏传变次序，并不完全符合五行的生克规律，切不可生搬硬套，应根据具体病情加以分析，灵活应用五行学说的原理。

（三）指导疾病的诊断

《灵枢·本脏》说："视其外应，以知其内脏，则知所病矣。"人体内脏功能活动及其相互关系的异常变化，可以从病人的面色、声音、口味、脉象等方面反映出来。五脏六腑及五色、五味、五志等都可归属于五行，而五行中同一行的事物之间有着一定的联系，故某一行的内脏有病时，可影响到同行中的其他方面。所以临床对望、闻、问、切四诊所得的资料，可根据五行的配属关系及其生克乘侮的变化规律，以确定五脏病变的部位，推断病情进展和判断疾病的预后。

1. 确定五脏病变部位　五行学说以事物的五行属性归类和生克乘侮规律确定五脏病变的部位，包括以本脏所主之色、味、脉来诊断本脏之病，以及以他脏所主之色、味、脉来确定五脏相兼病变。如面见青色，喜食酸味，脉见弦象，其病多在肝；面见赤色，口味苦，脉洪，可诊断为心火亢盛；脾虚的病人面见青色，为木来乘土；心脏病人面见黑色，为水来克火等。

2. 推断病情的轻重顺逆　古人还以五行生克关系从色脉来判断病情的顺逆，色脉相合，其病顺；若色脉不符，得克则死，得生则生。如肝病色青见脉弦，为色脉相合，其病顺；若不得弦脉反见浮脉,则属克己之脉(金克木),为逆;若得沉脉则为生我之脉(水生木),为顺。疾病的表现是千变万化的,所以在临床的实际应用中,对于疾病的诊断及预后的推断,必须坚持"四诊合参",而非单凭色脉,更不要拘泥于色脉之间的"相生"或"相克"。

(四)指导疾病的治疗

1. 指导脏腑用药 不同药物,有不同的颜色与气味。色有青、赤、黄、白、黑"五色",味有酸、苦、甘、辛、咸"五味"。根据五行归属理论,青色、酸味入肝;赤色、苦味入心;黄色、甘味入脾;白色、辛味入肺;黑色、咸味入肾。如白芍、山茱萸味酸入肝经以补肝,黄连味苦以泻心火,白术色黄味甘以补益脾气,石膏色白味辛入肺经以清肺热,玄参、熟地黄色黑味咸入肾经以滋养肾阴等。但这种用药方法是较片面的,临床脏腑用药,除色味外,必须结合药物的四气(寒、热、温、凉)和升降浮沉等理论综合分析,辨证用药。

2. 指导控制疾病传变 一脏受病,可以波及他脏而致疾病发生传变。因此,在治疗时,除对本脏病进行治疗外,同时还要根据五行的生克乘侮规律,来调整脏腑的太过和不及,以控制其进一步的传变。《金匮要略》指出:"见肝之病,知肝传脾,当先实脾。"就是说,肝病时,如肝气太过,木旺则必克脾土,根据木乘土的规律,治疗时就要先一步健脾,以防肝病传脾。

3. 指导确定治则治法

(1)根据相生规律确定治则、治法:运用母子相生规律来治疗疾病,其基本治疗原则是"补母"与"泻子",即"虚则补其母,实则泻其子"。虚则补其母,主要适用于母子关系的虚证,重点是补母,常用方法有滋水涵木法、培土生金法、金水相生法、益火补土法等。实则泻其子,主要适用于母子关系的实证,重点是泻子,如肝火泻心法、心火泻胃法等。

(2)根据相克规律确定治则、治法:相克异常有相乘和相侮两种病理变化。虽然有相克太过、相克不及和反克等情况,但总的可归纳为"强""弱"两个方面。克者为强,表现为功能亢进;被克者属弱,表现为功能衰退。因此治疗时采用"抑强"与"扶弱"的法则。抑强用于相克太过,扶弱用于相克不及。常用的方法有抑木扶土法、泻南补北法、培土制水法、佐金平木法等(图1-10)。

4. 指导中医情志疗法 情志疗法主要用于情志疾病。情志生于五脏,五脏之间有着生克关系,所以情志之间也存在着生克关系。因此在临床上可以用情志的相互制约关系来达到治疗的目的。如怒伤肝,悲胜怒(金克木);喜伤心,恐胜喜(水克火);思伤脾,怒胜思(木克土);忧伤肺,喜胜忧(火克金);恐伤肾,思胜恐(土克水)。古代医家运用这类治法获得了许多成功的经验,可供参考。

5. 指导针灸取穴 针灸学将手足十二经四肢末端的穴位分属于五行,即井、荥、输、经、合五种穴位分属于木、火、土、金、水,临床根据不同的病情,以五行生克乘侮规律进行选穴治疗。

以五行的生克规律指导疾病的治疗,有其一定的实用价值,但是并非所有疾病的治疗都能用五行学说来说明。因此在临床上,既要正确地掌握五行生克规律,又要根据具体病情进行辨证论治。

精气学说、阴阳学说和五行学说,是中国古代朴素的唯物论和辩证法。精气学说作为一种自然观,奠定了中医学理论的基石,而阴阳学说和五行学说作为方法论,构筑了中医学理论体系的基本框架。精气学说旨在说明天地万物的物质统一性,阴阳学说旨在说明一切生命现象都包含着阴阳矛盾运动,而五行学说则具体说明事物之间的结构关系和调节方式,三者渗透于医学领域中,成为中医学哲学思想的基础。精气学说、阴阳学说和五行学说虽各具特点,但又是相互联系、一脉相承的。世界本原于气,气之动静而分阴阳,阴阳和合化生五行,五行是构成宇宙万物的基本元素。中医学按气—阴阳—五行的逻辑结构,从气—阴阳—五行的矛盾运动,阐述了生命运动的基本规律,构筑了中医学的理论体系,建立了中医学的整体医学模式。

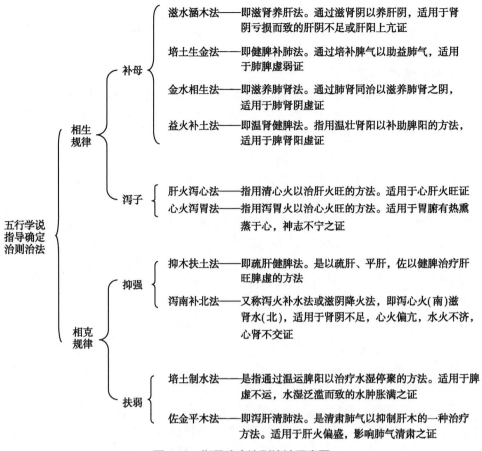

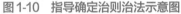

图1-10　指导确定治则治法示意图

　　但是，应该指出精气学说、阴阳学说和五行学说属于古代的哲学范畴，由于受限于当时的社会历史条件，还不能摆脱唯心论和形而上学的影响，理论上比较朴素，在医学中运用的范围也有一定的局限性。我们必须以历史唯物主义和辩证唯物主义为指导，取其精华，弃其糟粕，使其更好地为医疗实践服务。

（冯育会）

? 复习思考题

1. 古代哲学中精、气的含义是什么？与医学中的精、气概念有什么联系与区别？
2. 精气学说的基本内容是什么？在中医学中有什么指导意义？
3. 如何分析事物和现象的阴阳属性？何谓阴阳的普遍性、关联性、相对性和可分性？
4. 阴阳学说的基本内容是什么？阴阳学说是怎样指导中医临床治疗的？
5. 何谓五行学说？你认为五行学说是怎样形成的？其基本内容是什么？

第二章　藏　象

　　掌握五脏、六腑、奇恒之腑的生理功能、生理特性、生理联系；熟悉藏象的概念及脏腑的特点，脏与脏、脏与腑、腑与腑之间的相互关系，五脏六腑的病理变化；了解藏象学说的形成，五脏六腑的解剖形态。

　　藏，是指藏于人体内的脏腑器官，即内脏。象，一是指脏腑的形态结构，如"心象尖圆，形如莲花"（《医宗必读·改正内景脏腑图》）；二是指脏腑活动表现于外的各种征象。藏象，就是人体体内脏腑的生理活动和病理变化反映于外的征象。正如张介宾《类经·藏象类》所言："象，形象也。藏居于内，形见于外，故曰藏象。"由此可见，"藏"是"象"的内在本质，"象"是"藏"的外在反映，藏象是人体系统现象与本质的统一体。

　　藏象学说，是研究藏象的内涵，各脏腑的形态结构、生理功能、病理变化及其与精、气、血、津液、神等之间的相互关系，以及脏腑之间、脏腑与形体官窍之间、脏腑与自然和社会环境之间相互关系的学说，是中医学理论体系的核心部分之一。

　　藏象学说的形成，主要来源于四个方面。一是古代的解剖学知识。《灵枢·经水》曰："若夫八尺之士，皮肉在此，外可度量切循而得之，其死可解剖而视之。其脏之坚脆，腑之大小，谷之多少，脉之长短，血之清浊……皆有大数。"古代解剖学知识为藏象理论的产生奠定了形态学基础。二是长期生产生活实践的观察。由于古代的解剖学比较粗浅，对人体复杂深奥的生理病理现象难以作出明确认识和解释。因此，古代医家采用了"视其外应，以知其内脏"及"取象类比"的思维方法来认识人体脏腑的功能。如人体体表受寒时，会出现鼻塞、流涕、喷嚏、咳嗽等症状，从而得出"肺主皮毛""开窍于鼻"的理论。这是藏象学说形成的主要依据。三是古代哲学思想的渗透。精气学说、阴阳学说、五行学说等古代哲学思想渗透到中医学中，对藏象理论的形成及系统化起到了重要作用。如借助五行理论建立起来的五行藏象体系，是一个以五脏为中心的整体宏观模式，它将复杂的人体组织结构划分为五个功能系统，以五脏为核心，联系六腑、五官、九窍、五体、五志，反映人体功能的统一、形神的统一；同时将人体内部的五个系统与外部自然界的五方、五时、五气、五化、五色、五味等相联系，以反映人与自然环境的统一性。四是长期医疗实践经验的积累。中医学在长达数千年的医疗实践中，积累了大量的临床实践经验，并通过临床疗效来探索、印证或反证脏腑的生理活动和病理变化，使藏象理论不断得到充实和完善。如许多补肾的药物能加速骨折的愈合，由此认识到肾之精气有促进骨骼生长的作用，从而产生了"肾主骨"的理论。

　　以五脏为中心的整体观是藏象学说的基本特点。主要体现在以五脏为中心的人体自身的整体性及五脏与自然环境的统一性两个方面。人体五脏、六腑、形体、官窍，通过经络的联络及功能的配合与隶属关系，构成五大功能系统，五脏是五大系统的核心，脏腑之间相互促进与制约，从而维持着整体生命活动的协调与统一。五个功能系统之间，在形态结构上不可分割，在生理活动上相互协调，在物质代谢上相互联系，在病理变化上相互影响。同时，以五脏为中心的五大功能系统又与外界环境相通应,自然界的五时、五方、五气、五化等与人体五大功能系统密切联系,构成了人体内外环境相应的统一体。总之,藏象学说的整体观,体现了结构与功能、物质与代谢、局部与整体、人体与环境的统一。

"脏腑"是中医学特有的概念,包括五脏、六腑和奇恒之腑。中医学的整体观察和"以象测藏"的认识方法,决定了"脏腑"的结构是一个在形态性结构框架的基础上赋予了功能性结构成分而形成的形态功能合一性结构。因此,中医学中"脏腑"的概念,不仅仅是一个解剖学概念,更重要的是一个生理、病理学概念,一个功能单位的概念。例如心"如倒垂莲蕊"的形态及"主血脉"的功能,无疑是通过解剖分析而发现的,而其"主神志"的功能则是通过整体观察推理而赋予的。脏器,是西医学的一个形态学概念,是指机体的内、外器官。如心、肝、脾、肺、肾、胆、胃、胰腺、膀胱等,为内脏器官;眼、耳、鼻等,为感觉器官。因此,"脏腑"与"脏器"的名称虽然大致相同,但其内涵却大不一样。一个中医学脏腑的功能可能包括西医学几个脏器的功能;而一个西医脏器的功能,可能分散在中医学的好几个脏腑的功能之中。

第一节　五　脏

五脏,即心、肺、肝、脾、肾。脏,通藏,有贮藏之意,为精气贮藏之所。五脏的共同生理功能是主"藏精气",即化生和贮藏精、气、血、津液等精微物质。五脏主藏精气,精气以盈满为宜,其共同生理功能特点是"藏而不泻""满而不能实"。五脏的形态结构属实体性器官,分别位于胸腔和腹腔之中。

一、心

心,五行属火,阴阳属性为"阳中之阳",与自然界夏气相通应。心为神之居,血之主,脉之宗,具有主宰人体生命活动的功能,故《黄帝内经》称其为"君主之官""五脏六腑之大主""生之本"。

心的主要生理功能为主血脉、主神志。心与小肠相表里,在体合脉,其华在面,开窍于舌,在志为喜,在液为汗。

(一)心的解剖形态

心居于胸腔之内,两肺之间,膈膜之上,脊柱之前。其形圆而下尖,形如倒垂未开之莲蕊。有心包护卫于外。《类经图翼·经络》说:"心居肺管之下,膈膜之上,附着脊之第五椎……心象尖圆形,如莲蕊……外有赤黄裹脂,是心包络。"

(二)心的生理功能

1. 主血脉　心主血脉,是指心气有主管血脉、推动并调控血液在脉道中正常循行的作用。心主血脉包括主血和主脉两个方面。

(1)主血:心主血功能包括推动血液运行和参与血液生成两方面。

一是行血以输送精微物质。心气推动血液运行,将精微物质输送至全身脏腑形体官窍,发挥其营养和滋润作用。人体各脏腑形体官窍及心脉自身皆有赖于血液的濡养,才能发挥其正常的生理功能,以维持生命活动。血液的正常运行虽与五脏密切相关,但心气的作用尤为重要,它是血液运行的动力。而心脏的搏动,主要依赖心气的推动和调控作用。心气充沛,心阴与心阳协调,心脏搏动有力,频率适中,节律一致,血液才能正常地输布全身,以发挥其濡养作用。若心气不足,心脏搏动虚弱而无力,或心阴不足,致心脏搏动过快而无力,或心阳不足,致心脏搏动迟缓而无力,均可导致血液运行失常。

二是参与血液的生成。《素问·阴阳应象大论》所说的"心生血"，主要是指饮食水谷经脾胃的运化，化为水谷之精，水谷之精再化生为营气和津液，营气和津液入脉中，经心火（即心阳）的"化赤"作用，变成红色的血液。

（2）主脉：心主脉，是指心气推动和调控心脏的搏动和脉管的舒缩，使脉道通利，血流通畅。脉，即血脉，为血之府，是血液运行的通道。心与脉直接相连，互相沟通，形成一个密闭循环的管道系统。心气充沛，心脏有规律地搏动，脉管有规律地舒缩，血液则可被输送到全身各脏腑形体官窍，发挥濡养作用，以维持人体正常的生命活动。

心、脉、血三者共同组成一个相对独立的循行于全身的系统，在这个系统中，心起着主导作用。血液在心气的推动作用下，在心和脉中不停地流动，周而复始，循环往复，如环无端。因此，血液的正常运行，除了需心气充沛外，还有赖于血液的充盈和脉道的通利。心气是血液运行的动力，血液是供给脏腑形体官窍营养物质的载体，心血是心主血脉生理功能的物质基础，心血充盛，心主血脉的生理功能才能得以正常发挥；脉道通利，是指脉管富有弹性并畅通无阻。脉管的舒缩与心气的推动和调控作用有关。心阴与心阳协调共济，则脉管舒缩有度，血流通畅，既不过速而致妄行，又不过缓而致瘀滞。由此可见，心气充沛、血液充盈、脉道通利是正常血液循行必备的三个条件。三者中任何一项发生异常，都会导致血液运行失常。

心主血脉的功能是否正常，可以从面色、舌色、脉象及胸部感觉四个方面反映出来。若心主血脉的功能正常，则面色红润光泽，舌色淡红荣润，脉象和缓有力、节律均匀，胸部舒畅。若心血亏虚，则面色与舌色皆淡白无华，脉细无力，心悸，心慌。若心火亢盛，则面赤，舌红，舌尖起芒刺或糜烂疼痛，脉数，心中烦热。若心脉瘀阻，则面色灰暗，舌色青紫或见瘀斑，脉涩或结代，胸部憋闷刺痛。

2. 主神志　又称心主神明或心藏神，是指心具有统率人体五脏六腑、形体官窍的一切生理活动和主司人体精神意识思维活动的功能。故《素问·灵兰秘典论》说："心者，君主之官也，神明出焉。"

人体之神有广义和狭义之分。广义之神，是指整个人体生命活动的主宰和总体现，包括面色表情、目光眼神、言语应答、意识思维、肢体活动等；狭义之神，是指人的意识、思维、情感、性格倾向等精神活动。心所藏之神，既包括主宰人体生命活动的广义之神，又包括精神、意识、思维、情志等的狭义之神。

心主神志的生理作用有二。一是主宰人体生命活动。人体的脏腑、经络、形体、官窍，各有不同的生理功能，但它们都必须在心神的主宰和协调下，分工合作，才能进行协调统一的正常生命活动，故《灵枢·邪客》称心为"五脏六腑之大主"。心藏神功能正常，人体各脏腑的功能互相协调，彼此合作，则全身安康。若心神不明，人体各脏腑组织功能得不到协调与统一，因而产生紊乱，疾病由是而生，甚至危及性命。二是主司精神、意识、思维。《灵枢·本神》说："所以任物者谓之心。"任，是接受、担任、负载之意；物，是外界客观事物。心主"任物"是指心具有接受、处理和反映外界客观事物或信息，从而进行意识、思维和情志活动的生理作用。人体复杂的精神活动在"心神"的主导下，由五脏协作共同完成，故情志所伤，首伤心神，心神不宁则脏腑气机紊乱。

心主神志的功能是否正常，可表现于精神、意识、思维和睡眠等方面。心主神志的生理功能正常，则精神振奋、神志清晰、思维敏捷、睡眠安稳。如心主神志的生理功能异常，则可出现精神萎靡、反应迟钝、健忘、失眠多梦、神志不宁，甚至谵狂、昏迷等临床症状。

心主血脉和心主神志的功能是密切相关的。《灵枢·营卫生会》说："血者，神气也。"血液是神志活动的物质基础，心神必须得到心血的濡养才能正常工作。心主血脉的功能正常，心神得以血液的濡养，人则精力充沛，神志清晰，思维敏捷；若心主血脉的功能失常，心血不足，心神失养，则出现精神恍惚、注意力不集中、记忆力减退、失眠多梦等症状。另一方面，心主血脉的功能也受心神的主宰，心神清明，则能驭气调控血液的运行，使血液在脉中正常运行。所以心的这两种功能是相互影响的。

（三）心的生理特性

1. 心为阳脏   《素问·六节藏象论》称心为"阳中之太阳"，故说心为"阳脏""火脏"。心以阳气为用，心阳能鼓舞心脏搏动，温通周身血脉，推动血液运行，温养全身，振奋精神，使血脉通畅，心神清明，人体生机不息，故古人把心比喻为人身之"日"，如《血证论》说："心为火脏，烛照万物。"因为心属火，通于夏气，故对暑、火、热邪有着特殊的易感性，故有"暑易伤心""火热易扰神明""心恶热"之说。

2. 心为五脏六腑之大主   五脏是生命活动的中心，而心具有主血脉和主神志的生理功能，在生命活动中起着主宰作用。人体的各脏腑、经络、形体、官窍等，虽各有不同的生理功能，但它们都必须在心的统领和协调作用下，才能完成其正常的生理功能活动，故《灵枢·邪客》说："心者，五脏六腑之大主也。"《素问·灵兰秘典论》亦说："心者，君主之官也……"心的生理功能正常，则神志安定，血脉流畅，脏腑功能协调；若心的生理功能紊乱，则心神不安，血脉不畅，脏腑功能失调，疾病由是而生。正如《素问·灵兰秘典论》所说"主明则下安""主不明则十二官危"。

（四）心的生理联系

1. 心合小肠   心与小肠以经络相互属络，构成表里关系。

2. 在体合脉，其华在面   心在体合脉，是指全身的血脉都统属于心，故《素问·痿论》曰："心主身之血脉。"华，是光彩之义。其华在面，即心的荣华、光彩表现在面。心之精气盛衰，可从面部的色泽反映出来。由于心主血脉，头面部的血脉极为丰富，全身血气皆上注于面，故心的气血盛衰及其生理功能正常与否，可显露于面部的色泽变化。若心气充沛，血脉充盈，则面色红润而有光泽。反之，心气不足，心血亏少，则面色淡白无华；心脉瘀阻，则面色青紫；心火亢盛，则面色红赤。故《素问·五脏生成》曰："心之合脉也，其荣色也。"

3. 开窍于舌   心开窍于舌，是指舌为心之外候，故又称舌为"心之苗"。心经的别络上系于舌，心的气血与舌相通，舌的功能有赖于心主血脉和藏神的功能，因此通过观察舌的变化，可以了解心的气血盛衰和功能正常与否等情况。若心的功能正常，则舌体红润柔软，运动灵活，语言流利，味觉灵敏。若心有病变，则舌象也可发生变化，如心血不足，则舌体淡白；心阴不足，则舌质红绛瘦瘪；心火上炎，则舌红生疮；心血瘀阻，则舌质紫暗，或有瘀斑；心主神志功能失常，则可见舌强、语言謇涩、失语等。

4. 在志为喜   心在志为喜，是指心的生理功能与情志的"喜"有关。《素问·阴阳应象大论》说："在脏为心……在志为喜。"喜，是人体对外界刺激产生的良性反应，有益于心主血脉的生理功能，所以《素问·举痛论》说"喜则气和志达，荣卫通利"。但喜乐过度，则又可使心神涣散，注意力难以集中，故《灵枢·本神》说"喜乐者，神惮散而不藏"。《素问·阴阳应象大论》也有"喜伤心"之说。可见喜乐对心主血脉和藏神的功能有利，但喜乐过度，则伤心神。

5. 在液为汗   心在液为汗，是指汗液的生成、排泄与心血、心神的关系十分密切。汗是津液通过阳气的蒸化后，经汗孔排于体表的液体，即《素问·阴阳别论》说"阳加于阴谓之汗"。心与汗液的关系体现在两个方面：一是指心血为汗液化生之源。心主血脉，血液与津液同源互化，血液中的水液渗出脉外则为津液，津液通过阳气的蒸化后从汗孔排出，即为汗液。所以心血充盈，津液充足，汗即有化源。若汗出过多，津液大伤，必然耗及心血，可见心悸、心慌之症。故有"血汗同源""汗为心之液"之说。二是指汗液的生成与排泄受心神的主宰与调节。心神清明，则对体内外各种信息反应灵敏，汗液的生成与排泄，就会随体内生理情况和外界气候的变化而有相应的调节，所以当人情绪紧张、激动、劳动、运动及气候炎热时均可见出汗现象。因为心主汗液，所以心的气血阴阳不足，可以导致汗出异常，如心气虚则自汗，心阴虚则盗汗，心阳暴脱则见大汗淋漓等。

6. 心气与夏气相通应　自然界的四时阴阳消长变化，与人体五脏功能活动系统是相互关联的。心为阳中之阳，属火；四季中的夏季气候炎热，夏亦属火。同气相求，同类相召，故心气与夏气相通应。心主夏，心的阳气在夏季最为旺盛。一般来说，心阳虚衰的病人，其病情往往在夏季得以缓解，而阴虚阳盛的心脏病人，又往往在夏季病情加重。在治疗方面，对于阳虚性心脏病人采用"冬病夏治"，即在人体内外阳气隆盛之时给予治疗，效果更为明显。

知识链接

心 包 络

心包络，简称心包，亦称"膻中"，是心脏外面的包膜，为心脏的外围组织。在经络学中，手厥阴心包经与手少阳三焦经互为表里。

心包络是心的外围组织，有保护心脏，代心受邪的作用。古代医家认为，心为人身之君主，邪不能犯，所以外邪侵袭心时，首先侵犯心包络，故曰"诸邪之在于心者，皆在于心之包络"（《灵枢·邪客》）。后世医家受到"心不受邪"的思想影响，将外感热病中出现的神昏谵语等心神功能失常的病理变化，称之为"热入心包"；将由痰浊引起的神识模糊、神志痴呆等心神昏乱的病证，称之为"痰蒙心包"。实际上，心包受邪所出现的病证，即是心的病证。

二、肺

肺，五行属金，阴阳属性为"阳中之阴"，与自然界秋气相通应。肺与心同居膈上，位高近君，犹如宰辅，故《素问·灵兰秘典论》称之为"相傅之官"。肺在五脏六腑中位置最高，覆盖诸脏，故有"华盖"之称。肺叶娇嫩，不耐寒、热、燥、湿诸邪之侵；肺又上通鼻窍，外合皮毛，与自然界息息相通，易受外邪侵袭，故有"娇脏"之称。

肺的主要功能是主气、司呼吸、主宣发肃降、主行水、朝百脉。肺与大肠相表里，在体合皮，其华在毛，开窍于鼻，在志为悲（忧），在液为涕。

（一）肺的解剖形态

肺位于胸腔，居横膈之上，上连气道，与喉、鼻相通，故称喉为肺之门户，鼻为肺之外窍。肺呈白色，质地疏松，"其虚如蜂窠"，"得水而浮"，"熟而复沉"，故称其为"清虚之脏"。

（二）肺的生理功能

1. 主气司呼吸　是指人体一身之气均为肺所主，并通过肺的呼吸运动具体实施。正如《素问·五脏生成》所云："诸气者皆属于肺。"肺主气包括主呼吸之气和主一身之气两个方面。

（1）主呼吸之气：肺主呼吸之气，又称肺司呼吸，是指肺通过呼吸运动，吸入自然界的清气，呼出体内的浊气，实现体内外气体交换。肺通过气道、喉咙和鼻直接与自然界大气相通，故有"天气通于肺"（《素问·阴阳应象大论》）之说。通过肺的吸气运动吸入自然界的清气，呼气运动呼出体内代谢后产生的浊气，不断吐故纳新，实现机体与外界环境之间的气体交换，以维持人体的生命活动。肺司呼吸的功能正常，则气道通畅，呼吸调匀。若病邪犯肺或他脏疾患累及于肺，影响肺的呼吸功能，则可出现胸闷、咳嗽、喘促、呼吸无力、气息微弱等症状。

（2）主一身之气：肺主一身之气，是指肺具有主持、调节全身各脏腑经络之气的作用，即肺通过呼吸来参与气的生成和气机调节的作用。

参与宗气的生成：肺参与一身之气的生成，尤其是宗气的生成。一身之气主要由先天之气和后天之气构成。宗气属后天之气，是由肺所吸入的清气和脾胃运化的水谷精气所构成。生成的宗气，积于胸中气海（又称膻中，位于胸中两乳之间），上走息道出喉咙以促进肺的呼吸，并能贯注心脉以助心推动血液运行，还可下行丹田以资先天之气，故宗气在机体生命活动中占有非常重要的地位。宗气是一身之气的重要组成部分，其盛衰关系着一身之气的盛衰，因而肺的呼吸功能健全与否，不仅影响着宗气的生成，还影响着一身之气的盛衰。由此可见，肺是通过参与宗气的生成而起到主一身之气的作用的。

调节全身气机：气机，即气的运动，升降出入为其基本的运动形式。肺的呼吸运动本身，就是气的升降出入运动的具体体现。肺有节律地一呼一吸运动，带动着全身气的升降出入运动，从而对全身气机起着调节作用。肺的呼吸均匀通畅，节律一致，和缓有度，则脏腑经络之气的升降出入运动也通畅协调。

综上所述，肺主气主要取决于肺司呼吸的功能。肺的呼吸调匀是气的生成和气机调畅的根本条件。肺司呼吸的功能正常，则肺主一身之气的功能也正常，全身脏腑经络之气也旺盛，气的升降出入运动协调通畅，人体的生命活动就正常。反之，肺的呼吸功能失常，必然影响一身之气的生成和运行。若肺丧失呼吸功能，清气不能吸入，浊气不能排出，新陈代谢则停止，人的生命活动也就终结。

2. 主宣发肃降　所谓"宣发"，即宣通、布散的意思，是指肺气的向上升宣和向外布散的作用；所谓"肃降"，即清肃、下降之意，是指肺气的向内向下清肃通降的作用。宣发与肃降是肺气升降出入运动的具体表现形式。

肺气的宣发作用，主要体现在三个方面：一是呼出体内浊气。通过肺气的向上向外运动，将体内在生命活动中不断产生的浊气经口鼻随呼气运动排出体外。二是输布精微和津液。肺将脾所转输的水谷精微和津液，布散到全身，外达于皮毛，以滋润和濡养各脏腑器官、四肢百骸、肌腠皮毛。三是宣发卫气。卫气源于脾所运化的水谷精微，靠肺气之宣发而布散全身，外达肌表，以发挥其温分肉、充肌肤、肥腠理、司开阖的作用，并将代谢后的津液化为汗液排出体外。因此，若肺气失于宣散，则可出现呼吸不畅、胸闷喘咳、恶寒无汗等症状。

肺气的肃降作用，主要体现在三个方面：一是吸入自然界的清气。通过肺气向下向内的运动，将自然界的清气吸入，并向内向下布散，以供脏腑组织生理活动的需要。二是输布精微和津液。通过肺气向下的通降作用，将脾转输于肺的水谷精微和津液向下向内布散于脏腑组织，以营养和滋润脏腑组织，维持其正常生理功能。另外，肺为水之上源，肺气肃降，能通调水道，使脏腑代谢后所产生的浊液下输于肾，经肾的气化作用，将浊液化为尿液，注入膀胱，排出体外。三是肃清异物。肺的形质"虚如蜂窠"，清轻肃净而不容异物。肺气的清肃作用，能及时清除肺和呼吸道的异物，保持其洁净，从而使肺气运动畅达无阻。肺的这种清肃自洁的作用对维持肺本身的正常生理功能起到了重要作用。若肺失肃降，则可发生肺气上逆而出现呼吸表浅或短促、咳喘气逆等症。

肺的宣发和肃降，是相反相成的矛盾运动，是相互制约、相互为用的两个方面。没有正常的宣发，就不可能有正常的肃降；反之，没有正常的肃降，必然会影响正常的宣发。宣发与肃降协调，则呼吸匀调通畅，水液得以正常地输布代谢。若宣发与肃降失调，则可见呼吸失常和水液代谢障碍。一般来说，外邪侵袭，多影响肺气的宣发，导致肺气不宣为主的病变，称之为肺气失宣；内伤及肺，多影响肺气的肃降，导致肺气不降为主的病变，称之为肺失肃降。前者以咳嗽为主，后者以喘促气逆为主。但病变中，肺失宣发和肺失肃降常相互影响或同时并见，故称之为肺失宣肃。如外感风寒袭肺，常首先导致肺的宣发功能障碍，出现胸闷鼻塞、恶寒发热、无汗、咳嗽等症，同时也可引起肺的肃降功能失常而伴有喘促气逆等症。

3. 主行水　肺主行水，又称肺主通调水道，是指肺气的宣发肃降运动具有推动和调节全身水液的输布和排泄的作用。肺为"华盖"，在脏腑中位居最高，参与调节全身的水液代谢，故有"肺为水之上源"之说。

人体的水液代谢由肺、脾、肾、胃、小肠、大肠、膀胱、三焦等脏腑共同完成。肺主行水的功能是通过肺气的宣发和肃降作用来实现的。肺气的宣发，一方面使水液向上、向外布散，上至头面诸窍，外达全身皮毛肌腠，以充养、润泽各组织器官；另一方面将输送至皮毛肌腠的水液在卫气的推动作用下化为汗液，并在卫气的调节作用下排出体外。肺气的肃降，一方面使水液向下、向内输布，以充养和滋润体内的脏腑组织器官；另一方面将脏腑代谢后所产生的浊液下输至肾，经肾和膀胱的气化作用，形成尿液而排出体外。

肺主行水全赖肺气的宣发和肃降作用。肺气的宣发与肃降正常协调，则肺通调水道的功能也能正常发挥。若外邪袭肺，肺气失于宣肃，则肺不能正常地通调水道，水液输布和排泄发生障碍，从而产生痰饮或水肿等病变。所以临床治疗水液输布失常的痰饮或水肿等病证，常用"宣肺化痰"或"宣肺利水"之法。宣肺利水法，《黄帝内经》称之为"开鬼门"，古人喻之为"提壶揭盖"法。

4. 朝百脉　朝，有朝向、聚会之意；百脉，泛指周身的血脉。肺朝百脉，是指肺与百脉相通，全身的血液都通过百脉会聚于肺，经肺的呼吸，进行体内外清浊之气的交换，然后再通过肺气的宣降作用，将饱含清气的血液通过百脉输送到全身。

肺朝百脉的生理作用是助心行血。全身的血脉虽统属于心，心气是血液在脉管中运行的基本动力，但血液的运行又赖于肺气的推动和调节。肺通过呼吸运动，调节全身气机，从而促进血液的运行；同时，肺参与宗气的生成，而宗气有"贯心脉"以推动血液运行的作用。由此可见，肺通过上述两个方面从而达到助心行血的目的。肺气充沛，宗气旺盛，气机调畅，则血行正常。若肺气虚弱或壅塞，不能助心行血，则可导致血液运行不畅，甚至血脉瘀滞，出现心悸胸闷、唇青舌紫等症；反之，心气虚衰或心阳不振，血液运行不畅，也能影响肺气的宣通，出现咳嗽、气喘等症。

（三）肺的生理特性

1. 肺主治节　《素问·灵兰秘典论》说："肺者，相傅之官，治节出焉。"心为君主，肺为相傅，肺辅助心脏对全身起着治理调节作用。肺主治节主要表现在四个方面：一是治理调节呼吸运动。肺气的宣发与肃降运动协调，维持呼吸的通畅均匀，使体内外气体得以正常交换。二是调节全身气机。通过呼吸运动，调节一身之气的升降出入，保持全身气机的调畅。三是治理调节血液运行。通过肺朝百脉和气的升降出入运动，辅佐心脏，推动和调节血液的循行。四是治理调节津液代谢。通过肺的宣发肃降作用，推动和调节全身水液的输布与排泄。由此可见，肺主治节，实际上是对肺的主要生理功能的高度概括。

2. 肺为娇脏　娇脏，即娇嫩之脏，是指肺清虚娇嫩而易受邪气侵袭的特性。肺为清虚之体，肺叶娇嫩，不容纤芥；肺居胸中，位置最高，覆盖其他脏腑，故有"脏之盖""华盖"之称；肺外合皮毛，开窍于鼻，与天气直接相通。故六淫、疫气等外邪侵袭肌体，无论从口鼻而入，还是从皮毛而入，均易首先犯肺而致病。肺朝百脉，他脏之寒热病变，亦常累及于肺。肺叶娇嫩，不耐寒热燥湿，也不耐药力，故临床用药应以轻清、宣散为宜，不可过寒过热过润过燥。因此，称肺为"娇脏"。

（四）肺的生理联系

1. 肺合大肠　肺与大肠通过经络的相互属络，构成表里关系。

2. 在体合皮，其华在毛　皮毛，包括皮肤、汗腺、毫毛等组织，是一身之表，为抵御外邪的屏障。肺与皮毛有着三方面的密切联系：一是肺气宣发输布卫气和气血津液以润养全身皮毛。肺通过宣发作用将卫气和气血津液输布到体表，以温养和润泽皮毛，皮毛得以濡养而润泽光亮，从而充分发挥其护卫肌表、抵御外邪的屏障作用。二是皮毛汗孔的开合与肺司呼吸相关。《黄帝内经》中把汗孔称作"玄府"，又叫"气门"，是指汗孔不仅是排泄汗液的门户，而且也是随着肺的宣发与肃降进行体内外气体交换的部位。而皮毛汗孔的开合，也有调节体温、配合呼吸运动的作用。三是皮肤作为屏障以御邪护肺。肺为娇脏，易受邪侵，皮肤是抵御外邪入侵的主要屏障。若皮肤肌表为邪所客，最易出现恶寒（风）发热、无汗、鼻塞、流涕、喷嚏、咳嗽等肺气失宣的症状。

3. 开窍于鼻,上系于喉　鼻与喉相通而连于肺,是呼吸的门户。鼻孔是清气与浊气出入的通道,是肺系之最外端,具有通气功能,所以说"肺开窍于鼻"。鼻的通气和嗅觉功能,都依赖于肺气的宣肃作用。若肺气宣畅,呼吸平和,则鼻窍通畅,呼吸自如,且嗅觉灵敏,香臭明辨;若肺失宣肃,呼吸不利,则鼻塞不通,气体交换不利,嗅觉迟钝。故曰"鼻者,肺之官也"(《灵枢·五阅五使》);"肺气通于鼻,肺和则鼻能知臭香矣"(《灵枢·脉度》)。临床上常把鼻的异常变化作为诊断肺病的依据之一,而治疗鼻塞流涕、嗅觉失常等鼻窍病证,又多从肺论治。

喉亦为肺之门户,是清浊之气出入之要道,又是发音的主要器官。肺之经脉上络于喉,喉是肺主呼吸之气出入的通道,发音是由肺气鼓动喉之声带而产生,故肺与喉之通气及发音功能密切相关。肺气宣畅,肺阴充足,则呼吸通利,声音洪亮清晰。若风寒或风热之邪犯肺,可使肺气失宣,喉咙不利,出现声音嘶哑、失音,或咽喉痒痛等;若肺气耗伤,肺阴不足,虚火内灼,可见声音低微或嘶哑、喉部干涩等症。

4. 在志为悲(忧)　关于肺之志,《黄帝内经》有二说:一说肺之志为悲;一说肺之志为忧。悲和忧的情志变化虽略有不同,但其对人体生理活动的影响大致相同,因此,悲和忧同属于肺志。悲、忧均为人体正常的情绪变化或情感反应,但过度悲哀或过度忧伤,则属不良的情绪变化,有碍身体健康,最易消耗人体之气,如《素问·举痛论》所说的"悲则气消"。由于肺主一身之气,所以悲忧最易损伤肺气,而使机体的抗病能力下降,导致肺更易受外邪侵袭。反之,肺虚亦易生悲忧而使情绪低落。

5. 在液为涕　涕,即鼻涕,是鼻腔的分泌液,有润泽鼻窍的作用。鼻为肺窍,故其分泌物亦由肺所主。鼻涕由肺津所化,靠肺气的宣发作用布散于鼻窍。因此肺的功能正常与否,亦能从涕的变化中得以反映。肺的功能正常,则鼻涕润泽鼻窍而不外溢。若风寒之邪袭肺,则鼻流清涕;若肺热壅盛,则流涕黄浊;若燥邪犯肺,则可见鼻干而痛。

6. 肺气与秋气相通应　肺与秋同属五行之金。秋季气候清肃,万物收敛;肺性喜清肃,其气主降。肺与秋气相通应,是说肺金之气应秋而旺,肺的制约和收敛功能在秋季最为旺盛。秋令之时,燥气当令,燥邪易伤肺之津液,使肺失清肃而出现干咳、口鼻干燥等症状。故秋季治疗肺病时,应顺其收敛之性,不可过分发散肺气。

五脏之肺
思维导图

三、脾

脾,五行属土,阴阳属性为"阴中之至阴",与自然界长夏相通应,而旺于四时。脾胃同居中焦,是人体对饮食物进行消化、吸收并输布其精微的主要脏器,《黄帝内经》称之为"仓廪之官"。人出生之后,生命活动的延续,以及精气血津液的化生和充实,均有赖于脾胃所运化的水谷精微,故称脾胃为"后天之本"。

脾的主要生理功能是主运化、主化生气血、主升清、主统血。脾与胃相表里,在体合肌肉而主四肢,开窍于口,其华在唇,在志为思,在液为涎。

🌐　　　　　　　　　　　**知识链接**

如何理解脾"旺于四时"?

《素问·太阴阳明论》云:"脾者土也,治中央,常以四时长四脏,各十八日寄治,不得独主于时也。"提出脾之运化水谷,化生气血,滋养四肢百骸、五脏六腑,如同自然界土能生长、滋养万物一般,任何脏腑组织在任何时节,都离不开脾胃所运化的水谷精微之滋养,故认为脾应"旺于四时"。

（一）脾的解剖形态

脾位于腹腔上部，横膈之下，脾与胃以膜相连。《医学入门》中描述为"扁似马蹄"。

（二）脾的生理功能

1. 主运化　运，即转运、输送；化，即消化、吸收。脾主运化，是指脾具有把饮食水谷转化为水谷精微和津液，并将水谷精微和津液吸收、转输到全身各脏腑组织的生理功能。

（1）运化水谷：水谷泛指各种饮食物。运化水谷是指脾对饮食物的消化吸收和对水谷精微的转输作用。饮食物的消化和吸收，实际上是在胃和小肠内进行的，但依赖于脾的运化功能才能完成。其运化过程可分为三个阶段：一是消化，即帮助胃的"腐熟"及小肠的"化物"，将饮食物分解为精微和糟粕两个部分。二是吸收，即帮助胃和小肠吸收水谷精微。三是输布，即通过"散精"作用，将水谷精微上输于肺，再经肺的宣发与肃降而输布至全身，以营养五脏六腑、四肢百骸、皮毛筋肉等。

由此可见，饮食物在体内的消化、吸收，水谷精微的转输，都是由脾的运化功能来完成的，而水谷精微又是人体出生后生长、发育和维持生命活动所必需的营养物质的主要来源，是生成气血的主要物质基础，所以说脾胃为"后天之本"。脾运化水谷的功能正常，称之为"脾气健运"。脾气健运，则机体的消化吸收和转输功能健全，才能为化生精、气、血、津液提供足够的物质原料，使全身脏腑组织器官得到充分的营养，以维持其正常的生理活动。脾运化水谷的功能失常，称为"脾失健运"。若脾失健运，则消化吸收输布功能失常，气血化生不足，出现腹胀、便溏、食欲不振、倦怠、消瘦等症状。

（2）运化水液：运化水液，又称作"运化水湿"，是指脾有吸收、输布水液，调节水液代谢的作用。人体的水液代谢是由肺、脾、肾、小肠、大肠、膀胱、三焦等脏腑共同完成的，肺居上为"水之上源"；肾位下为"主水之脏"；脾居中焦，为水液升降输布之枢纽。脾在水液代谢的过程中，起着上腾下达的枢转作用。

脾在主运化水谷精微的同时，还把人体所需要的水液吸收并向上输送给肺，再由肺气的宣发和肃降输送给全身各组织器官，以起到滋润和濡养作用。同时，又把脏腑组织器官代谢和利用后的水液和多余的水液及时地转输给肾，通过肾的气化作用形成尿液，输送至膀胱，再排出体外，从而维持体内水液代谢的平衡。因此，脾运化水液的功能正常，则既能使体内各脏腑组织器官得到充分的滋润和濡养，又不致使水液潴留。反之，若脾运化水液的功能失常，水液不能正常布散，则必然会导致水液在体内停聚而产生水、湿、痰、饮等病理产物，故《素问·至真要大论》说："诸湿肿满，皆属于脾。"

脾运化水谷和运化水液是脾主运化功能的两个方面，彼此既相互联系又相互影响。一方面的功能失常，可导致另一方面的功能失常，所以在临床上两方面的病证常常共见。

2. 主化生气血　脾所运化的水谷精微是气血化生的物质基础。《病机沙篆》说："气之源头在乎脾。"《医学入门》说："血乃水谷之精，化于脾。"气与血的生成均与脾密切相关，如宗气、营气、卫气的生成，均离不开脾所运化的水谷之气，元气亦有赖于脾所运化的水谷精微的不断充养。《灵枢·邪客》曰："营气者，泌其津液，注之于脉，化以为血。"《景岳全书》也说："血者，水谷之精也，源源而来，生化于脾。"由此可见，化生血液的营气和津液均来源于脾所运化的水谷精微，故说脾为"气血生化之源"。脾气健运，化源充足，则气血生化旺盛，元气充沛，血液充盈，脏腑强盛。反之，若脾失健运，水谷精微乏源，则气血生化减少，临床可见少气懒言，神疲乏力，头晕眼花，面色萎黄，唇、舌、爪淡白无华等气血亏虚的症状。故临床治疗气血亏虚的病人，多从脾胃论治。

3. 主升清　升，即上升之意；清，是指水谷精微。脾主升清的作用主要体现在两个方面：一是指脾气上升，将水谷精微等营养物质吸收并向上输送至心肺，然后再通过心肺的布散以营养全身。二是脾气升发，以升举内脏，维持内脏位置的相对恒定，防止其下垂。

脾的功能特点是以上升和升举为主，故说"脾气主升"。脾的升清功能正常，则水谷精微等营养物质才能正常地被吸收和输布，气血充盛，人体生机盎然，内脏位置恒定。反之，脾的升清功能失常，则水谷不能运化，气血生化乏源，机体失养而出现神疲乏力、头目眩晕等症状；若脾气不升反而下陷，则可导致大便溏泄，或者出现某些内脏的下垂，如胃下垂、肾下垂、子宫脱垂（阴挺）、直肠脱垂（脱肛）等，称之为"脾气下陷"。临床治疗内脏下垂的病证，常采用健脾益气升提的方法。

4. 主统血　统，即统摄、控制之意。脾主统血，是指脾气有统摄血液在脉内正常运行，防止其溢出脉外的功能。《金匮要略编注·下血》说："五脏六腑之血，全赖脾气统摄。"

脾统血的作用是通过气的摄血功能而实现的，实际上是气对血液统摄作用的具体体现。脾主运化，为气血生化之源，脾运化的水谷精微是气血生成的主要物质基础；而气为血之帅，气既能推动血液运行，又能统摄血液，使之在脉管内正常循行。因此，脾气健运，水谷精微化源充足，气生有源，气旺则气的固摄作用亦强，血液则能循脉运行而不溢出脉外。反之，若脾气虚弱，运化无力，气生无源，气衰则气的固摄功能减退，血液失去统摄而溢出脉外，则可导致各种出血，如便血、尿血、崩漏及肌衄等，称为"脾不统血"。

（三）脾的生理特性

1. 脾以升为健　升，有升举向上之意。脾气主升，是指脾气的运动特点以上升为主，脾气以升为健。人体五脏的气机各有升降，心肺在上，在上者其气宜降；肝肾在下，在下者其气宜升；脾胃居中，脾气宜升，胃气宜降，升降相因，共为气机升降之枢纽。五脏之气机升降相互为用，相互制约，从而维持人体气机之升降出入的整体协调。脾气得升，运化健旺，水谷精微源源不断地生成，则气血生化有源，内脏位置保持着相对的稳定；反之，脾气不升，则运化失司，水谷精微下流，而致便溏、泄泻，导致气血生化无源而气血亏虚，甚至发生内脏下垂。所以说"脾宜升则健"（《临证指南医案》）。

2. 脾喜燥恶湿　脾为太阴湿土之脏，胃为阳明燥土之腑。脾喜燥恶湿是与胃喜润恶燥相对而言的。脾之所以有喜燥恶湿的生理特性，是与其运化水液的生理功能分不开的。脾为湿土，与自然界湿气相通，同气相感，故外感湿邪易伤于脾，使脾失健运，而见腹满、纳呆、体困、溏泄等症。脾主运化水湿，无论是外湿困脾，还是脾气虚弱，都可引起水液代谢障碍，致内生湿邪，或湿留成饮，或聚湿生痰，或湿流皮下为水肿，或湿停肠间成溏泄。湿邪易伤脾，脾虚易生湿，故有"脾主湿而恶湿"之说。因燥可胜湿，所以脾病的临床用药，常常以香燥之药健脾以化湿，而慎用滋腻助湿之品；治疗湿病时，往往是祛湿法与理脾法同用，即所谓"治湿不理脾，非其治也"（《医林绳墨·湿》）。

（四）脾的生理联系

1. 脾合胃　脾与胃同属中焦，以膜相连，经络相互属络，构成表里关系。

2. 在体合肉，主四肢肌肉　肌肉古称"分肉""赤肉"。肌肉有主司运动、保护内脏的作用。脾在体合肉，是指脾的运化功能与肌肉的壮实及其功能的发挥有着密切的联系，即《素问·痿论》说的"脾主身之肌肉"。脾与肌肉的关系主要体现在两个方面：一是脾化生精气以充养肌肉。全身的肌肉，都有赖于脾胃运化的水谷精微和津液的营养滋润，才能丰满壮实，并发挥其运动的功能。所以，脾的运化功能正常，肌肉营养供应充足，则肌肉发达，丰满健壮，活动有力。若脾的运化功能失常，水谷精微及津液的生成和转输障碍，肌肉得不到水谷精微及津液的营养和滋润，则瘦弱无力，甚至痿废不用。二是肌肉运动能促进脾胃纳运。适度运动，有促进脾胃受纳、运化的作用。若过度安逸，缺乏必要的运动，则脾胃功能呆滞，可见纳少、腹胀、虚胖等症。

四肢与躯干相对而言，为人体之末，故又称"四末"。四肢主要由肌肉、筋脉、骨骼等组成，故同样需要脾胃运化的水谷精微及津液的营养和滋润，以维持其正常的生理活动，故称"脾主四肢"。脾气健运，输送的营养充足，则四肢活动轻劲，灵活有力。若脾失健运，气血津液化生无源，四肢营养不足，则可见四肢倦怠无力，甚至痿弱不用。

3. 开窍于口，其华在唇　口，即口腔，为消化道的最上端，下连食管，具有进饮食、磨谷物、知五味、泌津液、助消化的功能。脾开窍于口，是指人的食欲、口味与脾的运化功能密切相关。食物经口咀嚼后，便于胃的受纳和腐熟。脾的经脉"连舌本，散舌下"。舌又主司味觉，因此，食欲和口味都可反映脾的运化功能正常与否。脾气健旺，则食欲旺盛，口味正常，正如《灵枢·脉度》所说的"脾气通于口，脾和则口能知五谷矣"。若脾失健运，则可见食欲不振，口淡乏味；脾虚生湿，则可见纳呆、口腻、口甜；脾胃有热，则易生口疮、口糜之症。

脾之华在唇，是指口唇的色泽可以反映脾气的盛衰。脾为气血生化之源，主肌肉，开窍于口，而口唇由肌肉构成，也要依赖脾所化生的气血濡养。所以口唇的色泽不仅是全身气血状况的反映，也是脾运化水谷精微功能状态的反映。若脾气健旺，运化有权，气血生化有源，则口唇红润而有光泽。若脾失健运，气血化源匮乏，则可见口唇淡白少华。

4. 在志为思　思，即思虑，是人体的情志活动或心理活动之一。脾在志为思，是指脾的生理功能与思相关。正常限度内的思虑，是人人皆有的情志活动，对机体的生理活动并无不良影响。《素问·举痛论》说："思则气结。"若思虑太过，或相思不解，就会影响气的运动而导致气机的郁结。由于脾胃为人体气机升降的枢纽，因此，思虑太过，最易妨碍脾胃的运化功能，导致消化吸收输布失常，从而出现不思饮食、脘腹胀闷等症，故《黄帝内经》有"思伤脾"之说。

5. 在液为涎　涎为口津，是唾液中较清稀的部分，由脾化生并转输、布散，故脾在液为涎。涎具有润泽口腔，保护口腔黏膜的作用，在进食的时候分泌增多，有助于食物的吞咽和消磨。在正常情况下，脾气充足，涎液化生适量，上行于口而不溢于口外。若脾胃不和，或脾气不摄，则可导致涎液分泌异常增多，出现口淡乏味、涎流不止等症状。若脾胃阴虚，津生无源，则可使涎液分泌量减少，而见口干舌燥的症状。

6. 脾气与长夏之气相通应　五脏应四时，脾与长夏相通应。夏末秋初（夏至至处暑）为长夏，其时气候炎热，多雨而潮湿。长夏之时，湿气最盛，湿浊之邪最易侵袭机体，损伤脾之阳气，导致脾失健运而出现胸脘痞满、食少倦怠、大便溏薄、舌苔滑腻等症状。临床常以芳香化浊、醒脾祛湿之法治疗。

ER-2-5

五脏之脾
思维导图

四、肝

肝，五行属木，阴阳属性为"阴中之阳"，与自然界春气相通应。肝的生理特性是主升、主动，喜条达而恶抑郁，故称之为"刚脏"。《素问·灵兰秘典论》把肝喻为"将军之官"。

肝的主要生理功能是主疏泄、主藏血。肝与胆相表里，在体合筋，其华在爪，开窍于目，在志为怒，在液为泪。

（一）肝的解剖形态

肝位于腹腔，横膈之下，右胁之内。肝分左右两叶，其色紫赤，下附有胆。《十四经发挥》说："肝之为脏……其脏在右胁，右肾之前，并胃贯脊之第九椎。"《难经》说："肝……左三叶，右四叶，凡七叶……胆在肝之短叶间。"

（二）肝的生理功能

1. 主疏泄　疏，即疏导、开通之义；泄，有发泄、发散之义。肝主疏泄，是指肝具有疏通、调畅全身气机，使之通而不滞、散而不郁的作用。肝主疏泄功能主要表现在调畅气机、调节情志、促进脾胃消化、促进血液运行和水液输布、调节生殖功能五个方面。

（1）调畅气机：气的升降出入运动是人体生命活动的基本形式。人体的脏腑经络、形体官窍、气血津液等，都有赖于气的升降出入运动的协调与平衡。由于肝的生理特点是主升、主动、主散，因此肝具有疏通、调畅的功能。肝的正常疏泄作用，可使气的运行通而不滞，散而不郁，从而维持着全身气机的疏通与畅达，保持着全身各脏腑经络之气的升降出入运动的平衡。在正常生理情况下，肝气升发、柔和、条达、舒畅，既不抑郁，也不亢奋，保持气机调畅，气血和调，经络通利；脏腑、形体、官窍等的功能活动也稳定有序。肝的疏泄功能失常，称之为"肝失疏泄"，可出现两方面的病理变化。一是肝气的疏泄不及，常因抑郁伤肝，肝气不舒，疏泄失职，气机不得畅达，形成气机郁结的病理变化，称之为"肝气郁结"，临床表现多见闷闷不乐，悲忧欲哭，胸胁、两乳或少腹等部位胀痛不舒等。二是肝气的疏泄太过，常因暴怒伤肝，或气郁日久化火，导致肝气亢逆，升发太过，称之为"肝气上逆"，临床多表现为急躁易怒，失眠头痛，面红目赤，胸胁、乳房胀痛，或血随气逆而致吐血、咯血，甚则猝然昏厥。

（2）调节情志：情志活动，是指人的情感、情绪变化，是精神活动的一部分。人体的精神情志活动，除由心所主宰外，也与肝的疏泄功能密切相关。这是因为情志活动的物质基础是气血，正常的情志活动，依赖于气血的正常运行。肝能调畅气机，贮藏血液，因此肝的疏泄功能正常，是保证气机调畅、气血和调的一个重要因素，所以说肝能够调畅情志。肝的疏泄功能正常，肝气条达舒畅，气血和调，表现为精神愉快，心情舒畅，思维敏捷。若肝失疏泄，气机不调，就可引起精神情志活动的异常，主要表现为抑郁和亢奋两个方面。一是肝气疏泄不及，气机不畅，可出现郁郁寡欢、闷闷不乐、多愁善虑、喜太息等症；二是肝气疏泄太过，肝气上逆，可出现性情急躁、烦躁发怒、面红目赤、头痛头胀等症。反之，情志活动异常，又可导致气机的失调，如"怒则气上，喜则气缓，悲则气消，恐则气下……惊则气乱"（《素问·举痛论》）。由此可见，肝的疏泄功能失常，可引起情志活动的异常；而强烈或持久的情志刺激，亦可影响肝的疏泄功能，导致气机郁结或肝气上逆的病理变化。

（3）促进脾胃消化：肝对脾胃的消化吸收功能具有促进作用，主要体现在调节脾胃气机和分泌排泄胆汁两个方面。

调节脾胃气机：脾主运化，其气主升；胃主受纳，其气主降。脾升胃降协调平衡，才能保证饮食物的消化吸收正常进行。而肝的疏泄功能可使全身气机疏通畅达，既可以助脾之运化，使清阳之气升发，水谷精微上归于肺；又能助胃之受纳腐熟，促进浊阴之气下降，使食糜下达于小肠，从而协调脾胃气机的升降平衡，保证了消化吸收功能的正常运行。若肝的疏泄功能失常，犯脾伐胃，必致脾胃气机升降失常。肝气犯脾，称之为"肝脾不调"或"肝脾不和"，导致脾气不升，脾失健运，食谷不化，临床可出现胸胁胀满、腹胀腹痛、肠鸣腹泻等症。肝气犯胃，称之为"肝胃不和"，导致胃失受纳和降，临床可出现胸胁脘腹胀满或疼痛、嗳气、恶心呕吐、泛酸等症。

分泌排泄胆汁：胆位于肝之短叶之间，与肝相连。胆囊内贮藏胆汁，胆汁泄于肠中，以助食物的消化吸收。胆汁来源于肝，由肝之余气所化生，而胆汁泄于小肠，亦有赖于气机的调畅。所以胆汁的分泌与排泄，都与肝的疏泄功能密切相关。肝的疏泄功能正常，则胆汁能正常有序地分泌和排泄，从而有助于饮食物的消化吸收。若肝失疏泄，则胆汁郁滞或胆气上逆，可导致脾胃的消化吸收障碍，临床可见胁下胀满疼痛、口苦、纳呆、厌食油腻、腹胀腹痛，甚至出现黄疸等症。

（4）促进血液运行和水液输布：气能行血，气能行津，气的推动作用是血液运行和水液输布的动力，气机的调畅是正常血液循行和水液代谢的保证。肝的疏泄能调畅气机，使全身脏腑经络之气的运行畅达有序。气机调畅，血液运行则畅达而无瘀滞；肺之输布水津、脾之运化水湿、肾之蒸化水液功能健旺，三焦水道通利，则无聚湿生痰化饮之患。反之，若肝气失疏，气机郁结，则血行障碍，瘀滞停积而为瘀血，或胸腹刺痛，或为肿块，在女子可见经行不畅、痛经、闭经等；若肝气逆乱，可致血不循经，出现咯血、呕血，在女子可见月经过多、崩漏不止等。肝失疏泄，又可导致三焦气化不利，使津液的输布代谢出现障碍，形成痰湿、水饮、鼓胀等病证。肝促进血液运行和水液输布的作用，是临床上理气活血法和理气治水法的理论依据。

（5）调节生殖功能：女子的排卵与月经，男子的排精与生殖功能，与肝的疏泄作用有密切关系。肝主疏泄的这一生理作用，是通过调理冲任二脉和调节精室来实现的。

调理冲任：妇女的经、带、胎、产等特殊的生理活动与诸多脏腑密切相关，但与肝脏的关系尤为密切，故有"女子以肝为先天"之说。冲为血海，任主胞胎，冲任二脉与女性生理功能密切相关。而冲任二脉与足厥阴肝经相通，隶属于肝，所以肝主疏泄，调畅气机，又可调理冲任二脉的生理活动。肝的疏泄功能正常，足厥阴肝经之气调畅，则任脉通利，太冲脉盛，月经按时而下，带下分泌正常，妊娠孕育和分娩顺利。若肝失疏泄，则可致冲任二脉失调，气血不和，从而导致月经、带下、胎产之疾，以及性功能异常和不孕等。

调节精室：精室为男子藏精之所。男子精液的正常排泄，是肝肾二脏共同作用的结果，正如《格致余论·阳有余阴不足论》所说"主闭藏者肾也，司疏泄者肝也"。肝的疏泄作用与肾的闭藏作用相反相成，协调平衡，则精室开合有度，精液排泄有节，保证了男子的性功能和生殖功能的正常。若肝的疏泄功能失常，常导致精室的藏泄失度。如肝失疏泄，气机郁结，则精关不利，表现为精少或排精不畅。若肝郁日久化热，相火妄动，疏泄太过，又可发生遗精、早泄、不育等性功能或生殖功能异常。

2. 主藏血　肝藏血，是指肝具有贮藏血液、调节血量及收摄血液的功能。肝藏血的生理功能表现在以下三个方面。

（1）贮藏血液：血化生于脾，受藏于肝，肝脏是人体贮藏血液的主要器官，故古人称肝为"血库""血海""血之府库"等。肝贮藏血液的作用，可体现在两个方面：一是肝脏储备大量的血液，以供机体各脏腑组织的需要，如《素问·五脏生成》说："肝受血而能视，足受血而能步，掌受血而能握，指受血而能摄。"肝藏血也是精神情志活动的物质基础，故《灵枢·本神》说"肝藏血，血舍魂"。肝血也是女子经血之源，肝血充足，则冲脉血液充盛，从而保证了月经的按时来潮。二是肝中所藏血液能够涵养肝脏本身，保持肝体柔和，阴阳平衡。肝血为阴，可以制约肝的阳气，防止其升动太过，使之冲和畅达，从而维持肝的阴阳平衡，发挥其正常的疏泄功能。若肝的阴血不足，不能制约肝的阳气升动，则易导致肝阳亢逆失制，出现肝阳上亢、肝火上炎，甚则肝风内动等病理变化。

（2）调节血量：肝贮藏充足的血液，可根据机体各部分组织器官活动量的变化而调节循环血量，从而保证正常生理活动的需求。在正常情况下，人体各部分血量是相对恒定的，但随着机体活动量的增减、情绪的变化、外界气候的变化等因素，人体各部分的血量也会随之而改变。这种变化是通过肝的藏血和疏泄功能实现的。当机体活动剧烈或情绪激动时，人体各部分所需的血量就相应增加，此时肝脏就通过肝气的疏泄作用，将所贮存的血液向外周输送，以供机体活动之所需。当机体处于安静休息状态或情绪稳定时，机体外周对血液的需求量相对减少，此时部分血液就归藏于肝。《素问·五脏生成》说："人卧血归于肝。"王冰注解说："肝藏血，心行之，人动则血行于诸经，人静则血归于肝脏。何者？肝主血海故也。"

（3）收摄血液：肝藏血之"藏"，还有约束、固摄之义。《图书编》说："肝者凝血之本。"《卫生宝鉴》说："夫肝摄血者也。"肝具有收摄血液、主持凝血、防止出血的功能。肝的这种作用是通过肝气与肝血来实现的。肝气属阳，能固摄血液，以防止其溢于脉外而发生出血；肝血属阴，阴主凝聚，使出血之时能迅速凝固。因此，只有在肝的气血调和、阴阳协调的状态下，才能发挥正常的凝血功能而防止出血。

肝的藏血功能失常，可出现两个方面的病变：一是藏血不足，即肝血不足。由于血液亏虚，不能调节血量，从而不能满足机体各部分活动的需求，导致血虚失养的病理变化。如肝体失于血养，失其柔和之性，阴不制阳而致肝阳上亢，可见急躁易怒、眩晕耳鸣等；神失肝血濡养，则心神失宁，出现失眠、多梦等；目失血养，可见两目干涩昏花，或夜盲；筋失血养，可见筋脉拘急、四肢屈伸不利、肢体麻木等。妇人肝血不足，可使血海空虚，冲脉失养，而见月经量少，色淡，甚至闭经等。二是藏血失职，即肝不藏血。临床可见吐血、衄血、妇女月经量多，甚至崩漏等各种出血症。导致肝不藏血的病机大致有三：一是肝气虚弱，收摄无力；二是肝阴不足，肝阳偏亢，血不得凝而出血不止;三是肝火亢盛,灼伤脉络,迫血妄行。

肝主疏泄功能与肝藏血功能密切相关,两者相辅相成,相互为用。肝主疏泄关系到人体气机的调畅,肝主藏血关系到血液的贮藏和调节,故两者的关系体现为气与血的和调。肝主藏血,血能养肝,肝体柔和,肝阳不亢,疏泄功能才能正常;肝主疏泄,气机调畅,则血能正常地归藏和调节,藏血功能才能正常。在病理上,肝血不足或肝不藏血与肝失疏泄常常也是相互影响,如肝的疏泄功能减退,肝气郁滞,可导致血瘀证;气郁化火,迫血妄行,或肝气上逆,血随气逆,可见吐血或妇女崩漏等出血证。反之,肝血不足,濡养宁静作用减退,也可导致肝气的升发太过,甚或引起阳亢风动等病变。

(三)肝的生理特性

1. 肝为刚脏主升发　刚,即刚强躁急之义。肝为刚脏,是指肝气主升主动,具有刚强躁急的生理特性。肝在五行中属木,在季节为春,春季万物生长,生机勃勃;肝主升主动,具有升发阳气,调畅气机的功能,故肝气喜条达而恶抑郁,其气宜保持柔和舒畅。肝其性刚烈,肝气易郁、易逆;肝阳易亢,易化火化风;肝气最易横逆欺凌他脏;情志抑郁或多怒最易伤肝,肝病者又最易生怒。故《素问·灵兰秘典论》以"将军之官"来形容其勇猛刚烈、性急好动的特点。肝主升发之特性,决定了肝的病变以升泄太过为多见,临床表现为肝阳上亢、肝气上逆的病理变化,故前人有"肝阳肝气常有余"之说。

2. 肝体阴而用阳　体,指肝的本体;用,指肝的功能。肝体阴柔,内藏阴血,故肝体属阴;肝主疏泄,主升主动,性喜条达,气常有余,又易化火生风,故其用为阳。"肝体阴而用阳"高度概括了肝的主要生理病理特征。生理情况下,肝藏血,体得阴柔则用能阳刚;肝疏泄,用能阳刚则体能阴柔。病理情况下,肝阴肝血常不足,肝阳肝气常有余。所以肝体阴柔对维持正常肝用,防止其刚暴太过有重要作用。临床治疗肝病,应以顾护肝之阴血为要,"用药不宜刚而宜柔,不宜伐而宜和"。

(四)肝的生理联系

1. 肝合胆　胆附于肝,经络相互属络构成表里关系。

2. 在体合筋,其华在爪　筋即筋膜,包括肌腱和韧带,附着于骨而聚于关节,是连结关节、肌肉,主司关节运动的一种组织。筋的弛张,能使关节活动自如。肝之所以主筋,是因为全身筋膜的功能,均赖肝血的濡养才能正常发挥,即《素问·阴阳应象大论》所称"肝生筋"。肝血充盈,筋膜得其濡养,筋力强健则关节运动灵活有力,耐受疲劳,并能较快地恢复,故又称肝为"罢极之本"。若肝血不足,筋膜失于濡养,则表现为筋力不足,动作迟缓,不耐疲劳等。肝血不足,血不养筋,还可出现手足震颤、肢体麻木、屈伸不利等症状,称之为"血虚生风"。若邪热过盛,燔灼肝之筋脉,耗伤肝之津血,使筋失滋养,则可出现手足震颤、抽搐,甚至角弓反张等症状,称之为"热极生风"。故《素问·至真要大论》说:"诸风掉眩,皆属于肝。"

爪,即爪甲,包括指甲和趾甲,是筋的延续,故有"爪为筋之余"之说。爪甲亦有赖于肝血的濡养,因而肝血的盛衰,可影响爪甲的荣枯。故通过观察爪甲的荣枯,可以测知肝血的盛衰,所以说肝其华在爪。肝血充足,则爪甲坚韧明亮,红润而有光泽;若肝血不足,则爪甲软薄,枯而色夭,甚则变形、脆裂。

3. 开窍于目　目,即眼睛。目为视觉器官,具有视物功能,故又称"精明"。目之所以具有视物功能,全赖肝血的濡养和肝气的疏泄。《灵枢·经脉》说:"肝足厥阴之脉……连目系。"肝之经脉上连目系,肝之气血正是循此经脉上注于目,使其发挥视觉作用,正如《灵枢·脉度》所说:"肝气通于目,肝和则目能辨五色矣。"肝血充足,肝气调和,则眼睛视物清楚,眼球活动灵活。在病理情况下,肝病往往反映于目,如肝血不足,目失所养,则可导致两目干涩、视物不清,甚或夜盲、目眩等症;肝经风热,则目赤痒痛;肝阳上亢,则头晕目眩;肝风内动,则可见目睛上吊、两目斜视等症。正是由于肝与目在生理病理上有如此密切的联系,所以临床上治疗目疾,主要以治肝为主，体现了整体与局部的统一。

4. 在志为怒　怒是人们在情绪激动时的一种负面情志变化。怒的情志活动以肝血为基础，并与肝之疏泄升发密切相关。适度有节之怒，往往有疏展肝气之效，但过怒属于一种不良的精神刺激，对健康有害。怒又分暴怒和郁怒，暴怒对机体的主要影响是"大怒伤肝""怒则气上"（《素问·举痛论》），导致肝气升发太过，临床表现为烦躁易怒、激动亢奋等，甚至血随气逆，发生呕血、咯血，或中风昏厥等。郁怒不解，则易致肝气郁结，表现为心情抑郁、闷闷不乐等。反之，肝血不足，不能涵养肝体，或肝阴不足，致肝阳偏亢，则稍有刺激，即易发怒。如《素问·脏气法时论》说："肝病者，两胁下痛引少腹，令人善怒。"临床辨证属暴怒者，当以平肝降逆为治；属郁怒者，当以疏肝解郁为治。

5. 在液为泪　肝开窍于目，泪从目而出，故说泪为肝之液。泪有濡养、滋润眼睛，保护眼睛的功能。正常情况下，泪液的分泌，只是濡润而不外溢。在病理状态下，则可见泪液分泌异常，如肝血不足时，泪液分泌减少，可见两目干涩；肝经风热时，可见目眵增多、迎风流泪等。

6. 肝气与春气相通应　在自然界中，春季为四季之始，阳气生发之时，万物以荣，自然界生机勃勃。肝主疏泄，主升主动，肝气在春季最为旺盛，故肝与春气相通应。在病理上，因春三月为肝木当令之时，而肝主调畅情志，与人的精神情志活动关系密切，故精神情志病变好发于春季。同时，春季温暖多风，人体之肝气亦应之而旺，故素体肝气偏旺、肝阳偏亢或脾胃虚弱之人，在春季最易发病。在养生方面，人的精神、饮食、起居都必须顺应春气的生发和肝气的条达之性，保持情志舒畅，力戒暴怒忧郁；注意体育锻炼，以舒展形体，从而保证机体内阳气升发，气血畅达。

五脏之肝
思维导图

五、肾

肾，五行属水，阴阳属性为"阴中之阴"，与自然界冬气相通应。肾藏先天之精，主生殖，为生命之本源，故称为"先天之本"。肾寓真阴真阳，能资助、促进、协调全身各脏腑之阴阳，故称肾为"五脏阴阳之本"。肾藏精，主蛰，故又称之为"封藏之本"。肾主司全身水液代谢，又被称为"水脏"。

肾的主要功能是藏精，主一身之阴阳，主水，主纳气。肾与膀胱相表里，在体合骨，生髓，通于脑，其华在发，开窍于耳及二阴，在志为恐，在液为唾。

（一）肾的解剖形态

肾位于腰部，脊柱两侧，左右各一。故《素问·脉要精微论》说："腰者，肾之府。"肾外形椭圆弯曲，状如豇豆，其外有黄脂包裹。

（二）肾的生理功能

1. 主藏精　肾藏精，是指肾具有贮存、封藏人身精气的作用。《素问·六节藏象论》说："肾者，主蛰，封藏之本，精之处也。"肾所藏之精包括"先天之精"和"后天之精"，先天之精禀受于父母的生殖之精，后天之精来源于摄入的饮食物。由脾胃运化的水谷精气，以及脏腑生理活动中生化的精气被利用后的盈余部分，皆藏之于肾。故《素问·上古天真论》说："肾者主水，受五脏六腑之精而藏之。"肾藏精，精化为气，通过三焦布散到全身，促进机体的生长、发育和生殖，以及调节人体的代谢和功能活动。《素问·上古天真论》曰："女子七岁，肾气盛，齿更发长。二七，而天癸至，任脉通，太冲脉盛，月事以时下，故有子。三七，肾气平均，故真牙生而长极。四七，筋骨坚，发长极，身体盛壮。五七，阳明脉衰，面始焦，发始堕。六七，三阳脉衰于上，面皆焦，发始白。七七，任脉虚，太冲脉衰少，天癸竭，地道不通，故形坏而无子也。丈夫八岁，肾气实，发长齿更。二八，肾气盛，天癸至，精气溢泻，阴阳和，故能有子。三八，肾气平均，筋骨劲强，故真牙生而长极。四八，筋骨隆盛，肌肉满壮。五八，肾气衰，发堕齿槁。六八，阳气衰竭于上，面焦，发鬓颁白。七八，肝气衰，筋不能动，天癸竭，精少，肾脏衰，形体皆极。八八，则齿发去。"精辟地论述了肾中精气由未盛到逐渐充盛、由充盛到逐渐衰减继而耗竭的演变过程。

肾中精气，具有促进生长发育、促进生殖繁衍及促进血液生成等生理功能。

（1）促进生长发育：机体生、长、壮、老、已的自然规律，与肾精的盛衰密切相关。"女子七岁，肾气盛，齿更发长；二七而天癸至，任脉通，太冲脉盛，月事以时下，故有子；三七，肾气平均，故真牙生而长极；四七，筋骨坚，发长极，身体盛壮；五七，阳明脉衰，面始焦，发始堕；六七，三阳脉衰于上，面皆焦，发始白；七七，任脉虚，太冲脉衰少，天癸竭，地道不通，故形坏而无子也。丈夫八岁，肾气实，发长齿更；二八，肾气盛，天癸至，精气溢泻，阴阳和，故能有子；三八，肾气平均，筋骨劲强，故真牙生而长极；四八，筋骨隆盛，肌肉满壮；五八，肾气衰，发堕齿槁；六八，阳气衰竭于上，面焦，发鬓颁白；七八，肝气衰，筋不能动，天癸竭，精少，肾脏衰，形体皆极；八八，则齿发去。"人从幼年开始，肾精逐渐充盈，则有齿更发长的生理现象。到了青壮年，肾精进一步充盛，机体也随之发育到壮盛期，则真牙生长，身体壮实，筋骨强健。待到老年，肾精亏虚，形体也逐渐衰老，全身筋骨运动不灵活，齿摇发脱，老态龙钟。由此可见，肾精为人体生长发育之根本，如肾精亏少，小儿则发育迟缓，筋骨痿软；成人则未老先衰，齿摇发落。临床通过补肾益精，可以治疗小儿生长发育障碍，同时补肾益精也是延缓衰老和治疗老年性疾病的重要方法。

（2）促进生殖繁衍：肾精是胚胎发育的原始物质，它还能促进生殖功能的成熟。女子"二七，而天癸至，任脉通，太冲脉盛，月事以时下，故有子……七七，任脉虚，太冲脉衰少，天癸竭，地道不通，故形坏而无子也"，丈夫"二八，肾气盛，天癸至，精气溢泻，阴阳和，故能有子……七八，肝气衰，筋不能动，天癸竭，精少……"从幼年开始，肾中精气逐渐充盛，到了青春期，肾精可化生一种叫作"天癸"的精微物质，天癸具有促进人体生殖器官发育成熟和维持人体生殖功能的作用。由于天癸的作用，男子产生精液，女子则月经按时来潮，性功能逐渐成熟，具备了生殖能力。人从中年进入老年后，肾精也逐渐衰少，天癸生成亦随之减少，逐渐耗竭，生殖能力也会逐渐下降，直至消失。由此，肾精对生殖功能起着决定性的作用，为生殖之本。如肾藏精功能失常，导致生殖功能低下，表现为男子不育，女子不孕。

（3）促进血液生成：肾藏精，精生髓，髓可生血，肾精能化而为血，参与血液的生成，故有"血液之源在于肾"之说。补肾益髓生血，是临床上治疗血虚证常用的有效方法之一。

2. 主一身之阴阳　肾藏精，精能化气，由肾精化生之气，即肾气。肾精和肾气同属肾中精微物质，精散而为气，气聚而为精，精与气在不断的转化之中，是同一物质的不同存在状态，故常"精气"并称。

肾精属阴，肾气属阳。肾中阴阳犹如水火一样内寄于肾，故肾有"水火之宅""水火之脏"之称。

肾阴，又称元阴、真阴、真水，为人体阴液之根本，是肾脏功能活动的物质基础，对机体各脏腑组织起着滋养、濡润作用。

肾阳，又称元阳、真阳、真火，为人体阳气之根本，是肾脏功能活动的动力，对机体各脏腑组织起着推动、温煦作用。

肾主一身之阴阳，肾阴肾阳被视为五脏阴阳的根本。肾推动和调节全身脏腑气化的功能，是通过肾中精气所化生的肾阴肾阳来实现的。五脏之阴，非肾阴不能滋；五脏之阳，非肾阳不能发。所以肾阴足，全身诸脏之阴皆足；肾阳旺，全身诸脏之阳皆旺。生理状态下，肾阴肾阳是相互制约、相互依存的，以维持人体阴阳的和谐与平衡。若这一平衡状态遭到破坏，则会导致阴阳失调的病变。如果肾阴不足，失于滋养及濡润，则虚火内生，可见五心烦热、潮热盗汗、男子遗精、女子梦交等；肾阳不足，推动和温煦功能衰减，则可出现精神疲惫、腰膝冷痛、形寒肢冷、小便不利或频数、男子阳痿早泄、女子宫冷不孕等。在病理状况下，肾阴肾阳也可相互影响，肾阴虚发展到一定程度可以累及肾阳，肾阳虚发展到一定程度也可伤及肾阴，导致阴损及阳或阳损及阴的阴阳两虚证。

肾为五脏阴阳之本,肾阴肾阳在推动和调控脏腑功能的过程中起着极其重要的作用。同时,肾之阴阳与其他四脏阴阳之间也存在着相互资助和相互为用的动态关系,如心火(阳)下济肾以助肾阳,即"心肾相交";肺阴与肾阴可相互资生,即"金水相生";脾化生的水谷之精可滋养肾中精气,即"后天滋先天";肝藏之血与肾藏之精可相互资生与转化,即"精血同源""肝肾同源"。所以,肾阴肾阳不足可导致他脏的阴阳亏虚;反之,他脏的阴阳不足也可累及于肾,导致肾的阴阳亏虚,故说"久病及肾"。

3. 主水液 《素问·逆调论》称:"肾者水脏,主津液。"肾具有主持和调节体内水液代谢的功能。人体水液代谢是一个复杂的生理过程,它是在肺、脾、肾、胃、膀胱、大肠、小肠、三焦等脏腑的综合作用下完成的,其中肾起着主宰作用。肾主水的功能是通过肾的气化作用而实现的,具体表现在三个方面:其一,蒸腾气化,升清降浊。肾位于下焦,接纳肺通调水道而下输的水液,肾中阳气蒸腾气化,分别清浊,将清者重新上输于脾肺,再布散于周身;将浊者下注于膀胱,生成尿液排出体外,以清除体内的废浊之液。其二,推动与调节整个水液代谢过程。肾藏精,为元气化生之源,元气具有激发、促进各脏腑功能的作用,肺对水液的宣降、脾对水液的转输、三焦的气化,其动力皆源于肾中精气。其三,肾主开阖。开,是将浊水、废水排出体外;阖,是将机体需要的水液得以保存。同时,其开阖功能还体现在对膀胱贮尿和排尿的控制。

肾是维持水液代谢平衡最重要的器官,尿液的生成与排泄,膀胱的开与阖,均有赖于肾的气化作用来调控。只有肾气的蒸化作用发挥正常,肾阴与肾阳的推动和调控作用协调,膀胱开阖有度,尿液才能正常地生成和排泄。若肾主水的功能失调,气化失司,开阖失度,就会引起水液代谢障碍。若阖多开少,可见尿少、水肿等病变;若开多阖少,则可见小便清长、尿量增多、尿频等病变。

4. 主纳气 纳,即受纳、摄纳的意思。肾主纳气,是指肾具有摄纳肺气,促进其吸清呼浊,从而保持呼吸深度,防止呼吸表浅的作用。人体的呼吸运动,总为肺所主,其中呼气主要依赖肺气的宣发作用,吸气主要依赖肺气的肃降作用。肾中精气为各脏腑生命活动的原动力,肺所吸气的降纳,必须要依赖肾气的摄纳作用才能下归于肾,从而使呼吸保持一定的深度。因此,人体正常的呼吸运动是肺肾两脏功能相互协调的结果,正如《类证治裁》中所说:"肺为气之主,肾为气之根。肺主出气,肾主纳气。阴阳相交,呼吸乃和。若出纳升降失常,斯喘作焉。"肾的纳气功能正常,肺肾两脏协调配合,则呼吸均匀和调,并维持一定的深度。若肾精不足,肾气虚衰,摄纳无权,气浮于上,则会出现呼吸表浅,呼多吸少,动则气喘等病理现象,临床称之为"肾不纳气"。

肾的纳气功能,实际上是肾气的封藏作用在呼吸运动中的具体体现。肾为脏腑之基,肾气为元气之根,肾通过潜藏于内的元气对肺进行激发、推动和摄纳而参与呼吸过程,以保证肺的呼浊吸清功能得以正常。

总之,在肾的上述功能中,藏精是最根本的生理功能。其主生长发育和生殖、主水及主纳气等功能,都是其藏精功能的延伸。肾精化肾气,肾精与肾气主司人体的生长发育和生殖;同时,肾阴与肾阳是其他脏腑阴阳的根本,对脏腑气化具有促进和调节作用,并主司和调节全身的水液代谢;肾气的封藏和摄纳作用,维持着呼吸的深度,以利于气体的交换。

（三）肾的生理特性

1. 肾主封藏 《素问·六节藏象论》曰:"肾者,主蛰,封藏之本,精之处也。"肾主蛰为封藏之本,喻指肾有潜藏、闭藏、封藏之生理特性,是对肾脏生理功能的高度概括。肾的藏精气、寓真阴、涵真阳、主纳气、主生殖、主二便等功能,都是肾主封藏生理特性的具体体现。肾为水火之脏,真阴真阳潜藏于肾中;肾主藏精,肾精宜藏不宜泄;肾藏命火,真火宜潜不宜露。肾主摄纳肺气,为气之根。妇女的月经应时而下,胎儿的孕育,二便的调控,均为肾主封藏的体现。肾的精气越满盈则人体的生机越旺盛,基于这一生理特性,古代医家有"肾无实,不可泻"之观点。若肾的封藏失职,就会发生遗精、滑精、尿多、遗尿、尿失禁、大便滑脱失禁、女子带下不止、崩漏、滑胎等病症。

2. 肾为水火之脏 肾寓真阴真阳，为一身阴阳之根本，为五脏六腑阴阳的发源地。肾阴又称元阴、真阴、真水、命门之水，为人体阴液之本，五脏六腑之阴非此不能滋。肾阳又称元阳、真阳、真火、命门之火，为人体阳气之本，五脏六腑之阳非此不能发。肾阴充则全身各脏腑之阴亦充，肾阳旺则五脏六腑之阳亦旺。肾的阴阳亏虚可累及五脏，五脏所伤亦"穷必及肾"。在临床常见的内伤疾病中，阴阳偏衰所致的寒热病理变化，多为肾之阴阳失调所致，治疗时必须求之于本，从调整肾阴肾阳入手，如王冰所言："益火之源，以消阴翳；壮水之主，以制阳光。"

（四）肾的生理联系

1. 肾合膀胱 肾下通于膀胱，经络相互属络，构成表里关系。

2. 在体合骨，生髓通于脑 《素问·阴阳应象大论》说："肾生骨髓。"《素问·痿论》亦说："肾主身之骨髓。"肾主藏精，精能生髓，髓居骨中，称为骨髓。骨骼的生长、发育、修复，均赖骨髓的充盈及其所提供的营养，所以《素问·六节藏象论》说肾"其充在骨"。肾精充足，则骨髓充盈，骨骼得到髓的滋养而坚固有力；反之，若肾精不足，骨髓空虚，骨骼失养，则会引起骨骼发育不良，如小儿囟门迟闭，骨软无力；老年人则骨质脆弱，易于骨折，骨折后也不易愈合。

髓有骨髓、脊髓和脑髓之分，三者均为肾中精气所化生。因此，肾精的盛衰，不仅影响骨骼的发育，而且也影响脊髓和脑髓的充盈。脊髓上通于脑，髓聚成脑，故《黄帝内经》有"脑为髓之海"之说。可见，脑的生理功能虽然统属于心，但与肾有密切联系。因此，肾精充足，髓海得养，脑的发育就健全，表现为思维敏捷，记忆力强，视觉、听觉灵敏，精力充沛；若肾精不足，髓海空虚，脑失所养，则可出现精神萎靡，思维迟钝，记忆力及视觉、听觉减退等症状，临床上常采用补肾填精法治疗。

"齿为骨之余"，齿与骨同出一源，也赖肾中精气所充养。肾精充沛，则牙齿坚固而不易脱落；若肾中精气不足，小儿可见牙齿生长迟缓，成人可见牙齿松动早脱。另外，在温热病中可通过望齿的润燥及有无光泽，来判断肾精及津液的盛衰。

3. 其华在发 发为肾之外候，发的生长与脱落、润泽与枯槁是肾中精气盛衰的反映。发的生长，赖血以养，故有"发为血之余"之说。而精与血是相互滋生的，肾精足则血旺，血旺就能使毛发得到充分的润养。因此，发的营养虽来源于血，但其生机却根于肾。肾精充足，精血旺盛，则头发浓密色黑而有光泽；若肾中精气衰少，则头发变白、枯槁而易脱落。

4. 开窍于耳及二阴 耳是听觉器官，耳的听觉功能灵敏与否，主要与肾中精气的盛衰密切相关。故《灵枢·脉度》说："肾气通于耳，肾和则耳能闻五音矣。"肾中精气充盛，髓海得养，则听觉灵敏，分辨力高；若肾中精气不足，髓海失养，则可出现耳鸣、耳聋等症状。所以，临床上常把耳的听觉变化，作为判断肾中精气盛衰的重要指标之一。人到老年，听力逐渐减退，这是肾中精气自然衰少的缘故。

二阴，即前阴和后阴。前阴是指外生殖器和尿道，有排尿和生殖的作用；后阴是指肛门，有排泄粪便的作用。二阴主司二便，而二便的排泄均与肾有关。尿液的贮藏和排泄虽由膀胱所司，但尿液的生成及排泄必须依赖肾的气化和固摄作用，才能正常完成。若肾之气化和固摄作用失常，则可见尿少、尿闭、水肿或尿频、遗尿、尿失禁等小便异常的病症。大便的排泄，本属大肠传化糟粕的功能，但也与肾气的推动和固摄作用相关。若肾气不足，推动无力则可致气虚便秘，固摄无权则可致大便失禁、久泻滑脱。前阴是人体的外生殖器，其生殖功能与肾中精气密切相关。若肾精肾气不足，可导致人体性器官的发育不良和生殖能力的减退，从而出现男子阳痿、早泄、少精、滑精、遗精及不育等，女子则见性冷漠、月经异常及不孕等病症。

5. 在志为恐 恐，是一种害怕、畏惧的情志活动，与肾的关系密切。《素问·阴阳应象大论》说："在脏为肾……在志为恐。"若肾中精气充盛，封藏有度，则人在受到外界恐惊刺激时，多表现为虽恐而不甚,且能自我调控。若肾中精气不充,封藏失司,则稍遇恐惊就会出现畏惧不安,甚至惶惶不可终日。"恐伤肾""恐则气下",猝恐大恐,或长时恐惧,均可伤肾,致肾气不固,甚至出现二便失禁、滑精等症。

6. 在液为唾　唾,亦称口津,又有"玉液""金津"之称,是唾液中较稠厚的部分,为口腔所分泌,能润泽口腔,辅助食物下咽,并能滋养肾精。古代医家认为,唾为肾精所化,经肾气的推动作用,沿足少阴肾经,从肾向上经过肝、膈、肺、气管,直达舌下之金津、玉液二穴,分泌而出。故《素问·宣明五气》说:"五脏化液……肾为唾。"由于唾源于肾精,应常咽而不吐,以回滋肾精。若多唾、久唾,必耗肾精。古代的导引家多主张以舌抵上腭,让舌下唾液缓缓泌出,待口中津满,然后徐徐咽下,以补养肾精。

唾与涎,虽然都是口腔分泌的液体,但两者有所区别。涎为脾之液所化,出自两颊,质地较清稀;唾为肾精所生,出自舌下,质地较稠厚。临床治疗口角流涎多从脾论治,治疗唾多频出常从肾论治。

7. 肾气与冬气相通应　冬季气候寒冷,霜雪严凝,冰凌凛冽,自然界万物归藏。人体中肾为水脏,藏精,主蛰而为封藏之本,同气相求,故肾气与冬气相通应。因冬季气候寒冷,水气当旺,故肾阳虚病人多于阴盛之冬季发病或病情加重,即所谓"能夏不能冬"。

五脏归纳,见表2-1。

ER-2-7

五脏之肾
思维导图

表2-1　五脏归纳表

		心	肺	脾	肝	肾
比喻		君主之官	相傅之官	仓廪之官	将军之官	作强之官
阴阳属性		阳中之阳	阳中之阴	阴中之至阴	阴中之阳	阴中之阴
五行属性		火	金	土	木	水
与季节相通		通于夏气	通于秋气	通于长夏	通于春气	通于冬气
生理特性		1.为阳脏 2.为五脏六腑之大主	1.主治节 2.为娇脏	1.以升为健 2.喜燥恶湿	1.为刚脏 主升发 2.体阴而用阳	1.主封藏 2.为水火之脏
生理功能		1.主血脉 2.主神志	1.主气司呼吸 2.主宣发肃降 3.主行水 4.朝百脉	1.主运化 2.主化生气血 3.主升清 4.主统血	1.主疏泄 2.主藏血	1.主藏精 2.主一身之阴阳 3.主水液 4.主纳气
生理联系	所藏	神	气	营	血	精
	在体	脉	皮	肉	筋	骨
	在窍	舌	鼻	口	目	耳、二阴
	在液	汗	涕	涎	泪	唾
	在志	喜	悲(忧)	思	怒	恐
	其华	面	毛	唇	爪	发
合腑		小肠	大肠	胃	胆	膀胱

第二节　六　腑

六腑是胆、胃、大肠、小肠、膀胱、三焦的合称。六腑形态多为中空,其共同生理功能是"传化物"，生理特点是"泻而不藏""实而不能满"。饮食物的消化、吸收和排泄过程，是六腑相互为用、密切配合的结果。饮食物入口，经过口腔的咀嚼、吞咽下行入食管，胃有受纳功能，食物经食管入胃，通过胃的初步腐熟，下传于小肠，经小肠的泌别清浊，其清者(精微、津液)由脾吸收，转输于四脏，布散于全身，其浊者(糟粕)下传于大肠，经大肠的传导，形成粪便排出体外。在这个过程中，胆汁适时分泌入肠腔，以助饮食的消化。脏腑代谢产生的浊液，则经三焦注入肾和膀胱，在肾的蒸腾气化作用下，生成尿液，排出体外。

知识链接

七 冲 门

　　饮食物在其消化、吸收及排泄的过程中，必须经过七道关卡，《难经·四十四难》中称其为"七冲门"。其中"唇为飞门，齿为户门，会厌为吸门，胃为贲门，太仓下口为幽门，大肠小肠会为阑门，下极为魄门"。

　　六腑的共同生理功能是传化水谷，因而其气具有通降、下行的特性，正如《素问·五脏别论》所说："六腑者，传化物而不藏，故实而不能满也。所以然者，水谷入口，则胃实而肠虚；食下，则肠实而胃虚。"每一腑都必须适时排空其内容物，才能保持六腑的通畅无阻及功能协调，故说六腑"以通为用，以降为顺"，"通"和"降"要适时适度，太过或不及则会导致疾病发生。

一、胆

　　胆，为六腑之一，又为奇恒之腑。胆属阳属木，与肝相表里。胆的主要生理功能是贮藏、排泄胆汁和主决断，《黄帝内经》称之为"中正之官"。

(一)胆的解剖形态

　　胆位于右胁下，与肝相连，附于肝之短叶间，内藏胆汁。古人认为胆汁是一种精纯、清净的精微物质，称为"精汁"，所以胆有"中精之腑""清净之腑"之名。胆的解剖形态与腑相类，皆属中空有腔的囊状器官，其贮存和排泄的胆汁，可分泌入肠腔，参与饮食物的消化、吸收，故为六腑之一；但胆藏精汁，又与五脏"藏精气"作用相似，所以胆又属于"奇恒之腑"。

(二)胆的生理功能

　　1. 贮藏和排泄胆汁　胆汁由肝所化生，然后进入胆腑贮藏、浓缩，并在肝的疏泄功能作用下，通过胆道排泄入小肠。胆汁具有促进饮食物消化的作用，若肝胆功能异常，胆汁分泌与排泄障碍，就会影响脾胃的消化功能，而出现厌食、腹胀、腹泻等症。若湿热蕴结肝胆，可导致肝失疏泄，胆汁外溢，浸渍肌肤，而出现黄疸。若胆气不利而上逆，可出现口苦、呕吐黄苦水等症状。

　　2. 主决断　胆主决断是指胆在精神意识思维活动过程中，具有促进对事物进行判断，以防御和消除某些精神刺激(如大惊、大恐)的不良影响的功能。正如《素问·灵兰秘典论》所说："胆者，中正之官，决断出焉。"胆气虚弱时，可表现为胆怯、易惊、善恐、失眠、多梦等症状，临床常从胆论治而获效。其实，"胆主决断"功能是大脑精神和思维活动的一部分。

(三)胆的生理特性

　　1. 胆气升发　胆合肝，同属于木，通于春季。《脾胃论》说："胆者少阳春升之气，春气升则万化安，故胆气春升，则余脏从之。"春气主升，万物生长，人与天地相参，胆气升发，犹如春天生发之气，春天生气一来，则万物生长茂盛。胆气升发，可助肝之疏泄，以调畅气机，使脏腑协调，气血调和，经络通利，机体安康。

2. 胆汁宜降　胆属于腑,六腑以通为用,以降为顺。胆贮藏的胆汁,向下排泄于小肠以促进饮食物的消化。胆汁属阴,以下降为顺,若胆气不利,疏泄失司,则胆气横逆,胆汁上溢,可出现胁痛、口苦、呕吐黄水等症状。故临床多以疏肝利胆降逆的方法治疗胆气上逆、胆胃不和、胆汁上扰之证。

二、胃

胃是机体对饮食物进行消化的主要脏器,属阳属土,与脾相表里,主要功能是受纳、腐熟水谷,《黄帝内经》称之为"水谷之海""太仓"。脾胃常被合称为"后天之本"。

(一)胃的解剖形态

胃位于膈下,腹腔上部。胃的外形为屈曲状,分上、中、下三部。上部为上脘,包括贲门;下部为下脘,包括幽门;上下脘之间名为中脘。三个部分统称"胃脘"。贲门上接食管,幽门下接小肠,为饮食出入于胃的通道。

(二)胃的生理功能

1. 主受纳水谷　受纳,是接受和容纳之意。饮食入口,经过食管,容纳于胃,故胃有"太仓""水谷之海"之称。气、血、津液的化生,都源于胃所受纳的水谷,故胃又有"水谷气血之海"之称。胃主受纳功能是胃主腐熟功能的基础,也是整个消化功能的基础。若胃有病变,就会影响胃的受纳功能,而出现纳呆、厌食、胃脘胀闷等症状。

2. 主腐熟水谷　腐熟,是食物经过胃的初步消化,形成食糜的过程。胃把所受纳的水谷进行消磨和腐熟,变成食糜,下传于小肠,通过进一步消化吸收,其精微物质经脾之运化而营养全身。如果胃的腐熟功能障碍,则出现胃脘胀痛、嗳腐泛酸等食滞胃脘症状。

(三)胃的生理特性

1. 人以胃气为本　胃气,是胃的受纳、腐熟水谷功能和脾主运化功能的概括。历代医家非常重视胃气,《素问·玉机真脏论》说:"五脏者皆禀气于胃,胃者五脏之本也。"《脾胃论》强调"人以胃气为本"。脏腑的盛衰,气血的盈亏,主要取决于"胃气"的强弱,胃气强则气血充足,五脏俱盛;胃气弱则气血亏虚,五脏俱衰。胃气关系着人体生命的生死存亡,故有"有胃气则生,无胃气则死"之说。临床上常通过观察"胃气"的强弱来判断疾病的预后。胃气的强弱可从食欲、面色、舌苔和脉象等方面反映出来。能食则胃纳功能旺盛,不能食则胃纳功能衰弱。面色红润,舌苔薄白而润泽,脉象从容和缓,不快不慢,均是有胃气的表现;反之,则胃气弱甚至衰败。治疗用药时必须注意胃气的盛衰,把"保胃气"作为重要的治疗原则,否则"胃气一败,百药难施"(《医宗必读》)。

2. 胃主通降　通,就是通畅;降,就是下降。胃"以降为顺""以通为和",合称为"胃主通降"。胃宜保持通畅下降的运动趋势,主要体现在饮食物的消化和糟粕的排泄过程中。饮食物经食管进入胃中,经胃受纳腐熟后再下传小肠,在这一过程中,胃必须保持"通"的状态,才能使饮食物的运行通畅无阻。脾主升清,胃主降浊。胃的运动特点是"降",即把受纳腐熟的水谷,向下传送于小肠,再经过小肠的泌别清浊,其浊者下移于大肠,然后形成粪便排出体外。"通"与"降"的含义虽然不同,但两者关系非常密切。通,才能降;降,才能保持通,通与降是互为条件、互为因果的。胃主通降又是再一次受纳的前提条件,吐故才能纳新。所以胃失通降,则出现纳呆脘闷、胃脘胀满或疼痛、大便秘结等症;若胃气不降反而上逆,则出现恶心、呕吐、嗳气、呃逆等胃气上逆的症状。

3. 胃喜润恶燥　喜润恶燥是指胃喜于滋润而恶于燥烈的特性。胃为燥土,赖水以济燥,故喜润恶燥。胃喜润而恶燥的特性主要体现在两个方面:一是胃气的通降有赖于胃阴的濡养,胃得阴液柔润方可通降如常;二是胃为阳土,喜润恶燥,而脾为阴土,喜燥恶湿,两者阴阳互济,从而保证了脾升胃降的动态平衡。根据胃喜润恶燥的特性,在治疗胃病时,要特别注意护养胃阴,不可妄施化燥伤阴之药。

三、小　肠

小肠是机体对饮食物进行消化,吸收其精微、下传其糟粕的重要器官,属阳属火,与心相表里。主要功能为受盛化物和泌别清浊,《黄帝内经》称之为"受盛之官"。

(一)小肠的解剖形态

小肠位于腹中,呈纡曲回环叠积之状,是一个中空的管状器官。小肠上端接幽门与胃相通,下端接阑门与大肠相接。

(二)小肠的生理功能

1. 主受盛化物　受盛,即接受,以器盛物之义;化物,即消化食物、化生精微之意。小肠受盛化物的功能主要表现在两个方面:一是小肠受盛由胃下移而来的初步消化的饮食物,起着容器的作用;二是经胃初步消化的饮食物(食糜),在小肠内必须停留一定的时间,以利于小肠对其进一步消化,将水谷分化为可以被机体利用的营养物质和糟粕。

2. 主泌别清浊　泌别,即分别、分清;清,指饮食物中的水谷精微;浊,指食物残渣。所谓泌别清浊,即指经过小肠消化后的饮食物,被分为水谷精微和食物残渣两部分,其中的水谷精微由脾转输,运送到全身,食物残渣则被下输到大肠,所以又称"分清别浊"。小肠在吸收水谷精微的同时,也吸收了大量的水液,故又称"小肠主液"。小肠的泌别清浊功能,与二便的生成密切相关。小肠泌别清浊功能正常,则水液和糟粕各走其道,二便正常。正如《类经·藏象类》中所说:"小肠居胃之下,受盛胃中水谷而分清浊,水液由此而渗入前,糟粕由此而归于后,脾气化而上升,小肠化而下降,故曰化物出焉。"若小肠功能失调,清浊不分,则可出现水谷混杂而下,大便泄泻,而小便短少等病症。根据这一理论,临床上常采用"利小便即所以实大便"的方法治疗此证。

(三)小肠的生理特性——升清降浊

小肠化物而泌别清浊,将水谷化为精微和糟粕,精微赖脾之升清作用而输布全身,糟粕靠小肠的通降功能而下传于大肠。升降相因,清浊分别,小肠则司受盛化物之职。若小肠功能失常,升降紊乱,清浊不分,则可出现腹胀、泄泻之症。

四、大　肠

大肠属阳属金,与肺相表里。主要功能是传导糟粕,《黄帝内经》称之为"传导之官"。

(一)大肠的解剖形态

大肠包括结肠与直肠,居于腹中,呈回环叠积状,为一个管腔性器官,其上口在阑门处与小肠相接,其下端连接肛门。

(二)大肠的生理功能

1. 主传导糟粕　大肠接受由小肠下移的食物残渣,再重新吸收其中多余的水分,使之形成有形的便条,经肛门适时排出体外。大肠发生病变,则传导失常,可出现大便质与量及排便次数的变化,如大便秘结或大便溏泄。若湿热之邪蕴结于大肠,大肠气滞血阻,又会出现腹痛、里急后重、下痢脓血等症。由于"胃主通降""肺主肃降""肾司二便",所以大肠的传导作用,与胃、肺、肾的功能密切相关。胃、肺、肾功能失常,常常引起大肠的传导失司。

2. 主津　大肠在传导由小肠下注的饮食残渣过程中,将其中部分水液再吸收,称为"大肠主津"。如大肠虚寒,无力吸收水液,则水谷杂下,出现肠鸣、腹痛、泄泻等。大肠有热,消铄水液,肠液干枯,肠道失调,又会出现大便秘结等。

（三）大肠的生理特性——通降为用

六腑以通为用,以降为顺,其中尤以大肠为最。大肠不断地承受小肠下移的饮食残渣并形成粪便,最终排出体外。在这个过程中,大肠要始终处于"实而不满"的状态,故其生理特性是以降为顺,以通为用。若大肠传导失司,通降失常,就会导致腑气不通,出现腹痛、腹胀、便秘等症。治疗大肠疾病时,也应以"通降"为治疗法则。

五、膀 胱

膀胱是贮存和排泄尿液的器官,又称"净腑""水府""脬""尿胞"等,属阳属水,与肾相表里。主要生理功能是贮存尿液及排泄尿液,《黄帝内经》称之为"州都之官"。

（一）膀胱的解剖形态

膀胱位于下腹部,居肾之下,大肠之前,为中空囊状器官,外形如锥体形。其上通过输尿管与肾相通,其下通尿道,开口于前阴。

（二）膀胱的生理功能

1. 贮存尿液 尿液为津液所化。人体之津液,经肺、脾、肾等脏腑的共同作用,运行全身,发挥其营养和滋润的生理功能。其代谢后的废水下归于肾,经肾的气化作用,升清降浊,清者重新输送回体内,浊者则气化成尿液,下输于膀胱而贮存。

2. 排泄尿液 尿贮存于膀胱,达到一定容量时,通过膀胱的气化作用,从溺窍排出体外。故《素问·灵兰秘典论》说:"膀胱者,州都之官,津液藏焉,气化则能出矣。"膀胱的气化功能,全赖于肾的气化作用。膀胱气化失司,可出现尿液排泄障碍。如膀胱失其约束,可见尿频、尿失禁及遗尿等;膀胱气化不利,则可引起小便不利、排尿不畅甚至癃闭。故《素问·宣明五气》说:"膀胱不利为癃,不约为遗溺。"

（三）膀胱的生理特性——肾主膀胱开阖

膀胱的开与阖,尿液的藏与泄,是相辅相成的两个功能,膀胱赖其开阖作用,以维持其贮尿与排尿的协调平衡。肾合膀胱,开窍于二阴,膀胱的贮尿和排尿功能全赖于肾的气化和固摄功能。所谓膀胱气化,实际上属于肾的气化作用。若肾气的气化和固摄功能失常,则膀胱的气化与开阖功能也随之失司。若阖多开少,则小便不利或癃闭;若开多阖少,则小便清长、尿频、尿急、遗尿、小便失禁等。所以,膀胱病变多与肾有关,临床治疗小便异常,常从肾论治。

六、三 焦

三焦是中医藏象学说中的一个特有概念,是上焦、中焦、下焦的合称。主要功能是通行元气、运行水液和运行水谷,《黄帝内经》称之为"决渎之官"。

（一）三焦的解剖形态

对于三焦解剖形态的认识,历史上有"有名无形"和"有名有形"之争。即使是有形论者,对三焦的争论,至今尚无统一看法。一般认为三焦是分布于胸腹腔的一个大腑,在人体脏腑中,唯它最大,无与匹配,故称之为"孤府"。正如张介宾所说:"三焦者,确有一腑,盖脏腑之外,躯壳之内,包罗诸脏,一腔之大腑也。"因为中医脏腑概念与西医解剖学的脏器概念不同,所以不应该把三焦与现代解剖学脏器对应,而应该把三焦看作是在生理病理现象的联系上建立起来的一个功能系统。

三焦分为上、中、下三个部分,膈以上为上焦,包括心与肺;横膈以下到脐为中焦,包括脾与胃、肝和胆;脐以下为下焦,包括肾、大肠、小肠、膀胱。

（二）三焦的生理功能

1. 通行元气　元气是人体最根本之气，是生命活动的原动力。《难经·六十六难》说："三焦者，原气之别使也。"元气通过三焦，外达肌肤腠理，内至五脏六腑，充沛于全身，以激发、推动各个脏腑组织的功能活动。所以说，三焦既是元气运行的通道，又是气化的场所。

2. 运行水液　三焦为人体水液运行的主要通道。《素问·灵兰秘典论》曰："三焦者，决渎之官，水道出焉。"决渎，即疏通水道，也就是说三焦有疏通水道、运行水液的功能。全身的水液代谢，是由肺、脾、肾等多个脏腑的协同作用而完成的，但必须以三焦为通道，才能正常地输布与排泄，如果三焦水道不利，则肺、脾、肾输布调节水液的功能将难以实现，所以又把水液代谢的协调平衡作用，称为"三焦气化"。

3. 运行水谷　《难经·三十一难》曰："三焦者，水谷之道路。"三焦具有运行水谷、协助输布精微、排泄废物的作用。其中，上焦有输布精微的功能；中焦有消化吸收和转输水谷精微的功能；下焦有排泄粪便和尿液的功能。

（三）三焦的生理特性

1. 上焦如雾　雾，就是形容轻清的水谷精气弥漫的状态。上焦主宣发敷布，即通过心肺的输布作用，将饮食物的水谷精微布散于全身，若"雾露之溉"，营养滋润全身脏腑组织、肌肤筋骨等。《灵枢·营卫生会》将这一功能形容为"上焦如雾"。临床选用治疗上焦的药物应该质地轻清，才能由胃所在的中焦升至上焦，所以《温病条辨》中有云："治上焦如羽，非轻不举。"

2. 中焦如沤　沤，就是形容水谷被腐熟成为乳糜的状态。中焦有脾、胃、肝、胆，与人体饮食物的消化、吸收密切相关。因此，"中焦如沤"生动地形容了中焦的脏腑消化、吸收、运化水谷精微，生化气血的作用。治疗中焦疾病的口服药物直接入胃，不需升，亦不需降，可直接在中焦发挥作用，所以《温病条辨》提出"治中焦如衡，非平不安"的原则。

3. 下焦如渎　渎，是沟渠、水道的意思，形容浊物不断地向下、向外排泄的状态。下焦主泌别清浊，排泄废物。这种功能主要是指肾与膀胱的排尿作用和肠道的排便作用，故说"下焦如渎"。由于治疗下焦的药物必须向下行，所以《温病条辨》又提出"治下焦如权，非重不沉"的用药原则。

综上所述，三焦是运行元气、水液、水谷的通道，是人体各脏腑生理功能的综合，关系着水谷精微特别是津液的吸收、输布与排泄的全过程，因此又把人体整个水液代谢统称为"三焦气化"。若三焦气化失司，就会导致不同部位的相应脏腑气化不利，如上焦之肺、中焦之脾、下焦之肾与膀胱功能失常，导致水液潴留，而发生小便不利、水肿等症。

此外，三焦还被作为温病的辨证纲领，称为辨证之三焦。三焦辨证的三焦，既不是六腑之一，也不是人体上、中、下三个部位，而是温病发生、发展过程中由浅及深的三个不同病理阶段。

六腑归纳，见表2-2。

表2-2　六腑归纳表

	胆	胃	小肠	大肠	膀胱	三焦
比喻	中正之官	水谷之海	受盛之官	传导之官	州都之官	决渎之官
合脏	肝	脾	心	肺	肾	心包
生理功能	1.贮藏和排泄胆汁 2.主决断	1.受纳水谷 2.腐熟水谷	1.受盛化物 2.泌别清浊	1.传导糟粕 2.主津	1.贮存尿液 2.排泄尿液	1.通行元气 2.运行水液 3.运行水谷
生理特性	胆主升发 胆汁宜降	人以胃气为本 主通降 喜润恶燥	升清降浊	以通降为用	肾主膀胱开阖	上焦如雾 中焦如沤 下焦如渎

第三节　奇恒之腑

脑、髓、骨、脉、胆、女子胞，总称为奇恒之腑。它们贮藏人体精气，形态又多为中空的管腔或囊状器官，似脏非脏，又似腑非腑，故称"奇恒之腑"。《素问·五脏别论》曰："脑、髓、骨、脉、胆、女子胞，此六者，地气之所生也，皆藏于阴而象于地，故藏而不泻，名曰奇恒之府。"奇恒之腑中，除胆以外，都没有表里关系，也没有五行配属关系，但与奇经八脉有关。由于胆及骨、脉在前节中已有叙述，故本节只介绍脑、髓、女子胞。

一、脑

（一）脑的解剖形态

脑居于颅内，上至颅囟，下至风府。脑由髓汇集而成，故《灵枢·海论》说"脑为髓之海"。《素问·五脏生成》说"诸髓者皆属于脑"。脑与脊髓相通，脊髓位于脊椎管内，是精髓升降的道路。

（二）脑的生理功能

对于脑的解剖与功能，《黄帝内经》已有了一些粗略的认识，后世医家对脑的生理功能有许多精辟的论述，包括脑主管人的意识、思维、情感、记忆，以及主司听觉、视觉、嗅觉、言语等功能。

1. 主精神思维　古人对脑主精神思维的功能已有明确的认识。《素问·脉要精微论》曰："头者，精明之府，头倾视深，精神将夺矣。"西汉《春秋元命苞》说："头者，神之居也。"东汉《金匮玉函经》曰："头者，身之元首，人神所注。"隋代《黄帝内经太素》云："头是心神所居。"李时珍在《本草纲目》中更明确提出"脑为元神之府"。清代王清任在《医林改错》中说："灵机记性不在心在脑。"

脑主精神思维的功能正常，则精神饱满，意识清楚，思维灵敏，语言清晰，情志正常；反之，则精神萎靡，思维迟钝，语言错乱，健忘，甚至精神错乱等。

2. 主感觉的接受　古代医家已认识到感觉与脑的联系，并认为视、听、嗅等感觉功能皆归于脑。《灵枢·大惑论》认为目"上属于脑，后出于项中"。若"髓海不足……目无所见"（《灵枢·海论》）。《素问·解精微论》说："泣涕者脑也……故脑渗为涕。"王冰注释为"鼻窍通脑"。明代王惠源的《医学原始》说："五官居于身上，为知觉之具，耳目口鼻聚于首，最显最高，便于接物，耳目口鼻之所导入，最近于脑，必以脑先受其象而觉之，而寄之，而存之也。"清代王清任在《医林改错》中更明确地指出："两耳通脑，所听之声归于脑"，"两目系如线长于脑，所见之物归于脑"，"鼻通于脑，所闻香臭归于脑"，小儿"周岁脑渐生……舌能言一二字"。可见古人已清楚地认识到脑主接受感觉的功能了。

脑主感觉功能正常，则视物精明，听觉及嗅觉灵敏，感觉正常。若功能失常则会出现失聪，视物不明，嗅觉不灵，感觉迟钝。

3. 主运动的支配　《灵枢·海论》说："髓海有余，则轻劲多力，自过其度；髓海不足，则脑转耳鸣，胫酸眩冒，目无所见，懈怠安卧。"可见《黄帝内经》对脑与运动的关系已有初步的认识。脑海充盈，功能正常，则动作灵巧，反应敏捷，肢体刚劲有力；反之，髓海不足，则动作迟钝，反应缓慢，肢体疲软无力，甚至废用。

（三）脑的生理联系

藏象学说的主要特点，是以五脏为中心的整体观。因此把脑的生理功能统归于心，且分属于五脏。认为心主神明，又把神分为神、魂、魄、意、志五个方面，分属于心、肝、肺、脾、肾五脏，即所谓"五神脏"。脑与五脏均有着生理联系，以心、肾、肝最为密切，临床上多从心、肾、肝三脏治疗脑的疾病。

1. 脑与心　"心脑息息相通"（《医学衷中参西录》）。古代医家把心分为血肉之心与神明之心，血肉之心即心脏，神明之心则是脑。心主神明，脑为元神之府，故心脑相通，临床上脑病可从心论治，或心脑同治。

2. 脑与肾　肾藏精，精生髓，脑为髓之海。故肾精充盛则脑髓充盈，肾精亏虚则髓海不足。临床治疗脑病的重要方法之一，就是补肾填精益髓。

3. 脑与肝　肝主疏泄，调畅气机，调节情志；肝又主藏血，而血为神之舍。若肝气调畅，藏血充盈，则气血调和，脑清神聪。反之，肝失疏泄，情志失调，气血逆乱，则可致清窍闭塞，或血溢于脑；肝血不足，脑失血养，可致头晕、头痛、失眠、健忘等。

二、髓

（一）髓的解剖形态

髓为一种膏状物质，有骨髓、脊髓和脑髓之分。骨髓充于骨腔内，脊髓居于脊椎管内，脑髓藏于颅腔内。

（二）髓的生理功能

1. 充养脑髓　脑为髓之海，髓充盈于脑中，以维持脑的生理功能。若肾精不足，不能生髓充脑，就会导致髓海空虚，出现头晕、耳鸣、目眩、健忘等症。

2. 滋养骨骼　髓藏骨中，滋养骨骼。骨骼得到骨髓的充养，则生长发育正常，保持其坚刚之性。若骨髓不充，骨骼失养，小儿则骨骼发育不良，身材矮小；成人则骨骼脆弱易折。

3. 化生血液　肾藏精，精生髓，骨髓可以生血，为血液生化之器。因此可用补肾生髓之法治疗血虚证。

（三）髓的生理联系

骨髓、脊髓和脑髓三者均为肾中精气所化生，因此肾中精气的盛衰，直接影响着髓的生成。骨髓、脊髓、脑髓的病变，临床也多从肾论治。

三、女　子　胞

（一）女子胞的解剖形态

女子胞，即子宫，又称胞宫、子脏、胞脏、子处、血脏等。子宫外形如倒梨，位于小腹部，居膀胱之后，直肠之前，下口与阴道相连。

（二）女子胞的生理功能

1. 主司月经　月经，又称月事、月水、月信，是女性生殖功能发育成熟后，子宫周期性出血的生理现象。月经来源于女子胞。健康女子到了 14 岁左右，肾气充盛，化生天癸，冲任二脉通畅，子宫发育趋于成熟，月经开始按时来潮。到了 49 岁左右，肾气渐衰，天癸竭绝，冲任不通，女性开始进入绝经期。胞宫的形态与功能正常与否，直接影响着女性的月经，所以女子胞有主司月经的功能。

2. 主孕育胎儿　女子胞是孕育胎儿的重要器官。女子受孕之后，胎儿在子宫内生长发育，子宫供给胎儿需要的气血与养料，培育胎儿成熟直至分娩。若肾虚冲任不固，胎失所系，或血虚不足以养胎，气虚不足以载胎，可出现胎动不安或流产。

（三）女子胞的生理联系

女子胞的主要功能是产生月经和孕育胎儿。而月经的产生，胎儿的孕育都有赖于神的调控、气的推动和精血的充养。所以女子胞的生理功能与脏腑、经络、精气血有着密切的联系。在五脏之中,女子胞与肝、肾、脾、心的关系尤为密切。

1. 女子胞与肝　女子以血为本,以气为用。肝为血海,主藏血;肝主疏泄,调节气机,所以女子的经、孕、胎、产、乳无不与气血相关,均依赖于肝的藏血和疏泄功能,故《临证指南医案》说:"女子以肝为先天。"肝血充足,藏血功能正常,则肝血下注,冲脉盛满,血海充盈;肝气条达,疏泄正常,则气机调畅,冲任通利,月经按时来潮。反之,肝血不足,或肝不藏血,或肝失疏泄,均可导致月经紊乱,生殖障碍。

2. 女子胞与肾　肾为先天之本,肾中精气的盛衰,决定着人体的生长发育和生殖功能。肾与女子胞的关系主要体现在天癸的至竭及月经、孕育等方面。天癸是由肾中精气所化生,能促进生殖器官的发育并维持生殖功能。女子青春期,肾精充盈,天癸至,胞宫发育成熟,月经应时来潮,具备了生育能力;进入老年期,肾精衰少,天癸竭,月经闭止,也就丧失了生殖能力。

3. 女子胞与脾　脾主生血、统血,为气血生化之源,经血的化生及经血的固摄与脾密切相关。脾气健旺,化源充足,统摄有权,则月经正常。若脾气虚弱,气血生化失源,则血海亏虚,出现月经量少或闭经;如脾虚不能统血,则可出现月经量多或崩漏。

4. 女子胞与心　心藏神,主司人体的一切生理活动和心理活动。女子胞发生月经和孕育胎儿的功能,都与人的精神情志活动相关,都是受心神的调控。故心神内守,心理活动稳定,心情舒畅,是女子胞按时排经和适时排卵及孕育胎儿的重要条件。心又主司血液的运行和化生,而女子以血为本,故心血充盈以养血脉,心气充沛以行血脉,对女子胞的发生月经和孕育胎儿功能,具有重要的资助和促进作用。

5. 女子胞与经脉　女子胞与十二经脉、奇经八脉均有联系,但以冲、任二脉最为密切。"冲为血海","任主胞宫",二脉同起于胞中,能运行调节气血,以充盈和滋养胞宫,孕育胎儿。如冲任气血衰少或功能失调,就会出现月经不调,甚至不孕等病症。

第四节　脏腑之间的关系

人体是一个统一的有机整体,各脏腑的功能活动不是孤立的。五脏为人体的中心,其与六腑相配合,以精气血津液为物质基础,通过经络的联络作用,在生理上相互协同,相互制约,相互依存,相互为用;在病理上按一定规律相互传变,相互影响。

一、脏与脏之间的关系

五脏一体观,是中医藏象学说的最主要特点。五脏之间,既有相辅相成的协同作用,又有相反的制约作用,从而维持了五大系统间的动态平衡。五脏之间的关系,早已超越了五行生克乘侮的范围。下面从各脏的生理功能及病理变化方面阐释其相互之间的关系。

(一)心与肺

1. 生理　心与肺的关系,主要体现在主持气血、血液运行等方面的相互促进。

(1)心主血,肺主气:血液的运行依靠气的推动作用,而气也需要血液的运载才能输布全身。心与肺相互配合,保证气血的正常运行,维持人体各脏腑、组织的功能活动。

(2)心主血脉,肺朝百脉:心肺同居胸中,胸中宗气贯心脉、司呼吸,宗气是联结心之搏动和肺之呼吸两者之间的中心环节,宗气的盛衰直接影响着心肺两脏的功能。

2. 病理　肺气虚弱,宗气不足,不能辅助心脏推动血液,日久而形成心血瘀阻。心气不足,血液运行不畅,也可影响肺的宣降功能,出现咳嗽、喘息、气促等症。

（二）心与脾

1. 生理　心与脾的关系，主要体现在血液生成的相互依存及血液运行的相互协同两个方面。

（1）心主血，脾生血：脾主运化水谷，其化生的水谷精微通过脾的转输升清作用，上输于心肺，贯注于心脉而化赤为血，两脏共同参与了血液的生成。脾气健运，化源充足，则心血充盈；而心血充盈，脾得濡养，则运化健旺。

（2）心主行血，脾主统血：血液在脉中正常运行，有赖于心气的推动而通畅无阻，依靠于脾气的统摄而不外溢。心气充足，脾气旺盛，推动有力，统摄有权，则血行有序。故血液能正常运行，有赖于心脾之间的协调。

2. 病理　在血液的生成方面，若脾气虚弱，运化失职，则血的化源不足；或脾不统血而致心血亏耗；或思虑过度，耗伤心血，影响脾的健运，均可形成心悸、失眠、食少、肢倦、面色无华等为主症的心脾两虚证。在运行方面，若心气不足，无力行血；或脾气虚损，失于统摄，都可导致血行失常的病理状态，如气虚血瘀证，或气虚失于统摄的出血证等。

（三）心与肝

1. 生理　心与肝的关系，主要体现在血液循行与神志活动两个方面。

（1）心主血，肝藏血：心气推动血液运行，肝贮藏血液和调节血量。王冰注《素问·五脏生成》有"肝藏血，心行之"。血脉充盈，则心有所主，肝有所藏，两脏相互配合，共同维持血液的正常循行。

（2）心主神志，肝调情志：心主宰人体的精神活动，肝调节人体的情志活动，两脏协调一致，才能精神饱满，情志舒畅。

2. 病理　在血液方面，若心血不足则肝血亦常因之而虚，肝血不足则心血亦常因之而损，故临床上常常见到"心肝血虚"之证。在精神情志方面，若心阴不足，虚火内扰，除见心烦、失眠外，亦常兼见急躁、易怒、头晕、目赤等肝病的症状。

（四）心与肾

1. 生理　心与肾的关系，主要体现在心肾阴阳水火互制互济及精血互生、精神互用等方面。

（1）心肾相交：心居于上，属阳，其性属火；肾居于下，属阴，其性属水。根据阴阳、水火的升降规律，位于下者，以上升为顺；位于上者，以下降为和。故心火可以下降于肾，制约肾水，防止肾水过于寒凉；肾水可以上济于心，制约心火，防止心火过于亢盛。心火下降，肾水上升，彼此交通，相互协调，这种关系，称为"心肾相交"，又称"水火既济"。

（2）精血互生：心主血，肾藏精，精血之间可以相互资生。所以，肾精亏损与心血不足常互为因果。

（3）精神互用：心主血，藏神；肾藏精、生髓，通于脑。精是神的物质基础，神是精的外在表现。

2. 病理　心和肾任何一方的阴阳失调，均可导致心肾间"水火既济"的关系破坏，出现相应的病证。若心火独亢于上，不能下交于肾，或肾水亏虚于下，不能上济于心，则可出现心悸、怔忡、心烦、失眠、腰膝酸软等"心肾不交"的症状。若肾阳虚衰，阳虚水泛，则可出现心悸、心慌、水肿等"水气凌心"的表现。若肾阴亏虚，不能制阳，心火上炎，又可出现口舌生疮、口干少津、五心烦热等阴虚火旺的症状。

（五）脾与肺

1. 生理　脾与肺的关系，主要体现在气的生成和水液代谢两个方面。

（1）肺主气，脾生气：脾为生气之源，肺为主气之枢。肺司呼吸而纳自然界清气，脾主运化而化生水谷精气，清气和水谷精气是生成气的主要物质基础。只有肺脾两脏协同作用，才能保证气的生成充沛。

（2）肺主通调水道,脾主运化水液:脾肺二脏均为调节水液代谢的重要脏器。肺气宣降以行水,使水液正常地输布与排泄;脾气运化,散精于肺,使水液正常地生成与输布。两者配合,相互为用,是保证水液正常代谢的重要环节。

2. 病理　脾气虚弱,常可导致肺气不足,而见体倦无力、少气懒言等症;脾失健运,水湿不行,聚而为痰饮,影响肺气的宣降,常出现喘咳痰多等症,所以有"脾为生痰之源,肺为贮痰之器"的说法。反之,肺病日久,也可影响到脾脏,如肺气虚衰,宣降失职,可引起水液代谢不利,以致湿停中焦,脾阳受困,出现水肿、腹胀、便溏等症。

（六）肝与肺

1. 生理　肝与肺的关系,主要体现在气机升降的相反相成、相互协调方面。

肝升肺降:肺居于上焦,为阳中之阴脏,其气肃降;肝位于下焦,为阴中之阳脏,其气升发。肝气以升发为和,肺气以肃降为顺,此为肝肺气机升降的特点。肝升肺降,升降协调,对全身的气机调畅与气血调和,起着重要的调节作用。升降得宜,则气机舒展,气血流行,脏腑安和。

2. 病理　肝肺两脏在病理上可相互影响,如肝气郁结,气郁化火,循经上行,灼肺伤津,出现胁痛、易怒、咳逆、咯血等症,即"肝火犯肺",也称"木火刑金"。相反,肺失清肃,燥热内盛,亦可影响及肝,致肝失条达,疏泄不利,在咳嗽的同时,出现胸胁引痛、头晕头痛、面红目赤等症。

（七）肾与肺

1. 生理　肾与肺的关系,主要表现在水液代谢、呼吸运动及肺肾之阴相互滋养等三个方面。

（1）肾为主水之脏,肺为水之上源:肺在上,主通调水道,为水之上源;肾在下,主水,为水脏。肺的宣降正常,则水道通调;肾的气化正常,则开阖有度。肺肾协调,对人体水液的正常代谢起着重要作用。

（2）肺司呼吸,肾主纳气:人体的呼吸运动,虽然由肺所主,但需要肾的纳气作用来协助。只有肾气充盛,吸入之气才能经过肺之肃降,而下纳于肾,呼吸才会保持平稳而深沉。肺肾相互配合,共同完成呼吸的生理活动。

（3）肺阴肾阴互相资生:肾阴为诸阴之本,肾阴充盛,上滋于肺,使肺阴充足;金为水之母,肺阴充足,下输于肾,使肾阴充盈,故有"金水相生"之说。

2. 病理　肺与肾的功能失职,会造成水液代谢障碍。例如肾阳不足,不能化水,水溢肌肤,不但可以引起水肿,而且水气上迫于肺,出现咳嗽、喘息、不得平卧等。若肾气不足,摄纳无权,气浮于上,或肺气久虚,伤及肾气,而致"肾不纳气",均可出现气喘、呼多吸少等病症。肺阴虚可损及肾阴,肾阴虚则使肺阴失养,故肺肾阴虚往往同时并见,出现颧红、潮热、盗汗、干咳、音哑、腰膝酸软等症。

（八）肝与脾

1. 生理　肝与脾的关系,主要体现在两脏对消化吸收功能,以及血液运行调控的协同作用方面。

（1）肝主疏泄,脾主运化:肝主疏泄,调畅气机;脾胃位于人体中焦,脾升胃降,是气机升降的枢纽,脾胃的气机升降有赖于肝的调节。胆汁由肝所化生,贮藏于胆中,肝通过其疏泄功能,使胆汁适时分泌入肠腔,促进饮食物消化。肝的功能正常,疏泄条达,则脾胃升降有度,运化健全。

（2）肝主藏血摄血,脾主生血统血:肝主藏血,为血之府库;脾主生血,为血之化源。脾气健旺,生血有源,则肝有所藏,贮血充足,调节有度。肝主摄血,能收摄血液,主持凝血;脾主统血,能统摄血液,防止出血。肝脾两脏相互协作,共同维持血液在脉管内的正常运行。

2. 病理　肝气郁结,疏泄失职,就会影响脾胃功能,从而形成"肝脾不和"或"肝胃不和"之证。如大怒之后,出现胸胁胀痛、食欲不振、腹胀、嗳气等症。反之,如脾气不足,运化失司,血液生化乏源,或脾不统血,失血过多,均可累及于肝,形成肝血不足。又如脾失健运,水湿内停,日久蕴而化热,湿热蕴蒸,使肝胆疏泄不利,可发生黄疸。

(九)脾与肾

1. 生理 脾与肾的关系,主要体现在先后天相互资助和水液代谢过程中相互协同两个方面。

(1)肾为先天之本,脾为后天之本:肾主藏精,为先天之本;脾主运化,为后天之本。脾阳要依靠肾阳的温煦才能发挥其运化功能;肾的精气也有赖于脾气化生的水谷之精的充养,才能保持充盈。脾与肾,两者相互资助,相互促进,即所谓"先天促后天,后天滋先天"。

(2)脾主运化水液,肾主水液代谢:脾气运化水液功能的正常发挥,须赖肾气的蒸化和肾阳的温煦作用的支持;肾主水液输布代谢,又须赖肾气及脾阳的协助,即所谓"土能制水"。脾肾两脏相互协作,共同完成水液的新陈代谢。

2. 病理 肾阳不足,不能温煦脾阳,或脾阳久虚,进而损及肾阳,最终均可导致腹部冷痛、下利清谷、五更泄泻、水肿等脾肾阳虚证候的发生。

知识链接

五 更 泻

五更泻,见于《张氏医通·大小府门》,又名鸡鸣泄、肾泄。主要是由脾肾阳虚所致,多见于中老年人。黎明之前,阴气盛,阳气未复,脾肾阳虚者,胃关不固,隐痛而作,肠鸣即泻;泻后腑气通则安;肾亏则腰膝酸冷,脘腹畏寒,形寒肢冷,四肢不温;肾阳虚衰,命门火衰,温煦无力,小便清长,夜间尿频;舌质淡,舌体胖有齿印,脉沉细无力,均为脾肾阳虚之征。病人除注重腹部保暖、忌食生冷食物外,应用食疗方法亦可收到满意效果。

(十)肝与肾

1. 生理 肝与肾的关系,主要体现在精血同源、阴阳承制及藏泄互用等方面。

(1)精血同源:肝藏血,肾藏精,精血相互滋生。肾精依赖肝血的不断补充,肝血又依赖肾精的滋养。精能生血,血能化精,肝血与肾精可以相互资生、相互转化,因此称"精血同源",又称"肝肾同源""乙癸同源"。

(2)阴阳承制:肝肾同属下焦,肝肾的阴阳相互资助,相互制约。肾阴能涵养肝阴,制约肝阳,防止其亢逆;肾阳资助肝阳,共同温煦肝脉,可防肝脉寒滞。肝肾阴阳之间互制互用,维持着肝肾之间的阴阳平衡。

(3)藏泄互用:肝主疏泄,肾主封藏,两者之间存在着相互为用、相互制约的关系。肝气疏泄可使肾气闭藏开阖有度,肾气闭藏可防肝气疏泄太过。疏泄与封藏,相反而相成,从而调节女子的月经来潮、排卵和男子的排精。

2. 病理 肾精亏损,可导致肝血不足;反之,肝血不足,也可引起肾精亏损。另外,肾阴不足,不能滋养肝阴,阴不制阳而导致肝阳上亢,出现眩晕、头痛、急躁易怒等症,称为"水不涵木";反之,肝阳妄动化火,也可下劫肾阴,造成肾阴不足,出现烦热、盗汗、男子遗精、女子月经不调等症。

二、腑与腑之间的关系

胆、胃、大肠、小肠、三焦、膀胱的功能各不相同,但其共同的生理功能是"传化物",即所谓"六腑者,所以化水谷而行津液者也"(《灵枢·本脏》)。故腑与腑之间的关系,主要体现在饮食物的消化、吸收和排泄的过程中,它们相互联系,密切配合。

（一）生理

饮食物通过口腔的咀嚼、吞咽下行入胃，经胃的腐熟，初步消化成食糜，再下移于小肠。小肠受承胃之食糜，再进一步消化。在这个过程中，胆排泄胆汁进入小肠以助消化。小肠泌别清浊，清者经脾转输以营养全身，浊者为糟粕残渣，下达大肠，经大肠的燥化和传导作用变成粪便排出体外。小肠主液，大肠主津，吸收的水液经脾的转输，肺的宣降运行全身。其废水下输于肾，再经肾的气化作用，升清降浊，清者重新输送回脾肺，浊者渗入膀胱形成尿液，从尿道排出体外。水液的运化、输布与排泄，又是以三焦为通道，即"三焦决渎"。因此，人体对饮食物的消化、吸收和废物的排泄，是由六腑分工合作，共同完成的。由于六腑传化水谷，需要不断地受纳、消化、传导和排泄，虚实更替，宜通而不宜滞，故有"六腑以通为用""腑病以通为补"的论点。在治疗上提出的"以通为补"的"补"，并不是用补益药物补脏腑之意，而是指用通泄药物使六腑"以通为顺"。但是，并不是所有的腑病都要用通泄药物治疗，如胆气虚证、胃阴虚证等仍应补益。

（二）病理

胃有实热，消灼津液，可使大肠传导不利，大便秘结；而肠燥便秘，腑气不通，亦可导致胃失和降，出现恶心、呕吐等胃气上逆之证。胆火炽盛，常可犯胃，出现烧心、呕吐苦水等胃失和降的病证。

三、脏与腑之间的关系

脏与腑的关系，是脏腑阴阳表里配合关系。脏为阴，腑为阳；脏为里，腑为表，一阴一阳，一里一表相互配合，并由经脉相互属络，从而构成脏腑之间的表里关系。

一脏一腑的表里配合，存在着四个方面的联系。一是经脉属络，二是结构相连，三是气化相通，四是病理相关。因此在临床上可出现脏病及腑，腑病及脏，脏腑同病；治疗时也可采用脏病治腑，腑病治脏，脏腑同治的方法。

（一）心与小肠

1. 生理 心与小肠通过经脉的相互属络构成表里关系，手少阴心经属心络小肠，手太阳小肠经属小肠络心。心阳之温煦，心血之濡养，方使小肠消化吸收功能正常。小肠主化物，泌别清浊，将其清者吸收，经脾气升清作用而上输心肺，以养其心。

2. 病理 心有实火，可移热于小肠，引起尿少、尿热、尿赤、尿痛等症。反之，如小肠有热，亦可循经上炎于心，出现心烦、舌赤、口舌生疮等症。

（二）肺与大肠

1. 生理 肺与大肠通过经脉的属络构成表里关系，手太阴肺经属肺络大肠，手阳明大肠经属大肠络肺。肺与大肠的生理联系，主要体现在肺气肃降与大肠传导之间。肺气肃降，气机调畅，能促进大肠的传导，有利于大便的排出。大肠传导正常，糟粕下行，亦有利于肺气的肃降。

2. 病理 肺气肃降失职，可影响大肠的传导，导致排便困难。如肺气虚弱，气虚推动无力，则可见大便艰涩不行，称之为气虚便秘。若大肠实热，腑气阻滞，也可影响到肺的宣降，出现胸满喘咳等症。

（三）脾与胃

1. 生理 脾与胃同居中焦，以膜相连，足太阴脾经属脾络胃，足阳明胃经属胃络脾，两者经脉相互联络而构成表里关系。脾胃为后天之本，气血生化之源。脾与胃互相配合而完成人体对饮食物受纳、消化、吸收和输布的生理功能。脾与胃的关系，具体表现在纳与运、升与降、燥与湿三个方面。

胃主受纳腐熟，为脾运化的前提和基础；脾主运化，为胃输布精微，一纳一运，体现纳运相助。脾胃同居中焦，脾主升清，不断将水谷精微向上输送，有助于维持胃气之通降；胃主降浊，将食糜糟粕向下通降，也有助于脾气之升清，一升一降，体现升降相因。脾为湿土，喜燥恶湿，得胃阳以制之，使脾不至于湿；胃为燥土，喜润恶燥，得脾阴以制之，使胃不至于燥，一润一燥，体现燥湿相济（图2-1）。

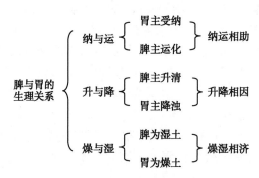

图2-1　脾与胃的生理关系示意图

2. 病理　脾为湿困，运化失职，清气不升，即可影响胃的受纳与和降，可出现食少、呕吐、恶心、脘腹胀满等症；反之，若饮食失节，食滞胃脘，胃失和降，亦可影响脾的升清与运化，可出现腹胀、泄泻等症。

（四）肝与胆

1. 生理　胆附于肝之短叶间，以胆管相连，足厥阴肝经属肝络胆，足少阳胆经属胆络肝，两者经脉互为属络构成表里关系。一方面，肝胆同属于木，通于春季，禀春生之气主生发疏泄，共同调畅脏腑之气机。另一方面，肝为刚脏，主疏泄，其气主升；胆为清腑，藏胆汁，胆汁宜降。肝升胆降，升降相宜，则气机调畅。

胆汁来源于肝之余气，胆汁所以能正常排泄和发挥作用，亦依靠肝的疏泄功能。

2. 病理　肝的疏泄功能失常，则会影响胆汁的分泌与排泄；反之，若胆汁排泄不畅，亦会影响肝的疏泄。临床常见肝病及胆，胆病及肝，形成肝胆俱病，如肝胆火旺、肝胆湿热等。

（五）肾与膀胱

1. 生理　肾与膀胱由输尿管相连，又有经脉相互属络，足少阴肾经属肾络膀胱，足太阳膀胱经属膀胱络肾，两者构成表里相合关系。肾脏生成的尿液，贮藏于膀胱；膀胱的气化功能，取决于肾气的盛衰。膀胱的贮尿和排尿功能，亦依赖于肾的气化作用。肾气充足，则固摄有权，膀胱开阖有度。

2. 病理　若肾气不足，气化失常，固摄无权，则膀胱开阖失度，即可出现小便不利或尿失禁、遗尿、尿频等症。如老年人常见的小便失禁、多尿等症，多为肾气不固所致。

（赵晓旻　包奇昌）

脏腑之间的关系
思维导图

？　**复习思考题**

1. 为什么肺为娇脏？
2. 怎样理解脾为"后天之本"？
3. 肝的疏泄作用表现在哪些方面？
4. 简述"肾主纳气"与"肺司呼吸"之间的关系。
5. 胆、胃、大肠、小肠、膀胱、三焦各有什么生理功能及生理特性？

扫一扫，测一测

第三章　精气血津液

PPT课件

知识导览

　　精、气、血、津液是构成人体和维持人体生命活动的基本物质，是人体脏腑、经络、形体、官窍进行生理活动的物质基础，而它们的生成与代谢，又依赖于脏腑、经络等组织器官的正常生理活动。因此精、气、血、津液无论是在生理还是在病理方面，都和脏腑、经络等组织器官有着十分密切的联系。

　　精气血津液学说是研究人体精、气、血、津液的生成、分布、代谢及其生理功能的学说，是中医学理论体系的重要组成部分。它从整体角度来研究构成人体和维持人体生命活动的基本物质，着重揭示人体脏腑、经络等组织器官的生理活动和病理变化的物质基础。

第一节　精

　　中医学的精理论，是研究人体之精的概念、代谢、功能及其与脏腑、气血等相互关系的学说。

一、精的基本概念

　　精，是指人体内最精专的、液态的精微物质，是人体生命的本原，是构成人体和维持人体生命活动的最基本物质之一。精一般呈液态贮藏于脏腑之中或流动于脏腑之间，如《灵枢·本神》说："是故五脏主藏精者也。"

　　中医学中有关人体之精的概念，受到古代哲学的精气学说的影响。古代哲学认为精为万物本原的思想，对人体之精是生命本原并呈液态藏于脏腑之中理论的建立，具有重要的类比思维的方法学意义，但中医学的精理论实际是源于古人对人类生殖繁衍过程的观察与体验。在中医学中与生殖相关的精微物质被称为"生殖之精"，又称为"狭义之精"，与之相对应的尚有"广义之精"，包括了人体内的血、津液、髓及水谷精微等一切精微物质。

二、精 的 生 成

　　从精的生成来源而言，有先天之精和后天之精之分。

（一）先天之精

　　先天之精是禀受于父母的生殖之精，是形成胚胎的原始物质。古人通过对生殖繁衍过程的观察和体验，认识到男女生殖之精相结合能产生一个新的生命个体。父母的生殖之精相结合形成胚胎之时，便转化为胚胎的自身之精。《灵枢·经脉》说："人始生，先成精。"《灵枢·决气》也说："两神相搏，合而成形，常先身生，是谓精。"由于此精是先身而生，且是繁衍后代的基本物质，故称为"先天之精"。男女生殖之精相结合形成胚胎之后，在胞宫中全赖母体的气血和摄取的水谷精微的滋养。因此，先天之精，实际上包括了父母的生殖之精，以及从母体所获得的各种营养物质。先天之精主要秘藏于肾。

（二）后天之精

后天之精来源于水谷，所以又称"水谷之精"。人出生之后，通过脾胃运化，不断地吸纳水谷之精微，以充养五脏，脏腑代谢化生精气，盈者秘藏于肾。故《素问·上古天真论》说："肾者主水，受五脏六腑之精而藏之……"

肾中的先天之精与后天之精融合为一，不可分离，统称为"肾精"。两者相互促进、相互资生，先天之精依赖后天之精的不断培育和充养，才能保持充盈；后天之精又需要先天之精的活力资助，方可不断化生，故有"先天生后天，后天养先天"之说。临床上无论是先天之精匮乏还是后天之精不足，均可导致肾精不足（图3-1）。

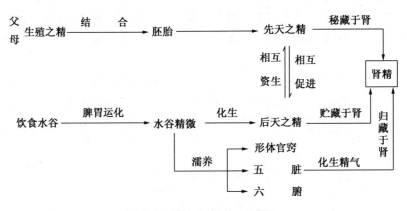

图3-1　精的生成过程示意图

三、精的贮藏与施泄

（一）精的贮藏

人体之精分藏于五脏，但主要藏于肾中。先天之精是肾精的主体成分，在胎儿时期即主要贮藏于肾中，在胎儿发育和各脏腑组织官窍的生成过程中，也有部分分藏于其他脏腑中。后天之精主要来源于脾胃化生的水谷精微，其经由脾气的转输作用源源不断地输送到各个脏腑组织，化为脏腑之精，在维持脏腑生理活动需要的同时，其剩余部分则输送于肾中贮藏，以充养肾中的先天之精。因此，五脏皆寓藏先天之精和后天之精，但所藏的比例不同。

（二）精的施泄

一般来说，精的施泄形式有两种：一是分藏于全身各个脏腑之中，濡养脏腑，并化气以推动和调控各脏腑的功能；二是化为生殖之精而有度地排泄以繁衍生命。

四、精的生理功能

（一）繁衍生命

先、后天之精相互滋生，使肾精逐渐充实，肾精充盈到一定程度即会化生一种叫"天癸"的物质，"天癸"具有促进人体生殖器官发育成熟并维持生殖功能的作用。正如《素问·上古天真论》

所说：女子"二七，而天癸至……月事以时下，故有子"；男子"二八，肾气盛，天癸至，精气溢泻，阴阳和，故能有子"。人至中年以后肾精逐渐衰少，天癸亦随之衰减，以至停止产生，生殖功能也随之逐渐衰退。由此可见，精是繁衍生命的物质基础，肾精充足则生殖功能强，肾精不足则生殖功能障碍。故补肾填精是临床治疗不孕不育等生殖功能低下的重要方法之一。

（二）生长发育

机体的生长发育依赖肾精的充养。人体的生、长、壮、老、已这一生命过程均与肾中精气的盛衰变化密切相关。婴儿至青壮年，人体在肾中精气的推动下，逐渐生长发育至机体的鼎盛阶段，其后随着肾中精气的衰减，机体也逐渐衰老。如果肾精不足，则会出现小儿生长发育迟缓或障碍，以及成人早衰等病理变化。因此临床上常以滋补肾精之法来治疗小儿五迟、五软等生长发育障碍和防治成人早衰。

（三）濡润脏腑

精是人体脏腑组织器官赖以滋润濡养的精华物质。脏腑之精充盈，全身脏腑组织官窍得到精的充养，各种生理功能得以正常发挥。若先天不足或后天失调，肾精化生不足，则各脏腑组织器官失养，生命活动减弱，人体呈现虚弱或衰竭状态，抗病力弱，易发生疾病。

（四）生髓化血

肾藏精，精生髓，髓充于脑。肾精充盛，脑海充盈，则思维敏捷，耳聪目明，轻身延年益寿。若肾精亏虚，不能生髓充脑，髓海不足，则头晕耳鸣，两眼昏花，智力减退，健忘等。故防治小儿智力障碍或老年性痴呆多从补益肾精着手。

肾精生髓，充养骨骼。肾精充盛，骨骼得养而坚固有力，运动自如。反之，肾精不足，骨髓空虚，骨骼失养，则表现为小儿囟门迟闭，骨软无力；老年人则出现骨质疏松、易于骨折等病理变化。

精生髓，髓藏骨中，骨髓可以生血。精足则骨髓充，血液生化有源，故有"精血同源"之说。此外，水谷之精是血液化生的物质基础，脏腑之精也不断地融合于血中以发挥化血作用。精化血理论，是补益精髓治疗血虚之证的理论依据。

第二节　气

中医学的气学说，是研究人体之气的概念、生成、分布、功能及其与脏腑、精、血、津液之间关系的系统理论。

一、气的基本概念

气是人体内一种活力很强、不断运动的、肉眼看不见的极细微的精微物质，是构成人体和维持人体生命活动的基本物质之一。

（一）气是构成人体的最基本物质

古代哲学家认为，气是构成天地万物的最基本物质，而人是"天地之气"的产物，因此人体的构成也是以气为最基本的物质基础。"人以天地之气生，四时之法成"，"天地合气，命之曰人"（《素问·宝命全形论》）。"气聚则形成，气散则形亡"（《医门法律》）。

（二）气是维持人体生命活动的基本物质

人是自然界的产物，人的各种生命活动都需要依赖从自然界中摄取营养（水谷之气）和吸入清气（呼吸之气）来维持，故《素问·六节藏象论》说："天食人以五气，地食人以五味。"同时气又是一种活力很强的，并不断运动变化的精微物质，它以不断进行着的升降出入运动推动和调控人体内的新陈代谢，维持着人体的生命活动。所以气是维持人体生命活动的基本物质。

二、气的生成

（一）气的来源

气的来源主要有三个方面：一是来源于父母的生殖之精所化生的先天精气；二是来源于饮食物中的水谷精气，简称"谷气"；三是来源于自然界中的清气。先天之气，因其先身而生得名，是人体之气的根本。水谷之精气和自然界的清气都是人出生以后，从后天获得的，故合称为"后天之精气"，它是人类赖以生存的物质条件。

（二）气的生成过程

气的生成，有赖于全身各个脏腑的综合协调作用，其中与肾、脾胃和肺的关系尤为密切，通过肾、脾胃、肺等脏腑的共同作用，将先天之精气、水谷之精气和自然界的清气三者结合而生成人体之气（图3-2）。

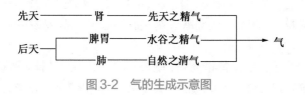

图 3-2　气的生成示意图

1. 肾为生气之根　肾主藏精，肾精包括先天之精和后天之精。肾精是化生元气的物质基础，"精化为气，元气由精而化也"（《类经》）。元气是人体之气的根本，因而肾藏精的生理功能对于气的生成至关重要。肾能藏精，不使其无故流失，则肾精充足，元气充沛，人体之气的生化泉源不竭。反之，肾精不足，元气不充，人体之气生化无源而衰少。

2. 脾胃为生气之源　脾司运化，胃主受纳，两者纳运结合，将饮食水谷中的营养物质化生为水谷精气。脾气上升，将水谷之精气上输心肺，布散于全身脏腑经络，成为人体之气的主要来源，所以《灵枢·营卫生会》说："人受气于谷。"《灵枢·五味》也说："谷不入，半日则气衰，一日则气少矣。"若脾胃受纳腐熟及运化转输功能失常，则水谷之气的来源匮乏。

3. 肺为生气之主　肺在气的生成过程中具有重要作用：一方面，肺主呼吸之气，通过吸清呼浊，将自然界的清气源源不断地吸入人体内，同时不断地呼出浊气，保证了体内之气的生成及代谢；另一方面，肺将吸入的清气与脾化生的水谷之气结合起来，生成宗气，宗气走息道以行呼吸，贯心脉而行气血，下行丹田以资元气，通达内外，周流全身，维持各脏腑组织的生理功能，进而促进一身之气的生成。若肺主气功能失常，清气吸入减少，则宗气生成不足，导致一身之气衰少。

（三）气生成的基本条件

气生成的基本条件主要有两个方面：一是物质来源充足，即先天精气、水谷精气和自然界清气的来源充足；二是脏腑生理功能正常，尤其是肺、脾胃、肾等脏腑的生理功能正常，人体之气才能充足旺盛。若肺、脾胃、肾等脏腑的生理功能失常，则影响气的生成，形成气虚的病理变化。

三、气的运动与气化

（一）气机

1. 气机的概念　气的运动，称为"气机"。气是不断运动的、极其微小的精微物质，它流行于全身各脏腑、经络、形体、官窍，无处不到，无处不有。气的运动时刻推动和激发着人体脏腑、经络等组织器官的各项生理活动，维持着人的正常生命运动。气的运动一旦停止，机体新陈代谢过程也将停止,人的生命活动也就终止。

2. 气的运动形式　升、降、出、入是气运动的四种基本形式。升,是指气由下向上运动;降,是指气自上而下运动;出,是指气由内向外运动;入,是指气由外向内运动。例如呼吸功能就是气的升降出入运动的具体体现,呼出浊气是气由肺向上经喉、鼻而排出体外,是气的出和升的运动;吸入清气是气向下经鼻、喉而内入肺脏,是气的入和降的运动。

人体之气的升和降、出和入,是对立统一的矛盾运动。从脏腑的局部生理特点而言,各有所侧重,是以升降为主,还是以出入为主,由该脏腑的生理特性和位置等决定。一般而言,五脏藏精气,其气宜升;六腑传化物,其气宜降。就五脏而言,心、肺位居上焦,其气虽有升、降、出、入四种形式,但以沉降为主;肝、肾位居下焦,其气以升为主;脾以升为健,胃以降为和,脾胃同居中焦,通连上下,为气机升降的枢纽。但从整个机体的生理活动来看,脏腑之气的升降出入运动必须协调平衡。如肝气的升发与肺气的肃降,心火下降与肾水上升,脾气上升与胃气下降等都是全身气机升降出入平衡的体现。只有气机的升、降、出、入之间保持相对协调平衡,各脏腑才能维持正常的生理功能。

气的升降出入运动协调平衡,通常称之为"气机调畅",若气的升降出入之间失去协调平衡,则概称为"气机失调"。气机失调有气滞、气逆、气陷、气脱、气闭等表现形式。气滞为气的运行不畅,或在局部发生阻滞不通;气逆为气的上升太过或下降不及;气陷为气的上升不及或下降太过;气脱指气不能内守而大量外逸;气闭指气不能外达而郁闭于内。

（二）气化

1. 气化的概念　所谓气化,是指通过气的运动而产生的各种变化。具体来说,气化是指气的运动引起的体内物质新陈代谢所产生的各种变化,包括物质与物质之间的转化,能量与能量之间的转化,物质与能量之间的转化等。气化是生命最基本的特征之一。

2. 气化的形式　气化的形式多种多样。如饮食水谷转化为水谷精微,化生成精、气、血、津液;津液经过代谢转化为汗液和尿液;饮食物经过消化和吸收后,其残渣转化为糟粕;血的化生,以及血化气生神;精血互生;津血互化;气生血、化精、生神;气的热量转化为能量等,都是气化的具体表现。概言之,体内物质的新陈代谢、物质转化及能量转化的过程,都是气化的基本形式。正如《素问·阴阳应象大论》所说:"味归形,形归气,气归精,精归化,精食气,形食味,化生精,气生形……精化为气……"

气化过程的激发和维系,离不开脏腑的功能活动。气化过程的有序进行,是脏腑生理功能协调互用的结果。如果脏腑功能活动障碍,气化失常,则会影响精、气、血、津液的新陈代谢及其相互转化,导致各种精微物质的生成不足及代谢异常的病变。

（三）气机与气化的关系

气的运动在人体生命活动中普遍存在,气的升降出入运动协调平衡,是气化赖以进行的前提与条件,气运动不止,气化也始终存在。从另一方面说,气化过程中又寓有气升降出入运动,气的各种运动形式正是在气化过程中得以体现。《素问·天元纪大论》说:"物生谓之化,物极谓之变。"气机与气化的关系,既有因果关系,又有互寓关系,分之为二,合之为一,两者不可间断地存在于人体生命活动的始终。如果气的运动障碍,可导致气化失常;气的运动和气化过程停止,人体生命活动也就结束。

四、气的生理功能

气的生理功能主要有以下几个方面。

（一）推动作用

气的推动作用,是指气具有激发和推动的作用。气是活力很强的精微物质,是人体生命活动的动力。气的推动作用主要表现为：

1. 激发和促进人体的生长发育和生殖功能　人体的生长发育和生殖功能，均依赖肾气的推动。

2. 激发和促进各脏腑、经络等组织器官的生理功能　如水谷精微的运化赖于脾胃之气的推动，心主血脉的功能需要心气的推动等。

3. 推动血液的生成与运行　脾气将水谷精微上输于心肺，在心气的作用下化生为血；心气推动血液的运行，宗气助心行血，如《血证论》所言："气为血之帅，血随之而运行。"

4. 推动津液的生成、输布和排泄　津液的生成、输布和排泄过程，是在肾、脾、肺、肝、胃、小肠、大肠等多个脏腑之气的共同作用下完成的，尤其以肺、脾、肾三脏最为重要，其中，肾中阳气的蒸腾气化作用，是津液生成、输布和排泄的总动力。

若气的激发、推动作用减弱，可影响人体的生长、发育，或出现小儿发育不良，或成人早衰；也可导致脏腑、经络等组织器官的生理功能减弱，或引起血液的运行障碍和津液的代谢障碍等。

（二）温煦作用

气的温煦作用，主要是指阳气具有温煦机体的作用。《难经·二十二难》说："气主煦之。"气为阳，阳气是人体热量的来源。气的温煦作用主要表现为：

1. 维持人体体温　气的温煦作用可维持人体的体温相对恒定。

2. 温煦脏腑组织　气能温煦各脏腑、经络、形体、官窍，使之维持正常的生理活动。

3. 温煦精血津液　气的温运作用，能使精、血、津液正常循行和输布，即所谓"得温而行，得寒而凝"。

若阳气不足，产热过少，则可见体温低下，脏腑生理活动减弱，精血津液运行迟缓或代谢障碍等虚寒性病变。

（三）防御作用

气的防御作用，是指气具有护卫肌肤、抗御邪气、维护机体健康的作用。《黄帝内经》中有"正气存内，邪不可干""邪之所凑，其气必虚"。气是维持人体生命活动的基本物质，气盛则人体脏腑经络的功能旺盛，机体生机盎然，抗病能力强盛。气的防御作用主要表现为：

1. 护卫肌表，抵御外邪　皮肤是机体的藩篱，具有屏障作用。卫气达于肌肤皮毛，能发挥护卫肌表，抵御外邪入侵，防止疾病发生的作用。

2. 正邪斗争，驱邪外出　邪气侵入机体后，正气奋起与之抗争，驱邪外出，则发病轻微，易于治愈。

3. 自我修复，恢复健康　疾病之后，邪气已微，正气来复，重新恢复机体阴阳平衡，则病愈而康复。

气的防御功能正常，邪气不易侵入；或虽有邪气侵入，也不易发病；或即使发病，也易于治愈。反之，气的防御功能减弱，机体抗病能力下降，外邪易于侵入机体而患病或患病后难以治愈。由此可见，气的防御作用与疾病的发生、发展和转归有着密切的关系。

（四）固摄作用

固摄作用，是指气对于体内精、血、津液等液态物质具有统摄、控制，防止其无故流失的作用。《素问·生气通天论》说："凡阴阳之要，阳密乃固。"气为阳，精、血、津液为阴，阳气具有固摄阴精的作用。气的固摄作用主要表现为：

1. 统摄血液　使血液在脉中正常运行而不溢出脉外。

2. 固摄津液　控制津液（包括汗液、尿液、唾液、胃液、肠液）的分泌与排泄量，防止津液无故流失。

3. 固摄精液　防止精液妄加排泄。

若气的固摄作用减弱，可导致体内的液态物质大量丢失。如气不摄血，则可导致各种出血；气不摄津，则可导致自汗、多尿、小便失禁、流涎、泛吐清水、泄泻滑脱等；气不固精，则可导致遗精、滑精、早泄等。

气的固摄作用与推动作用是相反相成的两个方面。一方面，气推动着血液的运行和津液的输布、排泄；另一方面，气又固摄着体内的液态物质，防止其无故流失体外。气的推动和固摄作用相互协调是维持人体血液循环和各种液态物质分泌排泄正常的保证。

（五）营养作用

气具有为脏腑组织提供营养的作用。具有营养作用的气，主要是指由脾胃运化的水谷精气而化生的营气和卫气。营气是水谷精气的精专部分，是血液的组成成分，随血脉流注全身，营养五脏六腑、四肢百骸。卫气是水谷精气中的慓悍之气，可温养脏腑、肌肉、皮毛、腠理。

五、气的分类

人体之气，由先天之精气、水谷之气和吸入的自然界清气，经过脾胃、肺、肾等脏腑生理功能的综合作用而生成，分布于全身，无处不到。根据气的生成来源、分布部位及功能特点的不同，气又分为不同的种类。如来源于先天之精，称为"先天之气"，来源于后天的水谷精气和自然界的清气则称为"后天之气"；布散于脏腑，则称为"脏腑之气"，布散于经络，则称为"经络之气"。脏腑、经络之气主要体现为各脏腑经络的功能。在这里只讨论元气、宗气、营气、卫气。

（一）元气

1. 基本含义　元气又称原气、真气、真元之气，是人体中最基本、最重要的气，是人体生命活动的原动力。

2. 生成　元气根源于肾，主要由肾精所化，禀受于父母的先天精气，经脾胃运化的水谷精微滋养而成，所以说元气来源于先天，滋养于后天。因此，元气是否充盛，不仅与父母的先天精气是否充沛有关，而且与脾胃所化生的后天精气是否充盛有密切关系。若先天之精不足而导致元气虚弱者，可以通过后天的培育补充而使之充实，即所谓的"先天不足后天补"。

3. 分布　元气发源于肾，通过三焦而流行全身，内至脏腑，外达肌肤腠理，无处不到。《难经·六十六难》说："三焦者，原气之别使也。"

4. 主要功能　元气的生理功能主要有两个方面。

（1）推动人体的生长发育：人体生、长、壮、老、已的自然规律，与元气的盛衰密切相关。人从幼年开始，肾气与肾精逐渐充盛，则有齿更发长的生理现象；到了青壮年，肾气与肾精进一步充盈，乃至达到极点，机体也因之发育到壮盛期，则真牙生，体壮实，筋骨强健；待到老年，肾气、肾精衰减，形体也逐渐衰老。由此可见，肾气、肾精决定着机体的生长发育，为人体生长发育之根本。如果元气亏少，就会出现小儿生长发育障碍，成人未老先衰。

（2）激发和推动脏腑、经络等组织器官的生理活动：元气藏于肾中，根于命门，是生命活动的原动力。元气以三焦为通道，布散于全身，全面激发和推动各脏腑、经络等组织器官的生理活动。脏腑、经络等组织器官的生理活动以脏腑之气、经络之气为基础，而脏腑、经络之气又以元气为根本。因此，元气愈充沛，脏腑就愈强盛，身体也就愈健康。若元气生成不足或耗损太过，导致元气虚弱，则脏腑组织生理功能低下，可发生多种病变。

（二）宗气

1. 基本含义　宗气，又名大气，是积于胸中之气，由脾胃化生的水谷精气和肺吸入的自然界清气相结合而成。《灵枢·邪客》说："宗气积于胸中，出于喉咙，以贯心脉，而行呼吸焉。"宗气所聚之处，称为"上气海"，又名"膻中"。

2. 生成　宗气主要是由脾胃转输的水谷精气和肺吸入的自然界清气相结合而成。饮食物经过脾胃的腐熟、运化生成水谷精气,然后通过脾的升清作用上输于肺,与肺吸入的自然界清气结合生成宗气。故脾胃的运化功能和肺的呼吸功能在宗气的生成中起着至关重要的作用,脾胃的运化和肺的呼吸功能是否正常,直接影响着宗气的盛衰。

3. 分布　宗气积聚胸中,贯注心肺之脉,通过心肺的作用布散周身。上出于肺,循行咽喉而走息道;下蓄丹田(下气海),经气街注入足阳明胃经而下行于足。

4. 主要功能　宗气的主要功能表现在三个方面。

(1)助肺司呼吸:宗气走息道,具有促进肺的呼吸运动的作用。所以凡言语、声音、呼吸的强弱,均与宗气的盛衰有关。

(2)助心行气血:宗气贯心脉,具有协助心气推动血液运行的作用。古人常以虚里(相当于心尖搏动部位)的搏动情况来测知宗气的盛衰。

(3)资助元气:宗气在肺气的肃降作用下,下蓄于丹田,资助先天之元气。

(三)营气

1. 基本含义　营气是行于脉中且富有营养作用之气,又称“荣气”。因营气与血同行脉中,是血液的重要组成部分,两者关系非常密切,可分不可离,故常“营血”并称。营气与卫气相对而言,属于阴,故营气又称为“营阴”。

2. 生成　营气主要是由脾胃运化的水谷精气中的精专部分化生。饮食水谷在脾胃的作用下,化生为精微物质,并由脾上输于肺,在肺的作用下,水谷精微中的精专部分进入脉中,成为营气。故《灵枢·营卫生会》说:“此所受气者,泌糟粕,蒸津液,化其精微,上注于肺脉,乃化而为血,以奉生身,莫贵于此,故独得行于经隧,命曰营气。”

3. 分布　营气通过十二经脉和任督二脉而循行全身。

(1)十二经循行:营气出于中焦(脾胃),循行到手太阴肺经,从手太阴肺经起始,沿十二经脉循行径路,循行至足厥阴肝经,复注入手太阴肺经,构成了营气的十二经脉循行。

(2)任督循行:营气在十二经循行周流时,另有一分支,从肝别出,上至额部,沿督脉循行径路,循颠顶,下行项部正中,沿脊骨下入尾骶部;其脉又络阴器,上过毛际入脐中,向上入腹里,此为任脉循行径路;再进入缺盆部,然后下注入肺中,复出于手太阴肺经,构成了营气的任督循行径路。

4. 主要功能　营气的主要生理功能表现在两个方面。

(1)化生血液:营气经肺注入脉中,成为血液的重要组成成分之一。营气与津液调和,共注脉中,化成血液。所以《灵枢·邪客》说:“营气者,泌其津液,注之于脉,化以为血……”

(2)营养全身:营气由水谷精微中的精专柔和部分所构成,循脉流注全身,内至脏腑,外达皮毛筋骨,为脏腑、经络等组织器官的生理活动提供营养物质。故《素问·痹论》说:“荣者,水谷之精气也,和调于五脏,洒陈于六腑……”

(四)卫气

1. 基本含义　卫气是行于脉外且具有保卫作用之气。因卫气与营气相对而言,属于阳,故又称“卫阳”。

2. 生成　卫气主要是由脾胃运化的水谷精气中的慓疾滑利部分化生。饮食水谷在脾胃的作用下,化生为精微物质,并由脾上输于肺,在肺的作用下,水谷精微中慓悍滑疾的部分,被输布到经脉之外,成为卫气。所以《灵枢·营卫生会》说:“谷入于胃,以传与肺,五脏六腑,皆以受气,其清者为营,浊者为卫,营在脉中,卫在脉外……”

此外,在卫气的生成过程中,肾中先天之精气起着激发作用。故“卫气本源于下焦,滋生于中焦,宣发于上焦”。

3. 分布　卫气的特性是“慓疾滑利”,活动力强,流动迅速,故其不受脉管约束,在脉外运行于皮肤、分肉之间,熏于肓膜,散于胸腹。

4. 主要功能　《灵枢·本脏》说："卫气者,所以温分肉,充皮肤,肥腠理,司开阖者也。"其主要生理功能表现在三个方面。

（1）温养脏腑、肌肉、皮毛等：卫气充沛于全身,内至脏腑,外达肌肤,对脏腑、肌肉、皮毛发挥温养作用,从而维持脏腑组织进行生理活动所适宜的温度,并可使肌肉充实,皮肤滑润。

（2）护卫肌表,防御外邪入侵：卫气温养肌肤、腠理,护卫肌表,从而构成一道防御外邪入侵的防线,抵抗外来的邪气,使之不能入侵人体。若卫气充盛,肌表坚固,抵御外邪能力强,不易感受外邪；若卫气虚弱,肌表不固,抵御外邪能力弱,则常常易于感受外邪而发病。

（3）控制腠理的开合：卫气能调节汗液的排泄,以维持体温的相对恒定。卫气的这一调控作用,是气的固摄作用和推动作用相互为用的具体体现。腠理开合有度,则汗液排泄正常,机体体温维持相对恒定,从而保证了机体内外环境的协调平衡。若卫气虚弱,则调控腠理功能失职,则出现无汗、多汗或自汗等病理现象。

营气与卫气,既有相同之处,又有不同之处。两者都以水谷精气为主要的物质来源,但在性质、分布和功能上,又有一定的区别。营气性质精专,富有营养,卫气性质慓疾滑利,易于流行；营气行于脉中,卫气行于脉外；营气有化生血液和营养全身的功能,卫气有防卫、温养和调控腠理的功能；营主内守属阴,卫主卫外属阳。

元气、宗气、营气、卫气虽然来源、分布及功能不尽一致,但从人的整体来看,它们是统一的。四者比较见表3-1。

表3-1　元气、宗气、营气、卫气比较表

种类	生成	分布	特点	功能
元气	以先天精气为根基,赖后天之精气充养	藏于肾中,以三焦为通道,流行全身	是生命活动的原动力	1. 推动人体生长发育 2. 激发和推动脏腑、经络等组织器官的生理活动
宗气	肺吸入的自然界清气与脾胃运化的水谷清气在胸中结合而成	积于胸中,贯注心肺,上走息道,下注气街	与呼吸、心脏搏动、语言密切相关	1. 走息道以司呼吸 2. 贯心脉以行气血 3. 资助先天之元气
营气	由中焦脾胃的水谷之精气化生	行于脉中,运于全身	精专柔和属阴,具营养作用	1. 化生血液 2. 营养全身
卫气	由脾胃运化的水谷精气中的慓疾滑利部分化生	行于脉外,布散于皮肤、分肉、肓膜、胸腹	慓疾滑利属阳,具保卫作用	1. 温养脏腑 2. 护卫肌表 3. 调控汗孔

第三节　血

一、血的基本概念

血,是循行于脉中,富有营养和滋润作用的红色液态物质。血与气一样,都是构成人体和维持人体生命活动的基本物质。故《素问·调经论》强调说："人之所有者,血与气耳。"

脉是血液循行的管道,具有阻遏血液溢出的功能,故有"血府"之称。血循行于脉中而流行于全身,发挥其营养和滋润全身的生理功能。如因某种原因,血液不能在脉管中循行而溢出脉外时,即发生"出血",又可称为"离经之血"。离经之血积于体内,久不消散,则成为"瘀血"。瘀血不仅失去了血液的正常生理功能,而且成为了病理产物性病因。

二、血的生成

（一）血液生成的物质基础

水谷精微和肾精是血液化生的物质基础。"血者水谷之精气"（《妇人良方大全》），"中焦受气取汁，变化而赤，是谓血"（《灵枢·决气》），这里所受的"气"，主要是指水谷中的精专之气，即营气；这里所取的"汁"，即津液，营气和津液皆是血的组成成分。另外，肾中所藏之精也是生血的物质基础，"肾藏精，精者，血之所成也"（《诸病源候论》）。因此，血液以水谷之精化生的营气、津液及肾精为其化生之源。

（二）血液生成的过程

1. 营气、津液化血　脾胃运化水谷精微所化生的营气和津液，在脾的升清作用下，向上输送于肺，与肺吸入的清气相结合，贯注心脉，在心气的作用下变化而成为红色血液。故《灵枢·营卫生会》说："中焦亦并胃中，出上焦之后，此所受气者，泌糟粕，蒸津液，化其精微，上注于肺脉，乃化而为血……"《侣山堂类辨·辨血》说："血乃中焦之汁……奉心化赤而为血。"因此，脾胃、肺、心在血液的生成过程中都起着重要作用。临床上治疗血虚，首先要调理脾胃，助其运化功能，促进血液的化生，同时也要调补心肺。

2. 肾精化血　精也是化生血液的物质基础。肾藏精，肾精能化髓，髓充于骨，骨髓为生血之器，故血生于骨髓。所以肾精化生血液，主要是通过骨髓的生血作用来实现。肾中精气充足，则血液化生有源，同时肾精充足则肾气充沛，也可以促进脾胃、肺、心的功能，有助于血液的化生。如若肾精不足，或肾不藏精，往往会导致血液生成亏少。所以临床上治疗血虚病证，有时需采用补肾益精的方法。

此外，肝脏也参与了血液的生成。肝藏血，肝肾同源，肝血可化为肾精。肝主疏泄，调畅气机，促进脾胃运化，进而促进脾胃化生气血。

综上所述，血液的化生，是以营气、津液、精髓等为物质基础，通过脾、胃、肺、心、肾、肝等脏腑的功能活动共同完成的（图3-3）。

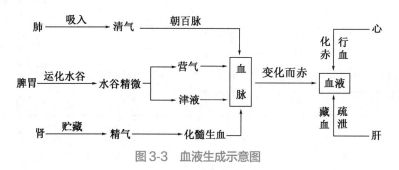

图3-3　血液生成示意图

三、血的运行

血液运行于脉中，流布于全身，环周不休，运行不息，如《灵枢·营卫生会》所说："营在脉中，卫在脉外，营周不休，五十而复大会。阴阳相贯，如环无端。"

血液的正常运行，必须具备三个条件：一是血液要充盈；二是脉管必须完整和通畅；三是全身脏腑的功能正常，尤以心、肺、肝、脾四脏的功能最为重要。

1. 心主血脉　心气为血液运行的主要动力，脉是血液运行的通道。血在心气的推动下循行于脉管之中，输布全身。故《素问·痿论》说："心主身之血脉。"《医学入门》说："人心动，则血行诸经。"

2. 肺朝百脉　肺主一身之气而司呼吸，能调节气机，参与宗气的生成，而宗气能贯心脉助心行血。且循行于周身的血脉，最终都要汇聚于肺，在肺中进行气体交换，然后在肺气的作用下输布全身，所以说"肺朝百脉"。

3. 脾主统血　脾气约束血液循行于脉中而不溢于脉外。脾气亏虚，则脉道失约，易致各种出血。

4. 肝藏血主疏泄　肝主藏血，能贮藏血液和调节血量，防止出血。同时肝的疏泄功能可以调畅气机，从而维持血行的通畅。

由此可见，血液的正常运行需要推动力和固摄力平衡协调。推动力是血液循环的动力，体现于心气的推动、肺助心行血及肝气的疏泄等方面；固摄力则保障了血液不溢出脉外，体现在脾统血和肝藏血两个方面。若气的推动不足，可导致血行缓慢、滞涩，甚至瘀阻不通；若气的推动太过，如心肝火旺，迫血妄行，则可导致血液冲破脉管的束缚，形成出血；若气的固摄不足，不能固摄血液行于脉中，也可导致血液外溢，出现各种出血症。

此外，血液的寒热变化也是影响血液运行的因素。如《素问·调经论》所说："血气者，喜温而恶寒，寒则泣不能流，温则消而去之……"

四、血的生理功能

血的生理功能主要体现在濡养和化神两个方面。

（一）营养滋润全身

《难经·二十二难》说："血主濡之。"血液由水谷精微所化生，富有人体所需的营养物质。血行脉中，输布全身，内而五脏六腑，外而皮肉筋骨，不断地将营养物质输送到全身，营养、滋润各脏腑组织器官，从而维持人体正常的生理活动。如《素问·五脏生成》所说："肝受血而能视，足受血而能步，掌受血而能握，指受血而能摄。"

血的濡养作用，可从面色、肌肉、皮肤、毛发等方面反映出来。血量充盈，濡养作用正常，则表现为面色红润、肌肉丰满壮实、肌肤光滑和毛发光亮等；反之，血的濡养作用减弱，则表现为面色无华或萎黄、肌肤干燥、肢体麻木、毛发枯黄等。

（二）神志活动的物质基础

《灵枢·营卫生会》说："血者，神气也。"血是人体神志活动的主要物质基础。气血充盈，则神志清晰，精神旺盛。故《素问·八正神明论》说："血气者，人之神，不可不谨养。"《灵枢·平人绝谷》说："血脉和利，精神乃居……"临床上，不论何种原因所形成的血虚或运行失常，均可出现神志方面的症状。如心血虚、肝血虚常有惊悸、失眠、多梦等神志不安的表现；失血严重者还可出现烦躁、恍惚、昏迷等神志失常的症状。

第四节　津　　液

一、津液的基本概念

津液是人体一切正常水液的总称，包括各脏腑组织器官的内在体液及其正常的分泌物，如胃液、肠液和涕、泪等。津液也是构成人体和维持人体生命活动的基本物质之一。

津和液同属水液，同源于饮食水谷，均有赖于脾胃的纳运功能而生成，但在性状、功能及其分布部位等方面又有一定的区别。一般而言，质地清稀，流动性大，分布于体表皮肤、肌肉和孔窍等部位,起滋润作用者,称为"津";质地稠厚,流动性小,灌注于骨节、脏腑、脑、髓等组织,起濡养作用者,称为"液"(表3-2)。

津和液同属一类物质,在代谢过程中可以相互转化,故常津液并称,不作严格区分。在病变过程中,津和液又可相互影响,伤津能耗液,脱液也能伤津。

表3-2 津与液的比较表

	津	液
性状	清轻稀薄、流动性大	浊重稠厚、流动性小
分布	散布于皮肤、肌肉、孔窍并渗入血脉	灌注于脏腑、骨节和脑髓等处
作用	滋润	濡养
属性	属阳	属阴

二、津液的代谢

津液在体内的代谢,是一个包括生成、输布和排泄等一系列生理活动的过程,是由众多脏腑共同参与的复杂的生理活动。《素问·经脉别论》说:"饮入于胃,游溢精气,上输于脾。脾气散精,上归于肺,通调水道,下输膀胱。水精四布,五经并行。"其论述简要概括了津液的生成、输布和排泄的全过程。

(一)津液的生成

津液来源于饮食水谷。在脾的运化作用下,胃主受纳,游溢精气而吸收水谷中部分津液;小肠主液,泌别清浊,吸收大量水液;大肠主津,在传导过程中吸收食物残渣中的部分水液。因此津液的生成主要是在脾的主导下,由胃、小肠、大肠共同完成。如果含有水液的食物摄入不足,或是脾、胃、小肠、大肠功能失常,皆可导致津液的生成不足。

(二)津液的输布

津液的输布主要是依靠脾、肺、肾、肝和三焦等脏腑生理功能的综合作用来完成的。

1. 脾气散精 脾主运化水湿。脾气散精表现在两个方面:一是通过脾的转输作用将津液上输于肺,再经过肺的宣发和肃降,将津液输布全身;二是通过脾直接的散精作用将津液向四周布散,即所谓"灌溉四旁"。

2. 肺主行水 肺主行水,通调水道,为水之上源。肺主行水表现在两个方面:一是通过肺的宣发,将津液输布于全身体表,以发挥津液的营养和滋润作用;二是通过肺的肃降,将津液下输于肾和膀胱。

3. 肾主水 《素问·逆调论》说:"肾者水脏,主津液。"肾主水,通过肾气的蒸腾气化作用对津液输布起着主宰作用,主要表现在两个方面:一是肾中阳气蒸腾气化,推动胃的游溢精气、小肠的分泌清浊、脾的输布散精,以及肺的通调水道等生理功能,从而推动津液的输布;二是由肺下输至肾及膀胱的津液,在肾的气化作用下,清者蒸腾上升,通过肺而布散全身,浊者化为尿液。肾的升清降浊作用对维持整个水液输布代谢的平衡协调起着至关重要的作用。

4. 肝主疏泄 肝主疏泄,调畅气机,三焦气治,气行则津液亦行,从而保持了水道的通调,促进了津液输布的畅通。

5. 三焦决渎 三焦为"决渎之官",是津液流注、输布的通道。

总之,津液在体内的输布主要依赖于肾气的蒸化、脾气的运化、肺气的宣降、肝气的疏泄和三焦的通利。津液的正常输布是多个脏腑生理功能密切协调、相互配合的结果,是人体生理活动的综合体现。

（三）津液的排泄

津液的排泄主要是通过排出尿液和汗液来完成。此外,呼气和粪便也会带走一部分水分。因此,津液的排泄,主要是通过肺、脾、肾等脏腑的生理功能完成的。由于尿液是津液排泄的最主要途径,因此肾脏的生理功能在津液排泄中的地位最为重要。津液排泄的主要途径有:

1. 尿　尿液的形成与脾、肺、肾等脏腑的生理功能密切相关。脾气散精,将津液上输于肺;肺气肃降,通调水道,将津液下输肾和膀胱;肾气蒸腾气化,将代谢后的废水及多余水液化为尿液并排出体外。

2. 汗、呼气　肺气宣发,将津液输布于体表皮毛,通过阳气蒸腾而形成汗液,并由汗孔排出体外。汗液的排出是津液排泄的另一重要途径。此外,肺主呼吸,肺在呼气的同时也带走部分津液(水气),这是津液排泄的另一途径。

3. 粪便　粪便是人体饮食水谷代谢后排出的糟粕,其排泄时能带走一些水液。粪便的排泄与脾胃、小肠、大肠、肝、肺、肾等都有密切关系,若这些脏腑功能失调,均可导致腹泻,从而丢失大量津液,引起伤津脱液。

综上所述,津液的生成、输布和排泄过程,虽然是多个脏腑共同参与的复杂的生理过程,但以肺、脾、肾三脏最为重要。其中,肾中阳气的蒸腾气化作用,是津液生成、输布和排泄的总动力。故《景岳全书·肿胀》说:"盖水为至阴,故其本在肾;水化于气,故其标在肺;水惟畏土,故其制在脾。"若这些脏腑功能失调,则可影响津液的生成、输布和排泄过程,破坏津液代谢的平衡,从而导致伤津和脱液,或形成水、湿、痰、饮等水液停滞积聚的病理变化(图3-4)。

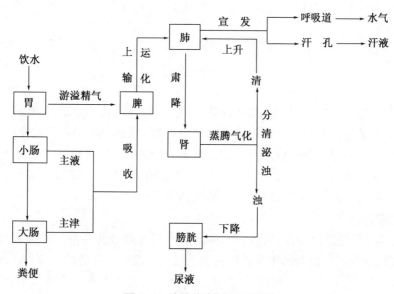

图3-4　津液代谢过程示意图

三、津液的生理功能

（一）滋润濡养

津液源于水谷精微,含有丰富的营养物质,且本身又是液态物质,故津液具有滋润和濡养脏腑经络组织器官的作用。一般来说,津的质地清稀,其滋润作用较显;液的质地稠厚,其濡养作用较著。津液布散于肌表,则滋润肌肤毛发;流注于孔窍,则滋养和保护眼、鼻、口等;灌注于脏腑,则滋养内脏;渗入于骨脑,则充养骨髓、脑髓和脊髓等;渗透于血脉,则充养血液,滑利脉道;流注于关节,则润滑关节。

（二）充养血脉

津液经孙络渗入血脉之中，成为血液的重要组成部分，并循环全身发挥滋润、濡养作用。津液还有调节血液浓度的作用，当血液浓度增高时，津液就渗入脉中稀释血液，补充血量；当机体的津液亏少时，血中的津液则从脉中渗出脉外以补充津液。由于脉内外的津液互相渗透，从而保持了正常的血量，并起到了滑利血脉的作用。

（三）调节阴阳

津液代谢对调节机体的阴阳平衡，起着十分重要的作用。当气候炎热或体内发热时，津液化为汗液向外排泄以散热，而天气寒冷或体温低下时，津液因腠理闭塞而不外泄，通过这种变化来调节机体阴阳之间的动态平衡，维持人体体温的相对恒定。

（四）排泄废物

津液通过自身的代谢过程，将机体代谢产生的废物以汗、尿等方式不断地排出体外，使机体各脏腑的气化活动正常。若这一作用发生障碍，就会使代谢废物潴留体内，而形成痰、饮、水、湿等多种病理产物。

第五节　精气血津液的关系

精、气、血、津液都是构成人体和维持人体生命活动的基本物质，均有赖于脾胃化生的水谷精微生成。在生理功能上，它们之间既存在着相互依存、相互促进、相互转化的关系，又存在着相互制约的关系。

一、气与血的关系

《难经·二十二难》说："气主煦之，血主濡之。"气属阳、主动、主温煦；血属阴、主静、主濡润，这是气和血在阴阳属性及生理功能上的差异。然而，气与血都来源于脾胃化生的水谷精微和肾中精气，两者在生成、输布等方面有着密切关系，即《灵枢·营卫生会》说："血之与气，异名同类焉。"气和血的关系可概括为"气为血之帅"和"血为气之母"。"气为血之帅"包括气能生血、行血、摄血三个方面，"血为气之母"包括血能载气、养气两个方面。

（一）气对血的作用

1. 气能生血　气能生血的含义有两个方面：一是气是血液化生的动力。营气、津液和肾精等血液生成的物质基础，它们的化生及转化为血液过程中的每一环节都离不开脏腑之气的推动。脏腑之气充盈，功能正常，则血液化生充足；反之，则血液化生不足。二是气为化生血液的基本物质之一，如营气是血液的重要组成部分。故在临床治疗血虚病证时，常常配合补气药物，达补气以生血之效。

2. 气能行血　气能行血是指气的推动作用是血液运行的动力。血属阴而主静，血不能自行，血的运行有赖于气的推动。气推动血液运行的作用表现为两种形式：一是气直接推动血液运行。如宗气能贯注心脉以助心行血。二是气能促进脏腑功能活动，通过脏腑功能活动推动血液的运行。如心气的推动，肺气的宣发布散，肝气的疏泄条达。所以说气足则血行，气虚则血瘀；气行则血行，气滞则血瘀。故临床治疗血行失常的病证时，常分别配伍补气、行气和降气、升提等药物，即是气能行血理论的实际应用。

3. 气能摄血　气能摄血是指气具有统摄血液，使之正常循行于脉管之中而不溢于脉外的作用。脾为气血生化之源，因此气摄血主要是脾统血的作用。若气虚而固摄血液的作用减弱，即"气不摄血"，则会导致各种出血病证。临床上常采用健脾补气的方法治疗气不摄血证。

（二）血对气的作用

1. 血能载气　血能载气是指气存在于血液之中，依附于血而不致散失。因气的活力很强，易于逸脱，故必须依附于血，即所谓"血为气之母""血为气之宅"。所以在临床上，每见大出血时，气亦随之而涣散外脱，形成气随血脱之证候。

2. 血能养气　血能养气，是指气的充盛及其功能活动离不开血液的濡养。气舍于血，血不断地为气的生成和功能活动提供营养。水谷精微是全身之气生成和维持其生理活动的主要物质基础，而水谷精微又赖血以运之，从而不断地为脏腑供给营养，脏腑得养，则气的生成与运行得以正常地进行。所以血盛则气旺，血虚则气少。

二、气与精的关系

（一）气对精的作用

1. 气可摄精　气可摄精，是指气对精具有封藏作用，可防止其无故丢失。气摄精，主要体现于肾气的封藏作用。气聚则精盈，气弱则精失，若肾气亏虚，封藏失职，则表现为早泄、滑精、遗精、生殖功能低下等。

2. 精依气生　精依气生，是指精的生成有赖于气的运动及气化功能。气是推动各脏腑完成各项功能的动力，只有脏腑正常，人体之精才能正常生化。故《类经》说："精依气生……元气生则元精产。"

（二）精对气的作用

精能化气。精是化生气的物质基础。《类经》说："精化为气，谓元气由精而化也。"精藏于肾，可化生为肾之元气，元气为诸气之本，升腾而布达全身，以促进人体的生长、发育和生殖，并推动和调节全身脏腑的功能活动。水谷之精化生营气和卫气，水谷之精和自然界清气结合生成宗气。精盈则气盛，精少则气衰，故精亏之人，则每见少气懒言、神疲乏力、面色淡白无华、脉虚细等气虚表现。

三、气与津液的关系

气属阳，津液属阴，其属性不同，但两者都来源于脾胃运化的水谷精微。津液的生成、输布和排泄，有赖于气的推动、固摄作用和气的升降出入运动，而气在体内的存在及运动变化也离不开津液的运载和滋润。气和津液的关系具体表现在气能生津、行津、摄津和津能化气、津能载气等方面。

（一）气对津液的作用

1. 气能生津　气能生津，是指气为津液生成的动力。津液的生成，来源于水谷精气，而水谷精气又赖于脾胃的运化而生成。气能通过其运动以激发和推动脾胃的功能活动，使中焦脾胃之气旺盛，运化正常而化生津液，使人体津液充盛。所以说气能生津，气盛则津足，气衰则津少。

2. 气能行津　气能行津，是指气的运动是津液输布和排泄的动力。人体内津液的输布及其化为汗、尿等排出体外，全赖气的升降出入运动。脾气的"散精"和转输，肺气的宣发和肃降，肾中精气的蒸腾气化，促使津液输布全身，并将经过代谢的多余津液转化为汗液和尿液排出体外，以维持津液的正常代谢。若气的推动作用减弱，气化无力，或气机不利，气化受阻，均可导致"气不行水"，津液的输布代谢障碍，产生水、湿、痰、饮停聚的病理变化。所以说气行则水行，气滞则水停。临床上"治痰先治气""治湿兼理脾"的方法，就是气能行津理论的具体应用。

3. 气能摄津　气能摄津，是指气的固摄作用控制着津液的排泄，不使其无故大量丢失，从而使体内的津液量维持相对恒定。若气的固摄作用减弱，则体内的津液无故流失，可出现多汗、漏汗、多尿、尿崩等病理表现。临床上补气摄津的理论依据即在于此。

（二）津液对气的作用

1. 津可化气 《血证论》说："气生于水。"《杏轩医案·续录》说："水可化气。"水谷化生的津液，通过脾气升清散精，上输于肺，再经肺主宣降通调水道，下输于肾与膀胱，在肾阳的蒸腾作用下化而为气。

2. 津能载气 津能载气，是指津液是气的载体之一。若因汗、吐、下太过，导致津液大量流失，则气亦随津液而外脱，出现"气随液脱"之危候。故《金匮要略心典·痰饮》说："吐下之余，定无完气。"

四、血与精的关系

精与血关系密切，精可化血，血能生精，故常谓"精血同源"。

（一）精对血的作用

精可化血。肾藏精，精生髓，髓藏骨中，骨髓是化生血液的重要物质基础。精足则髓充，髓充则血足；精少则髓亏，髓亏则血少。精可化血是补肾填精治疗血虚证的理论依据。

（二）血对精的作用

血能化精。《诸病源候论》说："精者，血之所成也。"血液流于肾中，与肾精化合成为肾所藏之精。如《血证论》说："血入丹田，亦从水化，而变为水，以其内为血所化，故非清水，而极浓极稠，是谓之肾精。"由于血能化精，故血亏之人，男子常见精少，女子常见不孕。故治肾虚精少，常在填精药中兼用养血药。

总之，精与血在生理上可相互化生，在病理上亦常相互影响。如肾精亏损，可导致肝血不足；反之，肝血不足，也可引起肾精亏损。

五、血与津液的关系

血和津液同为液态物质，都来源于水谷精微，均有滋润与濡养作用，按其形态、性质均属于阴，两者相互为用，相互补充，共同完成滋养人体的作用，故有"津血同源"之说。

（一）血对津液的作用

血能化津。血脉中的津液可渗于脉外，以濡润脏腑组织与官窍。

（二）津液对血的作用

津能生血。津液渗注入脉中，成为血液的重要组成成分。《灵枢·痈疽》说："中焦出气如露，上注溪谷，而渗孙脉，津液和调，变化而赤为血……"

血和津液在运行和输布过程中相辅相成，相互交会，相互渗透。当津液大量耗损（如大汗、大吐、大泻或严重烧烫伤时），脉内的津液则渗出脉外以补充脉外的津液，从而形成血脉空虚、津枯血燥的病变，故有"夺汗者无血"之说；反之，失血过多，脉外的津液则渗入脉中以补充血容量，导致脉外津液不足，表现为口渴、尿少、汗少、皮肤干燥等症状，故有"夺血者无汗""衄家不可发汗""亡血家不可发汗"之论。

六、精与津液的关系

精与津液均属于阴，两者在生理上相互为用，病理上互为影响。具体表现在精为液本和液能灌精两个方面。

（一）精对津液的作用

精为液本。精与津液同属于阴，肾藏精而主水，肾精为真阴、元阴，是诸阴之本。如肾的阴精亏损，则阴液生化无源而亏虚。

（二）津液对精的作用

液能灌精。《灵枢·口问》说："液者，所以灌精濡空窍者也……液竭则精不灌……"中焦化生津液，通过三焦的气化作用，输布全身，濡养脏腑，其中浓稠部分，入于肾中，成为肾精的一部分，所以津液枯竭必然影响精的生成。

（林　靓　王　芳）

精气血津液的关系思维导图

复习思考题

1. 试述精的生成来源和生理功能。
2. 何谓气？气的生成与哪些脏腑关系最为密切？
3. 试述血液是如何生成的？血液的运行与哪些脏腑关系最为密切？
4. 津液的生成、输布与哪些脏腑的关系最为密切？
5. 如何理解"津血同源"？

扫一扫，测一测

第四章　经络学说

> ## 学习目标
>
> 　　掌握经络的基本概念、经络系统的组成和经络的生理功能,十二经脉的命名、走向、交接、分布规律、表里关系及流注次序,奇经八脉的生理功能;熟悉经络学说在中医学中的应用;了解十二经脉和奇经八脉的循行部位。

　　经络学说,是研究人体经络系统的组成、循行分布、生理功能、病理变化及其与脏腑形体官窍、气血津液之间相互关系的一门学说,是中医学理论体系的重要组成部分。

　　经络学说是古人在长期的生产生活与医疗实践中,通过施用砭刺、艾灸、导引、按摩及药物治疗等方法进行保健和治疗时,体验、感受并发现了经络感传现象,再结合一定的解剖学知识,以及自然界的普遍现象与规律,而逐步形成的一种理论知识。它不仅较好地解释了人体客观存在的循经感传现象,而且与藏象学说、精气血津液学说等相互辅翼,深刻地阐释了人体的生理功能和病理变化,对临床各科,尤其是对针灸、按摩等起到了重要的指导作用。正如《灵枢·经脉》所言:"经脉者,所以能决死生,处百病,调虚实,不可不通。"

第一节　经络的概念与经络系统的组成

一、经络的概念

　　经络,即经脉和络脉的总称,是运行全身气血,联络脏腑肢节,沟通上下内外,感应传导信息,调节功能平衡的通路系统。

　　经者,径也,有路径、途径之意,是经络系统的主干。络,有联络、网络之意,是经脉的分支。经脉多纵行于躯体深部,且有一定的循行路线;络脉常循行于体表浅部,且循行无规律,纵横交错,遍布于全身。通过经脉与络脉的相互沟通与联系,把人体的五脏六腑、四肢百骸、五官九窍、皮肉筋脉等联结成了一个统一的有机整体。

知识链接

经脉与络脉

　　《灵枢·经脉》云:"经脉十二者,伏行分肉之间,深而不见。其常见者,足太阴过于内踝之上,无所隐故也。诸脉之浮而常见者,皆络脉也。"由此可见,经脉是主干,络脉是分支;经脉大多循行于深部分肉之间,络脉则循行于体表较浅的部位;经脉以纵行为主,络脉则纵横交错,网络全身。

二、经络系统的组成

人体的经络系统主要由经脉系统和络脉系统两大部分组成。

（一）经脉系统

经脉系统分为正经与奇经两类。

1. 十二正经 又称"十二经脉"，包括手三阴经、手三阳经、足三阴经、足三阳经，共十二条经脉。十二正经均有一定的起止部位、一定的循行部位与交接顺序，在四肢的分布与走向有一定的规律，与脏腑有直接的属络关系，相互之间也有表里相合关系。十二经脉是气血运行的主要通道。另外，与十二经脉相关的还有"十二经别""十二经筋"和"十二皮部"。

（1）十二经别：十二经别是十二经脉各自别出的一条较大的分支。它们分别起自四肢肘膝上下，具有加强十二正经中表里两经的联系和补充十二正经的作用。

（2）十二经筋：十二经筋是十二经脉与筋肉的连属部分，是十二经脉之气"结""聚""散""络"于筋肉、关节的体系，具有联缀肢体、关节和主司运动的作用。

（3）十二皮部：十二皮部即体表皮肤部位。全身的皮肤是十二经脉的功能活动反映于体表的部位，也是经络之气散布之所在。十二皮部，就是把全身的皮肤，按十二经脉之气的功能作用区域分为十二个部分。

"十二经别""十二经筋"与"十二皮部"，都是十二经脉的附属部分，均从属于十二经脉，也属经脉系统。

2. 奇经八脉 即督脉、任脉、冲脉、带脉、阴跷脉、阳跷脉、阴维脉、阳维脉的总称。它们具有统率、联络和调节十二经脉的作用。与十二正经不同的是，奇经的分布不像十二经脉那样规则，与脏腑没有直接的属络关系，相互之间也无表里相合关系。

（二）络脉系统

络脉，是经脉的分支，有别络、浮络、孙络之分。

1. 十五别络 又称"十五络脉"，是络脉中的较大者，十二正经、督脉、任脉各自别出一支，再加上脾之大络，合称为"十五别络"。别络主要具有加强互为表里的两经之间在体表的联系及灌渗气血的作用。

2. 浮络 是循行于人体体表浅部，且浮而易见的络脉。

3. 孙络 是络脉中较细小的分支，是最细小的络脉。

经络系统归纳，见图4-1。

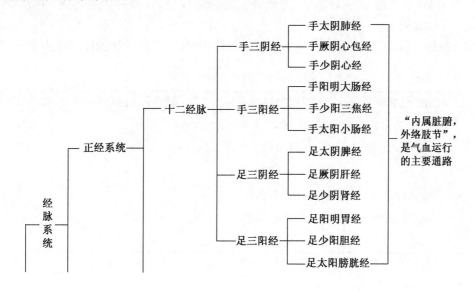

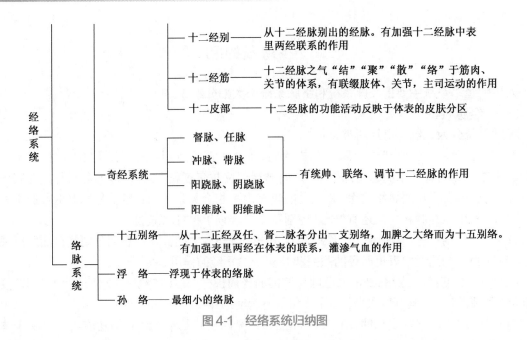

图 4-1　经络系统归纳图

第二节　十 二 经 脉

十二经脉是人体经络系统的主干与核心。

一、命　名

十二经脉左右对称地分布于人体的两侧，分别循行于上肢或下肢的内侧或外侧，每一条经脉又分别属于某一脏或某一腑。因此，十二经脉中每一条经脉的命名，都是依据其循行分布于上肢或下肢、内侧（为阴）或外侧（为阳）、所属脏腑的名称这三方面而命名的，其命名规律如下：

1. 结合手足　上为手，下为足。凡循行于上肢的经脉叫手经；循行于下肢的经脉叫足经。

2. 结合阴阳　内为阴，外为阳。凡循行于四肢内侧面的经脉叫阴经；循行于四肢外侧面的经脉叫阳经。内侧面有前、中、后之分，分别为太阴、厥阴、少阴；外侧面也有前、中、后之分，分别为阳明、少阳、太阳。

3. 结合脏腑　脏为阴，腑为阳。凡属于脏的经脉叫阴经，凡属于腑的经脉叫阳经。（表4-1）

表4-1　十二经脉名称分类表

	阴经（属脏）	阳经（属腑）	循行部位（阴经行于内侧，阳经行于外侧）	
手	手太阴肺经	手阳明大肠经	上肢	前缘
	手厥阴心包经	手少阳三焦经		中线
	手少阴心经	手太阳小肠经		后缘
足	足太阴脾经*	足阳明胃经	下肢	前缘
	足厥阴肝经*	足少阳胆经		中线
	足少阴肾经	足太阳膀胱经		后缘

*在内踝上8寸以下，肝经走在前缘，脾经走在中线，至内踝上8寸处两经交叉后，脾经走在前缘，肝经走在中线。

二、走向与交接规律

1. 走向规律　十二经脉的走向是有一定规律的。《灵枢·逆顺肥瘦》说："手之三阴，从脏走手；手之三阳，从手走头。足之三阳，从头走足；足之三阴，从足走腹。"即：手三阴经，从胸腔走向手指末端，交手三阳经；手三阳经从手指末端走向头面部，交足三阳经；足三阳经从头面走向足趾末端，交足三阴经；足三阴经从足趾走向腹腔、胸腔，交手三阴经。在这里把十二经脉走向规律归纳为："举手直立，阴升阳降"（升指上行，降指下行）。这样就构成一个"阴阳相贯，如环无端"（《灵枢·营卫生会》）的循环径路（图4-2）。

2. 交接规律　十二经脉交接是有一定规律的。即：互为表里的阴经与阳经交接于手足末端；同名的阳经与阳经交接于头面部；不同名的阴经与阴经交接于胸中。

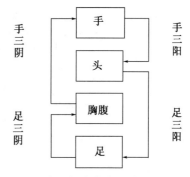

图4-2　十二经脉走向交接规律示意图

三、分　布　规　律

十二经脉在体表的分布也有一定的规律。

1. 头面部　手足阳明经行于额面部；手足少阳经行于头侧部；手足太阳经行于面颊、头顶和头后部。由于手足三阳经皆会于头面，故有"头为诸阳之会"之说。

2. 躯干部　手三阴经均从腋下出于体表；手三阳经行于肩胛部；足三阳经中的阳明经行于前（胸腹面）、太阳经行于后（背面）、少阳经行于侧面；足三阴经均行于胸腹面。循行于腹面的经脉，自内向外的顺序为足少阴肾经、足阳明胃经、足太阴脾经和足厥阴肝经。

3. 四肢部　阴经行于肢体的内侧面，阳经行于肢体的外侧面。内侧三阴经的分布为太阴经行于前缘，厥阴经行于中线，少阴经行于后缘。外侧三阳经分布为阳明经行于前缘，少阳经行于中线，太阳经行于后缘。其中，需注意的是在下肢内踝上8寸以下，肝经走在前缘，脾经走在中线，至内踝上8寸处两经交叉后，脾经走在前缘，肝经走在中线。

四、表　里　相　合

手足三阴三阳经，通过各自的经别和别络互相沟通，组成六对"表里相合"关系。（表4-2）

表4-2　十二经脉表里关系表

表	手阳明大肠经	手少阳三焦经	手太阳小肠经	足阳明胃经	足少阳胆经	足太阳膀胱经
里	手太阴肺经	手厥阴心包经	手少阴心经	足太阴脾经	足厥阴肝经	足少阴肾经

互为表里的两条经脉，分别循行于四肢内外两侧的相对位置，并于四肢末端交接，且各自属络于互为表里的脏或腑，即阴经属脏络腑，阳经属腑络脏。这样，既加强了表里两经的联系，又促进了互为表里的脏与腑在生理功能上的相互协调与配合。在病理上，表里两经也可相互影响。在治疗时，互为表里的两经的腧穴可交叉使用。

五、流　注　次　序

十二经脉中的气血运行，是按十二经脉的前后衔接的顺序，依次流注而循环往复的。即从手太阴肺经开始,依次传至足厥阴肝经,最后又回到肺经,首尾相贯,如环无端(图4-3)。

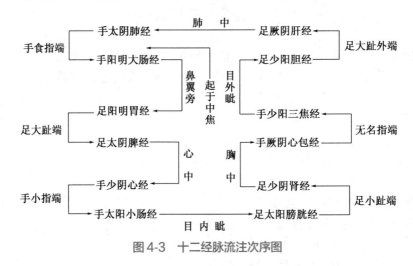

图4-3　十二经脉流注次序图

六、十二经脉的循行部位

(一)手太阴肺经

起于中焦,下络大肠,还循胃口,通过膈肌,属肺,至喉,横行至胸部外上方(中府穴),出腋下,沿上臂内侧前缘下行,过肘窝,行于前臂内侧前缘,入寸口,上鱼际,直出拇指桡侧端(少商穴)。

分支:从手腕的后方(列缺穴)分出,沿掌背侧走向食指桡侧端(商阳穴),交于手阳明大肠经(图4-4)。

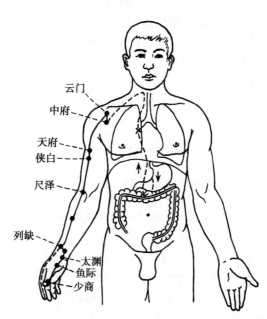

图4-4　手太阴肺经

(二)手阳明大肠经

起于食指桡侧端(商阳穴),经过手背部行于上肢外侧(即伸侧)前缘,上肩,至肩关节前缘,向后到第7颈椎棘突下(大椎穴)与督脉交会,再折向前下行入缺盆(锁骨上窝),进入胸腔络肺,下行通过膈肌至大肠,属大肠。

分支:从锁骨上窝上行,经颈部到面颊,入下齿中,回出夹口两旁,左右交叉于人中,至对侧鼻翼旁（迎香穴），交于足阳明胃经（图4-5）。

（三）足阳明胃经

起于鼻翼旁（迎香穴），夹鼻上行，左右交会于鼻根部，旁行入目内眦，与足太阳经相交，向下沿鼻柱外侧，入上齿中，还出夹口两旁，环绕口唇，在颏唇沟（承浆穴）处左右相交，退回沿下颌骨后下缘（大迎穴）处，沿下颌角上行过耳前，经上关穴，沿发际到达额前（头维穴）。

分支：从颏下缘（大迎穴）分出，下行到人迎穴，沿喉咙向下后行到大椎，折向前行，入缺盆，深入胸腔，下行穿过膈肌，属胃，络脾。

直行者：从缺盆出体表，沿乳中线下行，夹脐两旁（旁开2寸），下行至腹股沟处（气街穴）。

分支：从胃下口幽门处分出，沿腹腔内下行至气街穴，与直行之脉会合，而后沿大腿之前侧下行，至膝髌，向下沿胫骨外侧前缘下行至足背，入足第2趾外侧端（厉兑穴）。

分支：从膝下3寸处（足三里穴）分出，下行入中趾外侧端。

分支：从足背（冲阳穴）分出，前行入足大趾内侧端（隐白穴），交于足太阴脾经（图4-6）。

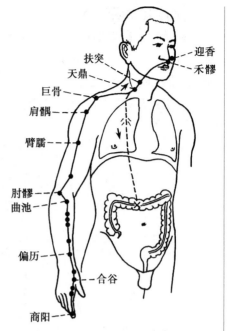

图4-5　手阳明大肠经

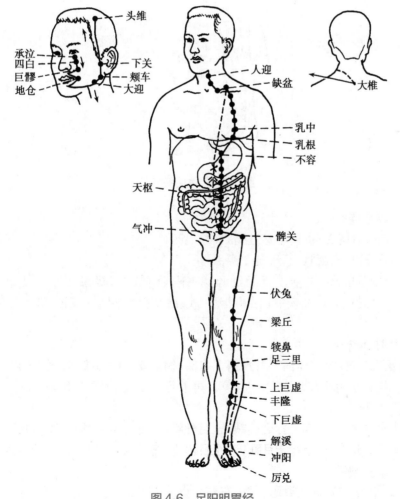

图4-6　足阳明胃经

（四）足太阴脾经

起于足大趾内侧端（隐白穴），沿内侧赤白肉际，上行过内踝前缘，沿小腿内侧正中线上行。至内踝上 8 寸处，交出足厥阴肝经之前，上行沿大腿内侧前缘，进入腹中，属脾，络胃。向上穿过膈肌，沿食道两旁，连舌本，散舌下。

分支：从胃别出，上行通过膈肌，注入心中，交于手少阴心经（图 4-7）。

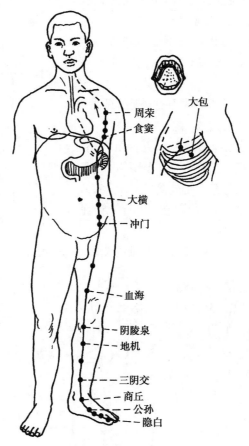

图 4-7　足太阴脾经

周荣
食窦
大包
大横
冲门
血海
阴陵泉
地机
三阴交
商丘
公孙
隐白

（五）手少阴心经

起于心中，走出后属心系，向下穿过膈肌，络小肠。

分支：从心系分出，夹咽喉上行，连于目系。

直行者：从心系出来，退回上行经过肺，向下浅出腋下（极泉穴），沿上肢内侧后缘，过肘中，经掌后豌豆骨端，进入掌中，沿小指桡侧，出小指桡侧端（少冲穴），交于手太阳小肠（图 4-8）。

（六）手太阳小肠经

起于小指外侧端（少泽穴），沿手背尺侧上腕部，循前臂外侧后缘，过肘部，沿上臂外侧后缘，到肩关节后面，绕行于肩胛部，交会于大椎穴，再前行入缺盆，深入体腔，络心，沿食道下行，穿过膈肌，到达胃部，下行，属小肠。

分支：从缺盆出来，沿颈部上行到面颊，至目外眦后，退行进入耳中（听宫穴）。

分支：从面颊部分出，向上行于目眶下，至目内眦（睛明穴），交于足太阳膀胱经（图 4-9）。

（七）足太阳膀胱经

起于目内眦（睛明穴），向上到达额部，左右交会于头顶部（百会穴）。

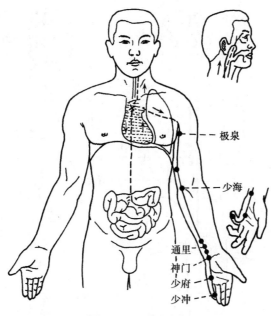

图 4-8 手少阴心经

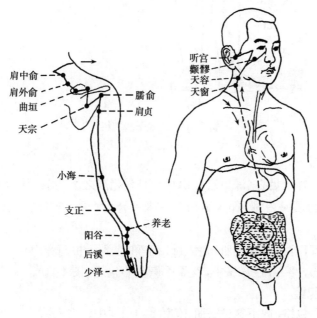

图 4-9 手太阳小肠经

分支：从头顶部分出，到耳上角部。

直行者：从头顶部分出，向后下行至枕骨处，进入颅腔，络脑，回出后下行到项部（天柱穴），再下行交会于大椎穴，然后分左右沿肩胛内侧，脊柱两旁（脊柱正中旁开 1.5 寸）下行，到达腰部（肾俞穴），进入脊柱两旁的肌肉，深入体腔，络肾，属膀胱。

分支：从腰部分出，沿脊柱两旁下行，穿过臀部，进入腘窝中（委中穴）。

分支：从项部（天柱穴）分出下行，经肩胛内侧缘，从附分穴夹脊（脊柱正中旁开 3 寸）下行至髀枢，经大腿后侧至腘窝中与前一支脉会合，然后下行穿过腓肠肌，出走于足外踝后，沿足背外侧缘至小趾外侧端（至阴穴），交于足少阴肾经（图 4-10）。

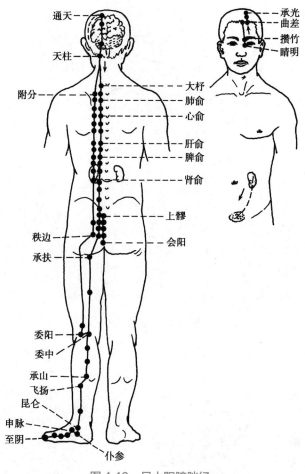

图 4-10　足太阳膀胱经

（八）足少阴肾经

起于足小趾下，斜行于足心（涌泉穴），出行于舟骨粗隆之下，沿内踝后，分出进入足跟部，向上沿小腿内侧后缘，至腘窝内侧，循大腿内侧后缘入脊内（长强穴），穿过脊柱至腰部，属肾，络膀胱。

直行者：从肾上行，穿过肝和膈肌，进入肺，沿喉咙，到舌根两旁。

分支：从肺中分出，络心，注入胸中，交于手厥阴心包经（图 4-11）。

（九）手厥阴心包经

起于胸中，出属心包络，向下穿过膈肌，依次络于上、中、下三焦。

分支：从胸中分出，沿胸中出胁部当腋下 3 寸处（天池穴），向上至腋窝下，沿上臂内侧中线入肘中，循前臂两筋（掌长肌腱和桡侧腕屈肌腱）之间，过腕部，入掌中（劳宫穴），经中指桡侧出其端（中冲穴）。

分支：从掌中分出，沿无名指出其尺侧端（关冲穴），交于手少阳三焦经（图 4-12）。

（十）手少阳三焦经

起于无名指尺侧端（关冲穴），向上沿无名指尺侧至手腕背面，上行于前臂外侧尺、桡骨之间，过肘尖，沿上臂外侧向上至肩部，向前行入缺盆，布于膻中，散络心包，穿过膈肌，依次属上、中、下三焦。

分支：从膻中分出，上行出缺盆，至肩部，左右交会于大椎，分开上行到项部，沿耳后（翳风穴），直上出耳上角，然后屈曲向下经面颊部至目眶下。

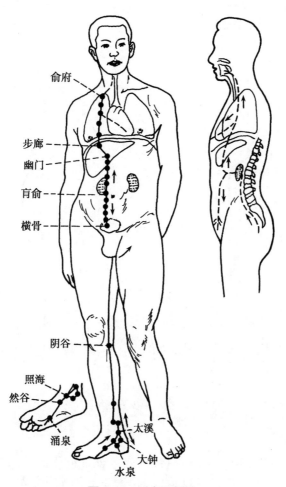

图 4-11 足少阴肾经

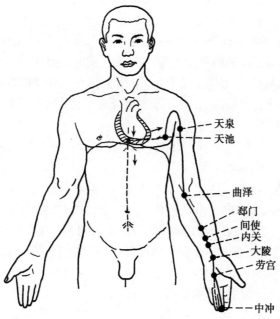

图 4-12 手厥阴心包经

　　分支：从耳后分出，进入耳中，出走耳前，经上关穴前，在面颊部与前一支相交，至目外眦（瞳子髎穴），交于足少阳胆经（图4-13）。

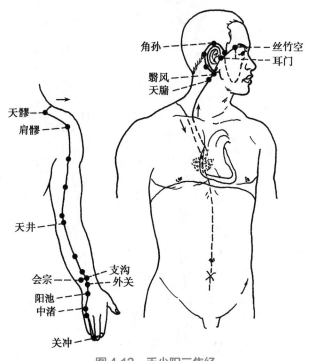

图4-13　手少阳三焦经

（十一）足少阳胆经

　　起于目外眦（瞳子髎穴），向上至额角（颔厌穴），然后向下到耳后（完骨穴），再折向上行，经额部至眉上（阳白穴），又向后折至风池穴，沿颈下行至肩上，左右交会于大椎穴，前行入缺盆。

　　分支：从耳后（完骨穴）分出，经翳风穴进入耳中，出走于耳前，过听宫穴至目外眦后方。

　　分支：从目外眦分出，下行至下颌部（大迎穴），同手少阳三焦经分布于面颊部的支脉相合，行至目眶下，再向下经过下颌角部下行至颈部，经颈前人迎穴旁，与前脉会合于缺盆后，下行进入胸腔，穿过膈肌，络肝，属胆，沿胁里出气街，绕毛际，横向至髋关节（环跳穴）处。

　　直行者：从缺盆下行至腋，沿胸侧，过季胁，下行至髋关节（环跳穴）处与前脉会合，再向下沿大腿外侧、膝关节外缘，行于腓骨前面，直下至腓骨下端（绝骨穴），浅出外踝之前，沿足背行，出于足第4趾外侧端（足窍阴穴）。

　　分支：从足背（足临泣穴）分出，前行出足大趾外侧端，折回穿过爪甲，分布于足大趾爪甲后丛毛处，交于足厥阴肝经（图4-14）。

（十二）足厥阴肝经

　　起于足大趾爪甲后丛毛处，向上沿足背至内踝前1寸处（中封穴），向上沿胫骨内缘，在内踝上8寸处交出足太阴脾经之后，上行过膝内侧，沿大腿内侧中线进入阴毛中，绕阴器，至小腹，夹胃两旁，属肝，络胆，向上穿过膈肌，分布于胁肋部，沿喉咙的后边，向上进入鼻咽部，上行连目系，出于额，与督脉会于头顶部。

　　分支：从目系分出，下行颊里，环绕口唇的里边。

　　分支：从肝分出，穿过膈肌，向上注入肺，交于手太阴肺经（图4-15）。

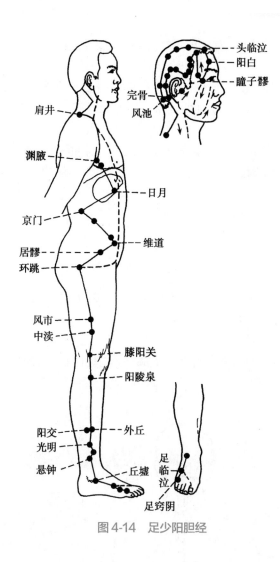

图 4-14 足少阳胆经

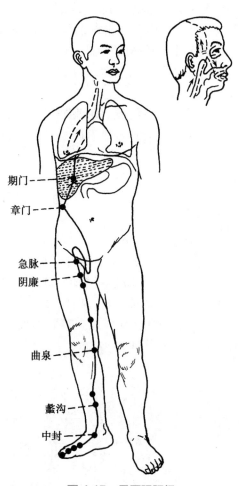

图 4-15 足厥阴肝经

ER-4-3

十二正经起止思维导图

第三节　奇　经　八　脉

一、奇经八脉的概念及生理特点

奇经八脉是督脉、任脉、冲脉、带脉、阴跷脉、阳跷脉、阴维脉、阳维脉的总称。由于它们的分布不像十二经脉那样规则，同脏腑没有直接的属络关系，相互之间也没有表里相合关系，因此，与十二正经不同，故称"奇经"。

知识链接

奇经八脉的由来

奇经八脉的内容，最早散见于《黄帝内经》各篇，而"奇经八脉"这一名称，则首见于《难经》。《难经·二十七难》云："凡此八脉者，皆不拘于经，故曰奇经八脉。"《难经集注·二十七难》曰："奇、异也。此之八脉。与十二经不相拘制。别道而行。与正经有异。故曰奇经也。其数有八。"

奇经八脉纵横交叉于十二经脉之间，主要具有以下三个方面的作用：

1. 密切加强十二经脉之间的联系　如阳维脉能维系诸阳经；阴维脉能维系诸阴经；带脉能

约束纵行诸经,并沟通彼此之间的联系;冲脉上下贯通,为全身血气之要冲,渗灌三阴、三阳;督脉能总督一身之阳经;任脉能总任一身之阴经。

2. 调节十二经脉的气血　奇经八脉错综分布,循行于十二经脉之间,当十二经脉气血旺盛有余时,则流注于奇经八脉,蓄以备用;当十二经脉气血不足时,则从奇经八脉溢于十二经脉,以补充调节之。

3. 奇经与肝、肾、脑、髓、胞宫等脏腑有较密切的联系　如肝为藏血之脏,而冲脉为"血海",肝的藏血、调血功能与冲脉有联系;督脉与肾、脑、髓的生理功能密切相关;任脉与胞宫、妊娠有一定关系等。

二、奇经八脉的循行和功能

(一)督脉
1. 循行部位　督脉起于胞中,下出会阴,沿脊柱里面上行,至项后(风府穴)处进入颅内,络脑,并由项沿头部正中线,经头顶、额部、鼻部、上唇,到上唇系带处。

分支:从脊柱里面分出,络肾。

分支:从小腹内分出,直上贯脐中央,上贯心,到喉部,向上到下颌部,环绕口唇,再向上到两眼下部的中央(图4-16)。

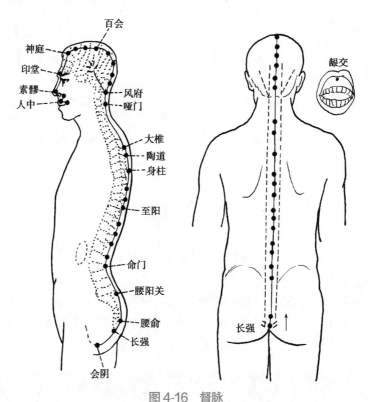

图4-16　督脉

2. 基本功能　督,有总督、督管、统率之意。督脉行背部中央,多次与诸阳经相交会,能总督一身之阳经,故称其为"阳脉之海"。其次,督脉与脑、肾、脊髓有密切关系。

(二)任脉
1. 循行部位　任脉起于胞中,下出会阴,经阴阜,沿腹部和胸部正中线上行,至咽喉,上行至下颌部,环绕口唇,沿面颊,分行至目眶下。

分支:由胞中别出,与冲脉相并,行于脊柱前(图4-17)。

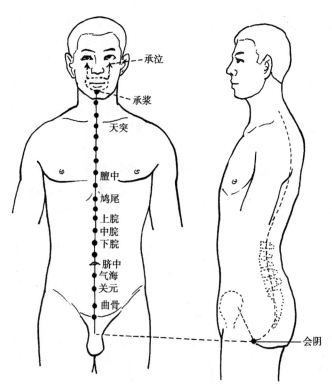

图 4-17 任脉

2. 基本功能 任，有担任、任受之意。任脉循行于腹面正中线，其脉多次与手足三阴经及阴维脉交会，能总任一身之阴经，故称其为"阴脉之海"。任，又通"妊"，因起于胞中，故与女子妊娠有关，而称"任主胞胎"。

（三）冲脉

1. 循行部位 冲脉起于胞中，下出会阴，从气街部起与足少阴经相并，夹脐上行。散布于胸中，再向上行，经喉，环绕口唇，到目眶下。

分支：从气街部分出，沿大腿内侧进入腘窝，再沿胫骨内缘，下行到足底。

分支：从内踝后分出，向前斜入足背，进入足大趾。

分支：从胞中分出，向后与督脉相通，上行于脊柱内（图 4-18）。

2. 基本功能 冲，有要冲之意。冲脉贯穿全身，为诸经气血之要冲，能调节十二经脉的气血，故有"十二经脉之海"及"血海"之称。

此外，冲脉、任脉与女子的经、带、妊、胎、产、育等密切相关，尤其是女子的月经。因此，月经失调常归因于"冲任不调"。

（四）带脉

1. 循行部位 带脉起于季胁，斜向下行到带

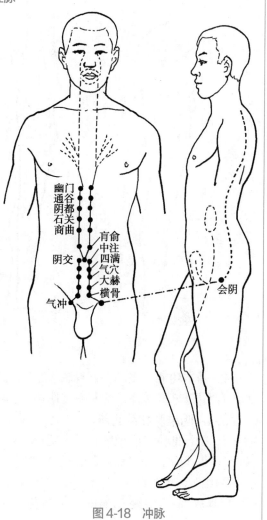

图 4-18 冲脉

脉穴,绕身一周,环行于腰腹部。并于带脉穴处再向前下方沿髂骨上缘斜行到少腹(图4-19)。

2. 基本功能　带,有腰带之意。带脉环腰一周,犹如束带,能约束纵行诸经。此外,带脉与女子月经、带下也有一定关系。

(五)阴跷脉和阳跷脉

1. 循行部位　阴跷脉起于内踝下足少阴肾经的然谷穴之后,沿内踝后直上小腿、大腿内侧,经前阴,沿腹、胸进入缺盆,出行于人迎穴之前,经鼻旁,到目内眦,与手足太阳经、阳跷脉会合(图4-20)。

阳跷脉起于外踝下足太阳膀胱经的申脉穴,沿外踝后上行,经小腿、大腿外侧,再向上经腹、胸侧面与肩部,由颈外侧上夹口角,到达目内眦,与手足太阳经、阴跷脉会合,再上行进入发际,向下到达耳后,与足少阳胆经会合于项后(图4-21)。

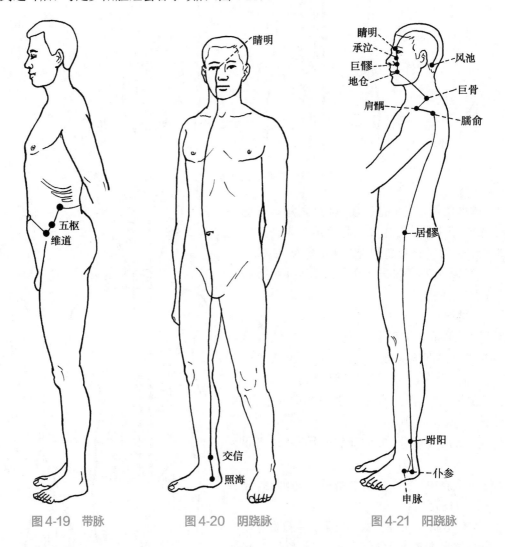

图4-19　带脉　　　图4-20　阴跷脉　　　图4-21　阳跷脉

2. 基本功能　跷,有轻健跷捷之意。跷脉有濡养眼目、司眼睑开合和下肢运动的功能。古人还有阴阳跷脉"分主一身左右之阴阳"之说。

(六)阴维脉和阳维脉

1. 循行部位　阴维脉起于小腿内侧足三阴经交会之处,沿下肢内侧上行,至腹部与足太阴脾经同行,到胁部与足厥阴肝经相合,然后上行至咽喉,与任脉相会(图4-22)。

阳维脉起于外踝下,与足少阳胆经并行,沿下肢外侧向上,经躯干部后外侧,从腋后上肩,经颈部、耳后,前行到额部,分布于头侧及项后,与督脉会合(图4-23)。

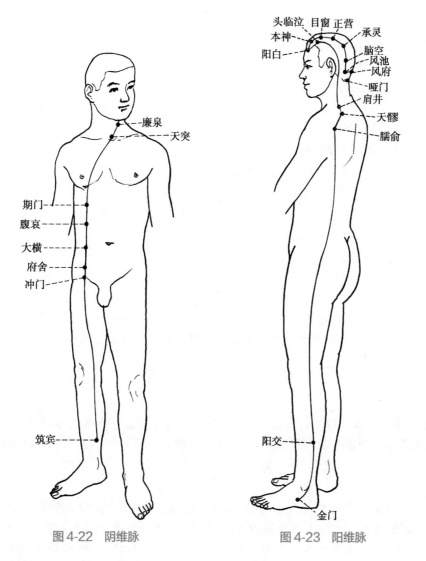

图 4-22　阴维脉　　　　　　　　图 4-23　阳维脉

2．基本功能　维，有维系和维护之意。阳维脉有维系、联络全身阳经的作用；阴维脉有维系、联络全身阴经的作用。

第四节　经络的生理功能

经络的生理功能主要表现在运行全身气血、联络脏腑肢节、沟通上下内外、感应传导信息、调节功能平衡等方面。

一、沟通联系作用

人体是一个有机的统一整体。机体各脏腑组织、五官九窍、皮肉筋骨相互之间，无论是在组织结构上还是在生理功能上都密切相关、紧密配合，共同构成生命整体，形成整体的生命活动。机体的这种彼此联系、相互配合，主要是通过经络的沟通联系作用来实现的。由于经络在机体内纵横交错、四通八达、出表入里、通上达下、属络脏腑、联络肢节、布散皮肉筋骨，全身无处不至，因而就将身体各部有机地联系起来，沟通了彼此之间的联系，使之能够相互配合与协调。其具体作用主要表现为：

（一）沟通脏腑与外周体表肢节的联系

这种联系主要是通过十二经脉及十二经筋、十二皮部来实现的。

（二）沟通脏腑与官窍的联系

位于体表的官窍，包括眼、耳、口、鼻、舌、二阴等，这些官窍与脏腑之间的密切关系也主要是通过经脉的沟通来实现的。

（三）沟通脏腑之间的联系

互为表里的脏腑之间主要是通过彼此经脉之间的相互属络而加强联系的；同时，由于经脉在体内的循行经过，布散流注，也加强了其他各脏腑之间的联系；另外，十二经别的循行又加强了各脏腑之间在体内的联系。这样通过经脉的沟通与联系，加强了各脏腑之间彼此的联系。

（四）沟通经脉之间的联系

机体十二经脉是彼此连接、如环无端的整体，再加之彼此之间的相互交会、交叉，以及通过经别、别络的交会联络，更加强了彼此之间的联系。此外，十二经脉还通过奇经八脉来加强联系，如阳经均要交会于督脉的大椎穴；阴经在腹部多次与任脉交会。由于人体经络之间有着多方面、多层次的沟通与联系，因此经络成为了具有完整结构的机体调节系统。

二、运输渗灌作用

人体各脏腑组织器官均需要气血的营养和温煦，经脉是运行气血的主要通道。正由于经脉的运行渗灌作用，才能使气血内溉脏腑，外濡腠理，脏腑组织在气血的不断循环灌注濡养下，生理功能得以正常发挥。所以《灵枢·本脏》说："经脉者，所以行血气而营阴阳，濡筋骨，利关节者也。"

十二经脉是人体经络系统的核心，也是人体气血运行的主要通道。《灵枢·营气》认为机体气血的运行，主要沿着十二经脉流注衔接的次序，并与任、督两脉构成首尾相接、如环无端的整体，使气血循环往复不息，灌注到各脏腑组织器官之中，以提供营养，并带走代谢浊物，从而维持和发挥其正常的生理功能。

三、感应传导作用

感应传导，是指经络对体内外的各种信息刺激的感受、接应，并把这种信息沿经络的循行路线传导到其他部位。经络是人体各组成部分之间的信息传导网，当肌表受到某种刺激时，刺激量就沿着经脉传导于体内有关脏腑，使该脏腑的功能发生变化，从而达到疏通气血和调整脏腑功能的目的。脏腑功能活动的变化亦可通过经络而反映于体表。经络循环四通八达而至机体每一个局部，从而使每一局部成为整体的缩影。针灸时所产生的"得气"或"行气"现象，即是典型的经络感应与传导。另外，药物治疗疾病，也必须通过经络的传导作用，方能使药物到达病所，发挥治疗作用，由此而产生了"药物归经"与"引经报使"理论。

四、调节平衡作用

经络对于人体的气血、阴阳、脏腑功能具有调节作用，以维护其正常的生理平衡。如在一般生理状况下，当十二经脉及脏腑气血充盛而有余时，便溢注于奇经八脉，从而维护其十二经脉及脏腑中的气血正常；而当十二经脉及脏腑气血不足时，奇经八脉中的气血又溢注于十二经脉，从而补充其不足，以维护其正常。经络的这种调节作用，还着重体现在疾病状态下，当机体气血阴阳发生偏胜偏衰时，可采用针刺、艾灸等手段，刺激经络，以激发经气，从而产生调节作用，使壅盛者泻其有余，衰弱者补其不足，进而达到恢复正常的目的。

第五节　经络学说在中医学中的应用

经络学说不仅可以说明人体的生理功能，而且在阐释疾病病理变化、指导疾病的诊断与治疗方面，也具有极为重要的价值。

一、阐释疾病病理变化

在生理情况下，经络有运行气血、感应传导的作用。在病理情况下，经络则成为传递病邪和反映病变的途径。

（一）外邪由表入里的传播途径

经络内属脏腑，外联皮肤、筋骨。外邪侵袭体表，通过经络的传递，可内传脏腑。如外邪侵袭肌表，初见寒热头痛等症，若外邪循经内传于肺，则可出现咳喘、胸痛、胸闷等肺失宣肃的症状。故《素问·皮部论》说："邪客于皮则腠理开，开则邪入客于络脉，络脉满则注于经脉，经脉满则入舍于脏腑也……"

（二）内脏病变反映于体表的途径

经络不仅是外邪由表入里的途径，而且也是脏腑与体表组织之间病变相互影响的途径。内脏病变通过经络传导，反映于体表的某些特定部位及官窍。如肝病可见两胁或少腹疼痛；胸痹、真心痛可表现为胸前区疼痛，且疼痛沿左侧手少阴心经循行路线放射至手臂内尺侧缘；胃火上炎则牙龈肿痛；肝胆火旺则耳聋耳痛。

（三）脏腑病证相互传变的途径

由于脏腑之间通过经络沟通联系，所以在疾病状态下，经络可成为脏腑之间病证相互传变的途径。

1. 互为表里的脏与腑病证之间的传变　如心火循经下移小肠；大肠实热，腑气不通，可使肺气不利而出现咳喘胸满等。

2. 非表里关系的脏腑病证的传变　如肝失疏泄可影响脾胃运化，因为足厥阴肝经夹胃；肾虚水泛可凌心射肺，因为足少阴肾经入肺、络心。

二、指导疾病的诊断

应用经络学说诊断疾病，主要体现在通过经络的循行部位，判断病位的经络脏腑所在。

（一）循经辨证，判断病位

由于经脉各自有其特定的循行部位和脏腑属络，因此，临床根据疾病症状出现的部位，可判断病在何经、何脏或何腑。如腰部疼痛多与肾有关；两胁疼痛多为肝胆疾病；缺盆中痛常是肺脏病变。又如头痛一症，痛在前额者，多与阳明经有关；痛在两侧者，多与少阳经有关；痛在后头部及项部者，多与太阳经有关；痛在颠顶者，多与厥阴经有关。

（二）按察腧穴，判断病位

腧穴是脏腑经络之气聚集的地方，脏腑病变时，常可在特定的腧穴部位出现异常反应，或表现为压痛，或呈现为结节状、条索状的反应物，或局部出现一些形态变化等。因此，根据这些病理反应，可帮助进行诊断。如肝病时，肝俞穴及期门穴多有压痛；胆病时，在胆俞穴及胆囊穴附近常有压痛；胃痛时，在胃俞穴及足三里穴会有明显的痛觉异常；肺脏有病时可在肺俞穴出现结节；长期消化不良者，可在脾俞穴见到异常变化等。

三、指导疾病的治疗

（一）循经取穴

针灸和按摩疗法，主要是针对某一经或某一脏腑的病变，在其病变的邻近部位或经络循行的远隔部位上取穴，通过针灸或按摩，以调整经络气血的功能活动，从而达到治疗的目的。而穴位的选取，首先必须按经络学说来进行辨证，断定疾病属于何经后，再在其经脉的循行路线上和与之有密切联系的经脉上来选穴进行治疗，这就是"循经取穴"。

（二）分经用药

药物治疗也是以经络为渠道，通过经络的传导转输，使药达病所，发挥其治疗作用。古代医家根据某些药物对某一脏腑经络所具有的特殊选择性作用，创立并形成了"药物归经"理论。还根据经络学说，创立了"引经报使"理论。如治疗头痛，属太阳经的可用羌活；属阳明经的可用白芷；属少阳经的可用柴胡。因为羌活、白芷、柴胡不仅分别归足太阳、手足阳明、足少阳经，且能作为他药的向导，引导他药归入上述各经而发挥治疗作用。

（邓礼林）

？ 复习思考题

1. 经络系统由哪些部分组成？简述经脉与络脉的区别与联系。
2. 经络与奇经八脉的概念是什么？
3. 十二经脉的命名原则和走向、交接规律及流注次序如何？
4. 十二经脉在四肢部的分布规律是怎样的？
5. 举例说明经络学说在中医学中的应用。

扫一扫，测一测

第五章 体 质

ER-5-1
PPT课件

　　掌握九种体质的主要特征,体质的基本概念、构成要素;熟悉体质的影响因素;了解中医学体质分类的方法。

ER-5-2
知识导览

　　中医体质学,是以中医理论为指导,研究人体体质的概念、形成、特征、类型、差异规律,以及其对疾病发生、发展、演变过程的影响,并以此指导疾病预防、诊断、治疗及养生康复的一门学科。

　　体质是一个既古老又年轻的医学命题,重视人的体质及其差异性是中医学的一大特点。早在《黄帝内经》中就对体质形成、分类,以及体质与病机、诊断、治疗、预防的关系均有详细论述,如《灵枢·论痛》说:"筋骨之强弱,肌肉之坚脆,皮肤之厚薄,腠理之疏密,各不同……肠胃之厚薄坚脆亦不等……"后世医家又进一步丰富和发展了《黄帝内经》的体质学说内容,并十分重视其在养生、预防及辨证论治等医疗实践中的应用,正如清代医家叶天士所说:"平素体质不可不论。"因此,重视对体质的研究,从整体上把握个体的生命特征,有助于分析疾病发生、发展和演变的规律,对提高疾病的预防、诊断和治疗水平具有重要意义。

第一节 体质的概述

一、体质的概念

　　体,指身体、形体、个体;质,指素质、质量、性质。体质,有身体素质、形体质量、个体特质等多种含义。

　　体质是指人体生命过程中,在先天禀赋和后天获得的基础上所形成的形态结构、生理功能和心理特征方面综合的、相对稳定的特性,是人类在生长、发育过程中所形成的与自然、社会环境相适应的人体个性特征。

　　体质通过人的形态、功能和心理活动的差异性表现出来,表现为结构、功能、代谢及对外界刺激反应等方面的个体差异性,对某些病因和疾病的易感性,以及疾病传变转归中的某种倾向性。它具有个体差异性、群体趋同性、相对稳定性和动态可变性等特点。这种体质特点或隐或现地体现于健康和疾病过程中。

二、体质的构成

　　中医学认为,人体正常的生命活动是形与神协调统一的结果,"形神合一"是中医学最基本的生命观,由此就决定了中医学的体质应包括形与神两方面的内容。一定的形态结构必然产生出相应的生理功能和心理特征,而良好的生理功能和心理特征是正常形态结构的反映,两者相互依存、相互影响,在体质的固有特征中综合地体现出来。可见,体质由形态结构、生理功能和心理特征三个方面的差异性构成。

(一)形态结构的差异性

人体虽然具有相同的脏腑组织结构,但每个人在形态结构上往往又存在着一定的差异,这种差异性是个体体质特征的重要组成部分,正如《灵枢·本脏》所说:"五脏者,固有小大、高下、坚脆、端正、偏倾者,六腑亦有小大、长短、厚薄、结直、缓急。"人体的形态结构主要包括外部形态结构和内部形态结构(脏腑、经络、精气血津液等)两方面的内容。内部形态结构是体质的内在基础,外部形态结构是体质的外在表现。相对而言,外部形态结构(即体表形态)最为直观,故备受古今中外体质研究者重视。因此,在人体的内部形态结构完好、协调的基础上,人的体质特征首先通过个体的身体外形特征(即体表形态)体现出来,而身体外形特征主要表现为体型、体格等方面的差异。

体型,是指身体外观形态上的特征,是衡量体质的重要指标。中医观察体型,主要观察形体之肥瘦长短,皮肉之厚薄坚松,肤色之黑白苍嫩等方面的差异等。其中尤以肥瘦最具代表性。

体格,是指反映人体生长发育水平、营养状况和锻炼程度的状态。一般通过观察和测量身体各部分的大小、形状、匀称程度及体重、胸围、肩宽、骨盆宽度和皮肤与皮下软组织情况来判断,是反映体质的标志之一。

(二)生理功能的差异性

人体的生理功能和形态结构密切相关,是内部形态结构完整、协调的反映,具体说是脏腑经络及精气血津液功能协调的体现。因此,人体生理功能的差异,可反映脏腑功能和精气血津液的盛衰,可体现人体消化、呼吸、血液循环、生长发育、生殖、感觉运动、精神意识思维,以及机体的抗病能力、新陈代谢、自我调节能力等各方面功能的强弱。具体表现在心率、心律、面色、唇色、脉象、舌象、呼吸状况、语声高低、食欲、口味、体温、寒热的喜恶、二便情况、性功能、生殖功能、女子月经情况、形体的动态及活动能力、睡眠状况、视听觉、触嗅觉、耐痛的程度、皮肤肌肉的弹性、毛发的多少和光泽等方面的不同。因此,通过观察上述内容可以了解不同个体脏腑经络及精气血津液生理功能的盛衰强弱,从而得知其体质状况。

(三)心理特征的差异性

心理是指客观事物在大脑中的反映,是感觉、知觉、情感、记忆、思维、性格、能力等的总称,属于中医学神的范畴。不同个体的心理特征有一定的差异性,主要表现为人格、性格、气质、态度、智慧等方面。中医学认为形与神是统一的,某种特定的形态结构往往表现为某种相应的心理倾向。如《灵枢·阴阳二十五人》中称具有"圆面,大头,美肩背,大腹,美股胫,小手足,多肉,上下相称"等形态特征的土形人,多具有"安心,好利人,不喜权势,善附人"等心理特征。脏腑精气血津液是产生神的物质基础,不同脏腑的功能活动,总是表现出特定的情感、情绪和认知活动,如《素问·阴阳应象大论》说:"人有五脏化五气,以生喜怒悲忧恐。"因此,个体脏腑经络及气血津液功能活动不同,所表现的情志活动也有差异,如有人善喜,有人善悲,有人勇敢,有人胆怯等。可见,一定的形态结构与生理功能,是心理特征产生的基础,使个体表现出相应的心理特征,而心理特征又影响着形态结构与生理功能,并表现出相应的行为特征。

三、体质的基本特点

体质禀受于先天,得养于后天,体质的生理特点是先后天因素共同作用的结果。先天禀赋决定着个体体质的特异性和相对稳定性,而各种后天因素又使个体体质具有动态可变性。改变后天的种种因素,可以在一定程度上改善体质,因此体质具有可调性。在相同或类似的时空条件下,人群的遗传背景和后天生存环境也是大致相同的,这就使得群类的体质具有趋同性。

（一）体质的遗传性

遗传是亲代将其特征传给子代的一种现象。父母双方的生殖之精是生命个体形成的基础,遗传因素是决定体质形成和发展的根本原因,人的外部形态、脏腑功能、精神情志等个性特点均形成于胎儿时期。禀受于父母的先天之精,对个体体质的影响是巨大的,人体的体型、相貌、肤色、禀性、脏腑经络的功能状态、气血津液的盛衰,以及与之相应的病理变化等,都在某种程度上受到遗传因素的控制。由遗传背景所决定的体质差异是维持个体体质特征相对稳定的重要条件。

（二）体质的稳定性

一般情况下,个体体质一旦形成,在一定的时间内不易发生太大的改变,所以体质具有相对的稳定性。体质的稳定性与遗传因素相关,年龄、性别等因素也可影响体质的稳定性。然而,由于环境、精神、营养、锻炼、疾病等后天因素参与并影响体质的形成与发展,从而使得体质具有的是相对的稳定性。

体质的相对稳定性包括两方面的含义:一是指体质的遗传性使个体体质具有相对的稳定性,这种遗传的体质特征在生命过程中不会轻易改变;二是指个体体质虽会随其发育的不同阶段而不断演变,但在某个年龄段,如幼年时期、青年时期、中年时期、老年时期等,个体的体质状态是相对稳定的,不会发生骤然的改变,从而使各个不同的生命阶段呈现出不同的体质特点。

（三）体质的可变性

体质的稳定性是相对的,而不是一成不变的,这就意味着体质具有动态可变性。后天的生活环境、营养状况、饮食习惯、精神因素、年龄变化、疾病损害、针药治疗等,都会引起个体体质的改变,有时甚至可起到决定性作用。但是,体质的可变性是有一定规范和限度的,不是任意变化的。

（四）体质的多样性

体质的形成与先后天多种因素有关,遗传因素的多样性和后天诸多因素的复杂性,决定了人类体质的多样性,即使是同一个体,在不同的生命阶段其体质特点也是动态可变的。所以体质具有明显的个体差异性,呈现出多样性特征。人类体质的多样性是中医体质学研究的核心内容,因人制宜的养生保健和辨证论治思想正是基于这种特异性及差异性而逐步确立的。

（五）体质的趋同性

同一种族或聚居在同一地域的人,因为生存环境和生活习惯大致相同,遗传背景和生存环境具有同一性和一致性,从而使特定人群的体质呈现类似的特征,这就是群类趋同性。俗话说的“一方水土养一方人”正体现了体质的这一特点。又如《素问·异法方宜论》说:“故东方之域,天地之所始生也,鱼盐之地,海滨傍水。其民食鱼而嗜咸……鱼者使人热中,盐者胜血,故其民皆黑色疏理,其病皆为痈疡。”体质的趋同性会导致某一人群对某些病邪的易感性及其所产生的病理过程的倾向性。

（六）体质的可调性

体质既是相对稳定的,又是动态可变的,这就使体质的可调性成为可能。在生理情况下,针对各种体质及早采取适当的干预措施,纠正或改善某些体质的偏颇,以减少体质对疾病的易感性,防病于未然。在病理情况下,可针对各种不同的体质类型,将辨证论治与中医体质学相结合,则可获得更为准确、全面和有效的治疗效果。

适宜的药食是调整和改善体质的重要方法之一,合理运用药食的四气五味、升降浮沉等性能,可以有效地纠正某些体质的偏颇。另外,针对不同的体质类型,对其进行相应的生活指导,通过建立良好的行为方式和生活习惯使体质在潜移默化中得以改善。

四、体质的评价标志

体质的评价,应从形态结构、生理功能及心理特征几方面进行综合评价。

(一)体质的评价指标

1. 身体形态结构的发育水平　包括体表形态、体型、体格、内部结构和功能的完整性、协调性等。

2. 身体的功能水平　包括机体的新陈代谢和各脏腑组织器官的功能状况。

3. 身体的素质及运动能力水平　包括速度、力量、耐力、灵敏性、协调性及走、跳、跑、投、攀越等身体的基本活动能力。

4. 心理的发育水平　包括智力、情感、行为、感知觉、个性、性格、意志等方面。

5. 适应能力　包括对自然环境、社会环境和各种精神心理环境的适应能力,以及对病因、疾病损害的抵抗力和修复能力等。

(二)健康体质的标志

健康体质是机体在遗传的基础上,经过后天积极培育所形成的一种形态结构、生理功能和心理特征等方面都处于良好状态的形神合一、身心俱佳的体质。健康体质的具体标志包括:

1. 形体健康标志　体格健壮,体型匀称,体重适当,须发润泽,牙齿坚固,肌肉皮肤富有弹性。

2. 生理健康标志　面色红润,双目有神,双耳聪敏,声音洪亮,食欲旺盛,睡眠安定,肌肉有力,动作灵敏,二便正常,脉象和缓均匀,对各种环境的适应能力强。

3. 心理健康标志　精神饱满,精力充沛,情绪乐观,性格随和,意志坚强,处事镇静,记忆良好。

第二节　体质的影响因素

体质禀赋于先天,得养于后天。因此,体质是个体在遗传的基础上,在内外环境的影响下,在生长发育的过程中形成的。影响体质的因素很多,归纳起来主要有以下几个方面。

一、先 天 禀 赋

先天禀赋,是指子代出生之前在母体内所禀受的一切。早在《灵枢·天年》中就指出:"人之始生……以母为基,以父以楯……"先天禀赋,包括种族、家庭遗传、婚育、种子,以及养胎、护胎、胎教等。先天禀赋是体质形成的基础,是人体体质强弱的前提条件,父母生殖之精气的盈亏盛衰,常决定着子代禀赋的厚薄强弱,从而影响着子代的体质,表现出子代体质的差异,诸如身体强弱、肥瘦、刚柔、高矮、肤色,乃至先天性生理缺陷和遗传性疾病等。《论衡·气寿》指出:"禀气渥则其体强,体强则命长;气薄则体弱,体弱则命短,命短则多病寿短。"由于父母形质精血的强弱盛衰不同,造成了子代禀赋的不同,从而表现出体质的差异。可见,在体质形成过程中,先天因素起着关键性的作用,从而确定了体质的"基调"。

二、年 　 龄

体质是一个随着个体发育的不同阶段而不断演变的生命过程。不同的年龄阶段,随着脏腑功能活动的盛衰变化、气血津液的新陈代谢，可表现出比较明显的体质差异。人体在生长、发育、壮盛、衰老、死亡的生命过程中，脏腑精气由弱到强，又由盛至衰，从而影响着人体的生理活动和心理变化，决定着人体体质的演变。通常将年龄体质分为小儿期、青年期、中年期、更年期、老年期五个阶段。

（一）小儿体质

从出生到青春期，是体质渐趋成熟、定型的阶段。古代医家十分重视对小儿体质特点的认识，概括起来有以下三个方面。

1. 纯阳之体　中医最早的儿科专著《颅囟经》首次提出"凡孩子三岁以下，呼为纯阳"这一体质特点。"纯阳"是指小儿的生命活力，犹如初升之旭日，其阳气生长迅速而旺盛，身高、体重快速增加，各脏腑组织功能日益完善，呈现出蓬勃向上的生机。小儿"纯阳之体"的临床意义有二：一是小儿受邪以后，容易转化为热病；二是小儿脏腑组织的修复力较强，对药物的反应敏感，患病后较成人易于康复。

2. 稚阴稚阳之体　稚，是幼小、娇嫩、不成熟的意思。小儿像初生的嫩芽，"脏腑娇嫩，形气未充"，所以对疾病的抵抗力较差，外易为六淫所侵，内易为饮食所伤，如患病则发病急，传变快，易实易虚，易寒易热。

3. 五脏有余不足　明代著名儿科医家万全曾指出小儿五脏的生理特点是"肝常有余，脾常不足，肾常亏虚，心火有余，肺脏娇嫩"。小儿处于不断生长发育的生理时期，对饮食营养的需求量日益增多，而尚不成熟完善的脾胃难以适应，故小儿娇嫩的五脏六腑中以脾胃不足最为突出，所以应对小儿进行正确的喂养，对脾胃给予适当的调护。肺本为娇脏，外合皮毛，易被邪侵，所以小儿常易患感冒、咳嗽等病。小儿先天不足，肾气亏虚，常发生"五迟""五软"等病症。小儿感受外邪，容易从阳化热，热盛则神昏，或动风抽搐等，这是"心常有余、肝常有余"的病理体现。

（二）青年体质

青年时期气血渐充，肾气旺盛，机体发育渐趋成熟，是人体生长发育的全盛时期。在此阶段，随着形体发育渐趋完善，脏腑功能健全，表现出体魄强壮，内脏坚实，气血充足，精力充沛，体健神旺，形成了基本稳定的体质类型。此时是体质最强健的阶段，抵抗力强，不易感邪致病，即使生病，也以实证为主，病轻易治，预后良好。

在心理及情感发展方面，青年初期的情绪体验强烈，两极性突出，欢快时兴高采烈，失意时垂头丧气。这一时期由于性的觉醒，萌发对异性的爱恋，容易引发一些心理问题。到了青年后期，心理变化开始形成稳定的个性发展，心理发育基本成熟，表现为自我意识不断发展，性意识进一步强烈，道德信念进一步确立，情感世界日益丰富。

（三）中年体质

中年阶段，人体的脏腑经络功能，都达到最佳状态。但也是在此阶段，人体体质出现转折征兆，脏腑气血由盛极而转向渐衰。由于生理上由盛转衰，逐渐出现阴阳气血失调，脏腑功能减退，形体开始走向衰退。此时期抗病能力开始下降，加之人到中年承担的社会及家庭责任较大，容易发生劳役过度、将息失宜、调理不当、起居不慎等情况，女性还受经、带、胎、产等因素的影响，因此常易招致病邪入侵，或阴阳气血失调而病从内生，所以常说"中年是个多事之秋"。

鉴于中年时期元气渐趋衰弱的体质特点，《景岳全书·传忠录》指出："人于中年左右，当大为修理一番，则再振根基，尚余强半。"倡导中年重振根基之养生理念。为了防患于未然，从中年时期开始，适时注意身体的修复颐养，这对于保持健康、有效预防早衰、减少疾病发生具有重要意义。

（四）更年期体质

更年期是指人体由中年转入老年的过渡时期，是体质状态的特殊转折点。这一时期的特点是机体的阴阳气血和脏腑经络协调平衡发生急剧的变动，全身各系统的结构与功能均出现由盛转衰的生理变化。

1. 女性更年期体质 女性更年期多出现于 45～55 岁。在此阶段，人体肾气渐衰，冲任虚，精血亏，天癸竭，月经渐止而丧失生育能力，人的形体也随之衰老。肾为人体阴阳之本，若肾阴亏虚，水不涵木，导致肝阳上亢；或水不上奉，导致心肾不交；肾阳虚弱，命门火衰，脾土失于温煦，则出现脾肾阳虚。由于冲任失调、阴阳失衡，各项生理功能发生紊乱，所以大多女性会或轻或重地感觉到身体不适，如潮热汗出、心悸心烦、心绪不宁、健忘失眠、头晕头痛、急躁易怒、悲伤欲哭、口燥咽干、倦怠无力、浮肿、月经紊乱等。这一时期的女性加强身心的调养，在养生学中有着重要意义。

2. 男性更年期体质 男性更年期多出现于 50～60 岁。其体质特点为脏腑功能衰退，并以肾气虚衰为主而波及他脏。由于肾阴肾阳失调而导致脏腑功能失常，气血运行不畅。由于个体体质的差异，其更年期综合征表现的轻重，以及波及的脏腑均有所不同，有人无明显的症状，有人却可出现明显的不适，如情绪不宁、抑郁寡欢、烦躁易怒、健忘失眠、易惊多梦、五心烦热、体力下降、眩晕耳鸣、阳痿早泄、性欲淡漠等。此阶段可通过锻炼、食物、药物等进行调养，以助其顺利渡过更年期。

（五）老年体质

老年人指 60 岁以上的人群。老年体质具有肾精亏虚和气血运行不畅两个特点，临床上在防治老年病时必须充分考虑老年人的体质特点。

1. 肾精亏虚 老年人脏腑功能衰退，阴阳气血俱虚，尤其是肾精亏虚是老年体质的基本特点。肾主藏精，为先天之本，肾精亏虚，则心、肝、脾、肺四脏失养而虚衰。肾虚则筋骨懈惰、骨质疏松、头发变白、牙齿脱落、耳聋失聪、皮肤苍老、行动迟缓等。脾虚则食少纳呆、大便不调、四肢疲乏等。肝虚则筋肉疲软、肢体麻木、头晕目眩、视力下降等。心虚则健忘、失眠、反应迟钝、易悲哀等。肺虚则语言低沉无力、动则气促、皮毛不润、多汗、易感冒等。

2. 气血运行不畅 人到老年，脉道艰涩、气血衰少、运行不畅，是其体质的又一大特点。老年人或多或少患有某些慢性疾病，按照叶天士"久病入络"的观点，久病可以影响气血的运行，产生瘀血阻络的病理变化。近代有学者提出"老年多瘀"的观点，主张延缓衰老不囿补肾一途，调和气血当是其重要原则。

人之一生，随着年龄的增长而出现生长、发育、成熟、衰老的生命过程，体质表现出不同的生理特点，而且各个阶段密切关联。胎儿禀赋厚薄直接影响小儿时期的体质，青年时期的发育优劣直接影响中年期的体质，而更年期的转变顺逆则关系到老年期的体质。中医学倡导"治未病"，所以应把保健养生贯穿于生命的全过程。

三、性　别

男女体质有别。由于男女在形态结构、生理功能、物质代谢及遗传等方面存在着较大的差异，从而形成了男女不同的体质特征。

（一）女性体质

女性为阴，常具阴柔之质。相对而言，女子体型小巧苗条而柔和，性格内向，喜静而稳健。女性体质有以下两个特点。

1. 女子以血为本 妇女有经、带、胎、产、乳等生理特点，因月经按时来潮，胎孕得以妊养，乳汁的生化满溢等都是以血为用，均易损耗血液，故女子多见血病。如唐容川《血证论》所说"女子主血""女子以血为主"。在女子心理特征方面，性格一般多偏于内向，感情细腻，多愁善感，所以女子易被七情所伤，产生气机郁滞，气滞又可影响血行，从而发生月经失调、痛经、乳腺增生等种种病患。

2. 女子以肝为先天 清代叶天士在《临证指南医案》中明确提出"女子以肝为先天"的观点。肝藏血，主疏泄，血液的运行和气机的调畅都离不开肝的藏血和疏泄功能，妇女经、带、胎、产、乳的生理过程与肝的功能密切相关。如果肝的藏血和疏泄功能失调，就会发生月经失调、带下病、不孕、胎产不安、产后乳汁不畅等病症，所以在临床上对这些疾病常常从肝来论治。

在女子一生中，最重要的生理阶段是青春期和更年期。青春期是人体内功能与结构急剧变化的时期，体内各种生理活动进行着整体性调整，是人生中第一个转折期。更年期是由中年转入老年的时期，是全身各系统的功能与结构渐进性衰退的过渡阶段，是人生中第二个转折期。这两个生理过程与肾和肝的功能密切相关，因此，女子在青春期和更年期阶段，要特别注意身体的调养，尤其是肝肾功能的调节。

（二）男性体质

男为阳，多禀阳刚之气。与女子相对而言，男子体格高大健壮有力，声音粗犷洪亮，肌肉结实，性格多外向，心胸较宽阔，多刚毅果断。因为男性为阳刚之体，所以易患阳证、热证，比女性更易感受各种外邪，病情常较严重，死亡率也较高。此外，"男子以肾为先天"（《孟河先生医案》），"男子以精为本"（《医述》），由于男子以肾精为本，精气易泄易亏，因而男子多患精病，其养生应以注重保养肾精为重要原则。

四、情 志

情志，泛指喜、怒、忧、思、悲、恐、惊等心理活动，是人体对客观外界事物刺激所作出的不同反应。情志活动的产生有赖于内在脏腑的功能活动，并以精气血津液为物质基础。因此，情志的变化，往往可以通过影响脏腑的功能活动和精气血津液的生成、输布与运行而影响人的体质。若情志和调，则气血调畅，脏腑功能协调，体质强壮。反之，若长期遭受强烈的精神刺激，超越了人体自身的调节功能和承受范围，则可致脏腑功能紊乱而影响体质。如常见的气郁型体质多因长期抑郁不解所致；气郁化火，灼伤阴血，又能导致阴虚型体质；气滞不畅还可形成血瘀型体质。因此保持良好的心情和精神状态，对人的体质十分有益。

五、饮 食

人以水谷为本，饮食营养是决定体质强弱的重要因素。合理的膳食结构，科学的饮食习惯，对维护和增强体质十分有益。反之，长期营养不良或营养不当，以及偏食偏嗜某些食物，均会影响个体体质的变化。如饮食摄入量不足，就会影响精气血津液的化生，而使体质虚弱；饮食偏嗜，使体内某些营养物质缺乏或过多，可引起人体脏气偏盛或偏衰，形成有偏倾趋向的体质，甚则成为导致某些疾病的原因。如嗜食肥甘可助湿生痰，形成痰湿体质；嗜食辛辣则易化火灼津，形成阴虚体质；过食生冷寒凉会损伤阳气，形成阳虚体质；饮食无度，久则损伤脾胃，可形成气虚体质。因此，饮食习惯和营养状况对体质有明显的影响。

六、劳 逸

劳，即劳动，包括体力劳动和脑力劳动；逸，即安逸，指休闲、无所事事的行为状态。适度的劳作，可使筋骨强壮，气血通利，脏腑调和，功能旺盛；适当休息，有助于消除疲劳，恢复体力和脑力，维持人体正常的功能活动。劳逸结合，有利于人体的身心健康，形成良好的体质。但是，过度的劳累，易损伤筋骨，消耗气血，致脏腑精气不足，功能减退，形成虚性体质，如《素问·举痛论》所说"劳则气耗"。《素问·宣明五气》也说："久坐伤肉，久立伤骨，久行伤筋。"反之，过度安逸,长期养尊处优,四体不勤,则可使气血运行不畅,筋肉松弛,脾胃功能减退,形成痰瘀体质或虚性体质,如《灵枢·根结》所说:"王公大人,血食之君,身体柔脆,肌肉软弱。"因此,劳逸也是影响体质的重要因素之一。

七、环　　境

环境包括自然环境和社会环境,体质的形成和变化与环境因素密切相关。

(一)自然环境

自然环境通常指地理环境。不同的地理环境,其水土性质、气候特点及人们的生活习俗也有所不同,而这些因素常常影响着人的体质,最终导致人的体质出现地区性的差异。如不同国家的人有不同的体质特点,同一国家不同地区的人也存在着明显的体质差异。一般而言,恶劣的气候环境培养了人健壮的体魄和强悍的气质,舒适的气候环境则造就了人娇弱的体质和温顺的性格。我国南方多湿热,北方多燥寒,东部沿海为湿润的海洋性气候,西部内地为干燥的大陆性气候。因此,西北方人,形体多壮实,腠理偏致密;东南方人,体质多瘦弱,腠理偏疏松。《素问·异法方宜论》中早就详细地论述了东西南北中不同地域的人所表现出的体质差异,如东方"其民皆黑色疏理,其病皆为痈疡",西方"其民华食而脂肥,故邪不能伤其形体,其病生于内"等。

人类在生产、生活过程中产生的有害物质,如化学及放射性物质、噪声、废气、废水、废渣等环境污染物,可导致环境质量的下降。环境污染物通过致敏作用、致癌作用和致病作用危害人类的健康,人类的体质状态由于环境污染而日益下降。大自然是人类赖以生存的环境,中医学崇尚天人合一、顺应自然的医学观,人类应牢固树立人与自然和谐相应的观念,主动积极地保护自然环境,减少环境的污染,这样才能更好地适应自然,保持健康体质。

(二)社会环境

人们生活在社会环境之中,社会环境同样也会对人体体质的形成与发展产生直接影响。如社会动荡、战乱频繁或自然灾害等,人们流离失所,社会动荡不安,在生活上必然受到重大影响,易于导致饮食失节、劳役过度、情志失调等,从而形成脾胃虚弱、元气内伤的体质特征。如金元扰攘战乱之际,民不聊生,脾胃病大量发生,李杲就是在这种社会环境的背景下写成了不朽著作《脾胃论》。相反,随着经济水平的提高、生活条件的改善,人们的饮食多为高脂肪、高蛋白,出行有车辆,天热有空调,这一方面极大地改变了人类的生存条件,另一方面也对人类体质形成、疾病发生产生一定影响。如饮食摄取热量过多,又缺少运动,致使大量肥胖者出现,造成了痰湿、湿热体质类型的人群明显增多。

随着现代社会迅速发展,社会竞争也日益加剧,人们为改变和维持既定社会地位,不可避免地参与各种竞争。社会生活的剧变、信息流量的膨胀、效率意识的增长、人际关系的复杂、物质利益的分化等,导致人们精神紧张、情绪躁动、焦虑不安、心灵疲惫,长期强烈的精神刺激,可造成机体阴阳气血失调,形成气郁等体质。

八、其 他 因 素

(一)体育锻炼

"流水不腐,户枢不蠹","生命在于运动",体育锻炼是增强体质的法宝。现代体育运动为人们提供了健身的广阔空间,古人创造的五禽戏、太极拳、武术等是强身健体的好方法。体育锻炼可以改善血液循环,促进新陈代谢,疏通经络气血,增强肌肉力量,提高抗病能力。因此,应大力倡导"发展体育运动,增强人民体质"。但是,体育锻炼也要根据自身的年龄、性别、体质状况,因人而异,适可有度,若劳累过度,反有损于脏腑气血,形成虚性体质。

（二）婚姻生育

房事是正常的生理活动之一，它既是人类繁衍后代的需要，也是维持自身生理心理平衡的需要。长期禁戒房事，身心欲望得不到满足，心情久郁，可致气血不畅，形成气郁体质。反之，若性生活不节，房事过度，则会大伤肾精肾气，损耗肾阴肾阳，形成虚性体质，出现早衰。如《素问·上古天真论》中指出："……醉以入房，以欲竭其精，以耗散其真，不知持满，不时御神，务快其心……故半百而衰也。"

怀孕产子是妇女特有的生理活动，因而是形成妇女体质特点的因素之一。怀孕、分娩、哺乳，都需要消耗母体的气血阴阳，胎产次数越多，则母体受到的耗损越大，故多产之人，往往气血衰少，体质不佳，年老后必见肾亏早衰。故应提倡计划生育。

（三）疾病药物

疾病往往也是导致体质改变的一个重要因素。疾病发生后，由于邪正斗争，人体内的气血阴阳必然会消耗。一般情况下，机体将在病愈之后逐渐地自我修复，不会影响体质。然而，某些重病、久病，以及慢性消耗性疾病和营养障碍性疾病，对体质的影响非常明显，使气血阴阳的损伤变为形成稳定性体质的因素。如肺痨病人，多为"阴虚质"；慢性肝炎久病不愈者，多为"湿热质"。此外，感染某种邪气而患某种疾病之后，可使病人终身不再患此疾患，如患麻疹之后可获得终生免疫。

药物有寒热温凉之分、酸苦甘辛咸之别，用之得当，可补偏救弊，调理脏腑阴阳气血之盛衰。但若长期偏用某些性味的药物，或不根据个体的体质而滥服补益之药，可使人体脏腑气血阴阳发生盛衰变化，从而改变人体体质。大多数现代化学药物都具有副作用或毒性，滥用或久用更易导致脏腑气血的损害，引起体质的变化。用药不当尤易引起体质的变化，如用药过于温燥，则易伤阴津，形成阴虚体质；用药过于苦寒，则易伤阳气，形成阳虚体质。

在以上诸多的影响因素中，先天禀赋、年龄、性别在造就体质的个体化倾向中起着关键性作用，它使得每一个个体体质的基本特征不同于他人。情志、饮食、劳逸、环境和其他等因素对体质的影响是一个缓慢、持续的渐进性过程，且因人而异，有明显的个体化倾向。总之，各种因素都不同程度地影响着个体体质，在诸多因素的共同作用下，形成了个体独特的体质特征。

第三节　体质的分类

中医学体质分类的方法，主要是根据中医学的基本理论来确定人群中不同个体的体质类型。《黄帝内经》提出阴阳五态分类法（太阴之人、少阴之人、太阳之人、少阳之人、阴阳平和之人）、五行分类法（木型人、火型人、土型人、金型人、水型人）、体型肥瘦分类及勇怯分类法等。后世医家对体质的分类方法虽有不同，但均以阴阳五行、脏腑、精气血津液理论为基础，如将体质分为阴阳平和质、偏阳质和偏阴质三类。

2009年4月9日中华中医药学会发布了《中医体质分类与判定》标准，该标准将体质分为平和质（A型）、气虚质（B型）、阳虚质（C型）、阴虚质（D型）、痰湿质（E型）、湿热质（F型）、血瘀质（G型）、气郁质（H型）、特禀质（I型）九个类型。

一、平和质（A型）

1. 特征表现　体态适中，面色、唇色及肤色皆红润，目光有神，头发稠密有光泽，嗅觉通利，精力充沛，不易疲劳，耐寒热，睡眠好，胃纳佳，二便调。体形均匀健壮，性格随和开朗。

2. 发病倾向　平素患病较少。临床舌脉诊察常见舌淡红，苔薄白，脉缓和有力。

3. 对外界环境适应能力　对自然环境和社会环境适应能力较强。

二、气虚质（B型）

1. 特征表现　平素说话声音低弱，气短懒言，易疲乏，易出汗，常觉心慌、头晕或站起时晕眩，肌肉松软不实，性格内向，喜欢安静。

2. 发病倾向　易患感冒、内脏下垂等病，病后康复缓慢。临床舌脉诊察常见舌淡红，边有齿痕，脉弱。

3. 对外界环境适应能力　不耐受风、寒、暑、湿邪。

三、阳虚质（C型）

1. 特征表现　平素怕冷，冬季尤甚，胃脘部、背部或腰膝部怕冷感觉最为明显，常觉手脚发凉，欲近衣被，易患感冒，喜热饮食，受凉或进食生冷后，易发腹泻。肌肉松软不实，性格多内向、沉静。

2. 发病倾向　易患痰饮、肿胀、泄泻等病；感邪易从寒化。临床舌脉诊察常见舌淡胖嫩，脉沉迟。

3. 对外界环境适应能力　耐夏不耐冬；易感风、寒、湿邪。

四、阴虚质（D型）

1. 特征表现　常见面部两颧潮红或偏红，皮肤或口唇偏干，口唇的颜色较深，常感到手足心、身体、面部发热，以及眼睛干涩、口干咽燥，易生疮，喜冷饮，大便干燥。体形偏瘦，性情急躁，外向好动，活泼。

2. 发病倾向　易患虚劳、失精、不寐等病；感邪易从热化。临床舌脉诊察常见舌红少津，脉细数。

3. 对外界环境适应能力　耐冬不耐夏；不耐受暑、热、燥邪。

五、痰湿质（E型）

1. 特征表现　常见面部油脂分泌较多，上睑较肿，常感胸闷或腹部胀满，身体有沉重感，口黏，平素痰多，或总感咽喉部异物感，常自觉舌苔厚腻或见舌苔厚腻。体形肥胖，腹部多肥满松软，性格多温和、稳重，多善于忍耐。

2. 发病倾向　易患消渴、中风、胸痹等病。临床舌脉诊察常见舌苔腻，脉滑。

3. 对外界环境适应能力　对梅雨季节及湿重环境适应力差。

六、湿热质（F型）

1. 特征表现　面部或鼻部常有油腻感或者油光发亮，易生痤疮，口苦或口中异味，身重困倦，小便短黄有灼热感，大便常黏滞不爽，女性常见带下增多色黄，男性常出现阴囊潮湿。体形中等或偏瘦，容易心烦急躁。

2. 发病倾向　易患疮疖、黄疸、热淋等病。临床舌脉诊察常见舌质偏红，苔黄腻，脉滑数。

3. 对外界环境适应能力　对夏末秋初湿热气候、湿重或气温偏高环境较难适应。

七、血瘀质（G型）

1. 特征表现　面色、唇色偏暗，多见黑眼圈或褐斑，两颧部常有细微红丝，皮肤常在不知不觉中出现青紫瘀斑，身体某些固定的部位经常有疼痛感，女子经期多痛经，经量较少、夹杂血块。体形胖瘦均可见，易烦，健忘。

2. 发病倾向　易患癥瘕及痛证、血证等。临床舌脉诊察常见舌暗或有瘀点，舌下络脉紫暗或增粗，脉涩。

3. 对外界环境适应能力　不耐受寒邪。

八、气郁质（H型）

1. 特征表现　常感闷闷不乐、情绪低沉或精神紧张、焦虑不安，忧虑脆弱，易受惊吓，胁肋部或乳房常胀痛，善太息，咽喉部常有异物感，且吐之不出、咽之不下。体形瘦者多见，性格内向不稳定、敏感多疑。

2. 发病倾向　易患脏躁、梅核气、百合病及郁证等。临床舌脉诊察常见舌淡红，苔薄白，脉弦。

3. 对外界环境适应能力　对精神刺激适应能力较差；不适应阴雨天气。

九、特禀质（I型）

1. 特征表现　易过敏（药物、食物、气味、花粉、季节交替时、气候变化等），未感冒也会打喷嚏、鼻塞、流鼻涕，常因季节变化、温度变化或异味等原因而咳喘，皮肤易起荨麻疹（风团、风疹块、风疙瘩）或因过敏出现紫癜（紫红色瘀点、瘀斑）。过敏体质者一般无特殊体形；先天禀赋异常者或有畸形，或有生理缺陷。心理特征因禀质不同情况各异。

2. 发病倾向　过敏体质者易患哮喘、荨麻疹、花粉症及药物过敏等；遗传性疾病如血友病、唐氏综合征（先天愚型）等；胎传性疾病如五迟（立迟、行迟、发迟、齿迟和语迟）、五软（头软、项软、手足软、肌肉软、口软）、解颅、胎惊等。

3. 对外界环境适应能力　适应能力差，如过敏体质者对易致过敏季节适应能力差，易引发宿疾。

ER-5-3

体质的分类
思维导图

👥 　　　　　　　　　　　　　　　课堂互动

结合上述九种体质分型，相互评价同学的体质类型。

第四节　体质学说的应用

由于体质的特异性、多样性和可变性，形成了个体对疾病的易感倾向、病变性质，以及其对治疗的反应等方面的明显差异。因此，中医学强调"因人制宜"，并把体质同病因学、病机学、诊断学、治疗学和养生学等密切地结合起来，以指导临床医疗实践。

一、体质与病因

不同的体质，由于阴阳寒热的偏盛偏衰，因而对各种致病因素的反应性、亲和性不同，即决定了其对某些致病因素有着特殊易感性。如阳虚质易感寒邪而患寒病；阴虚质易感热邪而患热病。肥人多痰湿，善病中风；瘦人多火，易得痨嗽。《孳溪医论选》说："人之生也，体质各有所偏，偏于阴虚，脏腑燥热，易感温病，易受燥气；偏于阳虚，脏腑寒湿，易感寒邪，易患湿症。"

二、体质与发病

正气不足是疾病发生的内因，邪气入侵是疾病发生的外因。疾病发生与否，主要取决于正气的盛衰，而体质正是正气盛衰偏颇的反映。一般而言，体质强壮者，正气旺盛，抗病力强，邪气难以侵入致病；体质虚弱者，正气虚弱，抵抗力差，邪气易于乘虚侵入而发病。人体受邪后，由于体质不同，发病情况也不尽相同，或即时而发，或伏而后发，或时而复发。不仅外感病的发病如此，内伤杂病的发病亦与体质密切相关，如《素问·经脉别论》说："勇者气行则已，怯者则着而为病。"说明感受某些情志刺激后是否发病，不仅与刺激的种类和强度有关，更重要的是与机体体质有关。遗传性疾病、先天性疾病及过敏性疾病的发生，也都与个体体质密切相关。

三、体质与病机

体质影响着疾病的发展变化，即影响着病机。病人因体质不同，即使感受相同的病邪，也往往发生不同的病理变化。如同为感受风寒之邪，阳热体质者多从阳化热，而阴寒体质者则易从阴化寒。又如同感湿邪，阳盛之体易从阳化热而成湿热证，阳虚之体易从阴化寒而成寒湿证。病情的寒热虚实随从体质而变化，称之为"从化"。从化的一般规律是：素体阴虚阳亢者，受邪后多从热化；素体阳虚阴盛者，受邪后多从寒化；素体津亏血耗者，受邪后多从燥化；气虚湿盛者，受邪后多从湿化。另外，体质还决定疾病的传变，体质强壮、正气旺盛者，即使患病也不易传变；体质虚弱、正气亏虚者，不仅易于感邪，而且病情易多变。

四、体质与辨证

体质是形成"证"的重要生理基础，所以体质常决定临床证候类型。同一致病因素或同一种疾病，由于病人体质各异，其临床证候类型则有阴阳表里寒热虚实之别。如同样感受寒邪，因病人体质的不同和所感风寒之邪的偏重不同，有人表现为太阳中风证，有人则表现为太阳伤寒证。因此说，同病异证的决定因素，不在于病因而在于体质。另一方面，异病同证亦与体质有关，即使不同的病因或不同的疾病，由于病人的体质有着共同点，常常会出现相同或类似的临床证型。如咳嗽和失眠都可以表现为阴虚火旺证，水肿和泄泻均可表现为脾肾阳虚证。因此说同病异证和异病同证，主要是以体质差异为生理基础的，体质是证候形成的内在根据。

五、体质与治护

体质是治疗的重要依据，在疾病的防治过程中，按体质论治是因人制宜的重要内容，亦是中医治疗学的特色。同一种病，采用同一处方，有人有效而病愈，有人却无效而病重，其原因就在于病同而人不同，体质不同而疗效不一。所以，在临床上要坚持辨病、辨证、辨体相结合，在处方用药时重视体质对治疗的影响，如阳盛或阴虚之体，要慎用温热伤阴之剂；阳虚或阴盛之体，要慎用寒凉伤阳之药。用药剂量也要视体质而定，体长壮实者剂量宜大，身瘦体弱者剂量宜小。在疾病的护理时，也要注意病人体质的特点，进行辨证施护，尤其应重视疾病初愈时的善后调理。如饮食护理就应视病人的体质特征而异，阴虚阳盛者忌食羊肉、辣椒、川椒、桂圆等温热食物；痰湿体质者慎食龟鳖、阿胶等滋腻之物。

六、体质与养生

中医学的养生方法很多，善养生者，无论选择何种调摄方法，都应兼顾个体的体质特点。如在饮食调养方面，体质偏阳者，饮食宜凉而忌热；体质偏阴者，饮食宜温而忌寒；形体肥胖者，食宜清淡而忌肥甘；阴虚火旺者，食宜凉润而忌辛热。在精神调摄方面，气郁质之人，应注意情志的调节，消除其不良情绪。在体育锻炼方面，也要因人而异，不同体质的人，应根据自身的体力和爱好，选择适宜的锻炼方法和强度。

（舒　婧）

？ 复习思考题

1. 什么是体质？其构成因素有哪些？
2. 简述体质的基本特点。
3. 常用中医体质分类方法将体质分为哪九个类型？
4. 试比较阴虚质与阳虚质两种体质的区别。
5. 体质学说的应用主要体现在哪些方面？

ER-5-4

扫一扫，测一测

第六章 病 因

学习目标

　　掌握六淫及疠气的性质与致病特点，七情的致病特点，痰饮、瘀血、结石等病理产物性病因的形成及致病特点；熟悉病因的概念及病因的分类，饮食、劳倦、外伤、虫兽伤、寄生虫、药邪、医过及先天因素等致病因素的概念及其致病作用；了解病因学说的形成与发展概况。

　　病因，就是导致疾病发生的原因，又称致病因素、病原、病邪等。中医学认为，人体是一个有机的整体，各脏腑、经络及精气血津液之间，保持着相对的动态平衡，从而维持着人体正常的生理活动。当这种动态平衡因某种原因而遭到破坏，又不能通过自行调节得以恢复时，就会导致疾病的发生。一切会破坏人体相对平衡状态，导致疾病发生的原因就是病因。中医学中的病因包括六淫、疠气、七情、饮食、劳逸、痰饮、瘀血、结石、外伤、虫兽伤、寄生虫、药邪、医过及胎传等。

　　病因学说是研究各种病因的概念、形成、性质及致病特点的学说，是中医学理论体系的重要组成部分。早在春秋时期，秦国名医医和就指出"阴、阳、风、雨、晦、明"为导致疾病的"六气"。为了更好地研究各种病因的性质及致病特点，历代医家又提出了不同的分类方法。《黄帝内经》以病邪侵害人体部位的不同为分类依据，将病因分为阴和阳两大类，认为"风雨寒暑"等病因属阳，"饮食居处、阴阳喜怒"等病因属阴。汉代张仲景在《金匮要略》中将病因和发病途径相结合，提出了"三分病因"法，指出："千般疢难，不越三条：一者，经络受邪入脏腑，为内所因也；二者，四肢九窍，血脉相传，壅塞不通，为外皮肤所中也；三者，房室、金刃、虫兽所伤。以此详之，病由都尽。"宋代陈言（无择）在张仲景的基础上，明确提出了"三因学说"。他在《三因极一病证方论》中指出："六淫，天之常气，冒之则先自经络流入，内合于脏腑，为外所因；七情，人之常性，动之则先自脏腑郁发，外形于肢体，为内所因；其如饮食饥饱，叫呼伤气，尽神度量，疲极筋力，阴阳违逆，及至虎狼毒虫，金疮踒折，疰忤附着，畏压溺等，有背常理，为不内外因。"即将六淫侵袭归为外因，七情所伤归为内因，饮食劳倦、跌仆金刃及虫兽所伤归为不内外因。这种分类方法，较之以往更加合理，对后世影响较大，现代对病因的分类也基本沿用此法。

　　中医学非常重视病因在疾病发生、发展及变化中的作用，认为任何疾病都是机体在某种病因的作用下所产生的，因此，准确地判断病因是临床诊治疾病的前提和依据。探求病因的方法主要有三种：一是"问诊求因"，即通过询问发病的经过及相关情况，以推断其病因，如感受自然界的风雨寒暑，情志变化致病，饮食导致脾胃损伤，劳逸过度，跌仆金刃及虫兽伤等，这些病因都可通过问诊而得知；二是"取象比类"，就是将疾病的症状、体征广泛地与自然界的事物现象进行联系比较，并加以概括，以此来认识某些病因的性质和致病特点。例如把游走不定、变化多端、动摇不定概括为风邪的特性；黏滞、重浊、趋下概括为湿邪的特性；阻遏阳气、收缩牵引、凝滞概括为寒邪的特性等；三是"辨证求因"，也叫"审证求因"，是中医学探求病因的特有方法和主要手段。

由于病因的性质和致病特点不同,机体对致病因素的反应也各不相同,从而表现出不同的症状和体征。根据疾病的临床表现,运用各种病因的性质及致病特点来推求病因的方法即称为"辨证求因"。如病人身体某处出现刺痛、痛处固定不移、舌有紫斑等,可判断为瘀血致病;如出现脘腹胀痛、嗳腐吞酸、厌食、呕吐、腹泻等,可判断为食积所伤。据此分别采用活血化瘀、消食导滞的方法进行治疗。因此,学习中医病因学,必须重点掌握各种病因的性质和致病特点,才能更好地指导临床疾病的诊断和防治。

第一节　外感病因

外感病因是指来源于自然界,多从肌表、口鼻侵入人体,引起外感性疾病的致病因素。外感病因包括六淫和疠气两类。

一、六　淫

(一)六淫的基本概念

六淫是风、寒、暑、湿、燥、火六种外感病邪的统称,又称为"六邪"。淫,有太过、浸淫之意,引申为不正、异常。

风、寒、暑、湿、燥、火本是自然界六种正常的气候变化,即六气,又称为"六元"。这六种正常气候的存在和交替变化,是万物生长必需的条件,也是人体赖以生存的自然环境,正如《素问·宝命全形论》说:"人以天地之气生,四时之法成。"而人体长期生活在这种交替变化的环境中,通过自身的调节机制,产生了一定的适应气候变化的能力,从而使人体的生理活动与六气的变化相适应,所以正常的六气一般不易使人患病。但是,六气的变化具有一定的规律和限度,当气候变化异常,超过了一定限度,如六气的太过或不及,非其时而有其气(如春天应温而反寒,秋天应凉而反热等),以及气候变化过于急骤(如暴冷、暴热等),当机体不能与之相适应时,则可导致疾病的发生。此时,异常的六气则转化为致病的"六淫"。

另外,自然界的气候变化,是六气还是六淫,还与机体是否发病有关。气候的异常变化容易使人发病,对于不能适应这种变化而发病的人来说,此时的气候变化则称为六淫,但是气候变化基本正常时,也会有人因其正气不足,适应能力低下而发病,此时,对患病机体而言,正常的气候变化也称为六淫。正如《素问·评热病论》所说:"邪之所凑,其气必虚。"由此可见,六淫的概念具有相对性。

知识链接

"六淫"的由来

"六淫"一词,首见于宋代陈言(无择)的《三因极一病证方论·卷二》,其中有"夫六淫者,寒暑燥湿风热是也""六淫,天之常气,冒之则先自经络流入,内合于脏腑,为外所因"的论述。"六淫"之名可能是从《左传·昭公元年》的"天有六气……淫生六疾……"和《素问·至真要大论》的"风淫于内……热淫于内……湿淫于内……火淫于内……燥淫于内……寒淫于内……"中概括出来的。

(二)六淫致病的共同特点

六淫致病,具有下列共同的特点:

1. 外感性　六淫之邪多从肌表、口鼻侵犯人体而发病，例如风寒湿邪多伤于肌表，温热燥邪易自口鼻而入，故把六淫所导致的疾病称为外感病。

2. 季节性　六淫致病常有明显的季节性。如春季多风病，夏季多暑病，长夏多湿病，秋季多燥病，冬季多寒病等，这是一般规律。但是，气候变化是非常复杂的，且人体的感受性也各有不同，因此夏季也可有寒病，冬季也可有热病。

3. 地域性　六淫致病常与居处的区域和环境密切相关。如西北高原地区多寒病、燥病；东南沿海地区多湿病、温病；久居潮湿环境多湿病；高温环境作业多易患火热燥病等。

4. 相兼性　六淫既可单独侵袭人体发病，如伤寒、伤风、伤暑等。又可两种或两种以上邪气同时侵犯人体而致病，如风热感冒是风邪与热邪相兼致病，风寒湿痹则是"风寒湿三气杂至，合而为痹也"(《素问·痹论》)。

5. 转化性　六淫导致疾病后，在一定条件下，其病证性质可以发生转化。例如感受风寒邪气一般会表现为风寒表证，但也可表现为风热表证，或也可能在开始表现为风寒表证，后转变为里热证。病邪在发病后这种病证性质的转化多与体质和邪郁相关。一般来说，阴虚阳盛体质感邪易从热化或燥化；阳虚阴盛体质感邪易从寒化或湿化；而六淫邪气郁积日久或治疗不当也可使病证性质发生转化。但要指出，这里所说的转化并不是说六淫邪气由一种转化为另一种，而是六淫邪气导致的病证的性质发生转化。

从现代科学的角度来看，六淫致病除气候因素外，还包括生物(细菌、病毒等)、物理、化学等多种致病因素作用于机体所引起的病理反应。

课堂互动

请同学们列举出生活中有哪些常见的疾病是由外感六淫导致的？

(三)六淫的性质和致病特点

1. 风邪　凡致病具有轻扬开泄、善动不居等特性的外邪，称为风邪。风邪侵入所致的病证，称为外风病。

(1)风的自然特性：自然界的风是一种无形的、来去疾速的气流，具有流动性强、向上向外、变化多端的特性。风虽为春季的主气，但终岁常在，四时皆有，故风邪引起的疾病虽以春季为多，但又不仅限于春季，其他季节均可发生。

(2)风邪的性质和致病特点

1)风为阳邪，轻扬开泄，易袭阳位：风具有轻扬、升散、向上、向外的特性，故风为阳邪。风性开泄，是指风邪侵犯人体易使腠理疏泄张开而汗出。风性轻扬，其致病常易侵犯人体的上部、阳经、肌表等阳位。如风邪袭表，腠理开泄，可见汗出、恶风等症；风邪循经上扰则头晕头痛。故《素问·太阴阳明论》说："故犯贼风虚邪者，阳受之……伤于风者，上先受之。"

2)风性善行而数变："善行"是指风邪具有善动不居，游移不定的特征，故风邪致病有病位游移，行无定处的特点。如痹证中的"风痹"，由于风邪偏胜，出现四肢关节游走性疼痛的症状，故又称为"行痹"。"数变"是指风邪致病具有发病急、变化多、传变快的特点。如荨麻疹中的皮疹，具有瘙痒时作、疹块发无定处、此起彼伏、时隐时现等特征，故又名"风疹块"。又如小儿风水证，起病仅有表证，但短时间内即可出现头面一身俱肿，小便短少等。故《素问·风论》说："风者，善行而数变……"

3)风性主动：《素问·阴阳应象大论》说："风胜则动。""主动"是指风邪致病具有动摇不定的特征。如风邪入侵，可发生面部肌肉抽掣，或眩晕、震颤、四肢抽搐、角弓反张、两目上视等。临床上因感受风邪可出现面部肌肉瞤动，或口眼㖞斜，为风中经络；因金刃外伤，又受风邪而出现四肢抽搐、角弓反张等症，也属于风性主动的临床表现。

4）风为百病之长：《素问·生气通天论》说："风者，百病之始也。"《素问·风论》说："风者，百病之长也。"长者，始也，首也。风为百病之长，一是指风邪常兼他邪合而伤人，为外邪致病的先导。因风性开泄，凡寒、湿、暑、燥、热诸邪，常依附于风而侵犯人体，从而形成外感风寒、风湿、风燥、风热等证。二是指风邪致病最多。风邪四季皆有，故发病机会多；风邪穿透力强，无孔不入，表里内外均可遍及，侵害不同的脏腑，可发生多种病证。所以也有古人将风邪作为外感致病因素的总称。

2. 寒邪　凡致病具有寒冷、凝结、收引特性的外邪，称为寒邪。寒邪外侵所致病证，称为外寒病。寒客肌表，郁遏卫阳者，称为"伤寒"；寒邪直中于里，伤及脏腑阳气者，称为"中寒"。

（1）寒的自然特性：寒者，冷也。寒具有寒冷、凝结的特性。寒为冬季的主气，在气温较低的冬季，人体若不注意防寒保暖，则容易感受寒邪。而在其他季节，因淋雨涉水、汗出当风、气温骤降等，也可感受寒邪。即使在炎热的夏日，若空调冷风、恣食冷饮、贪凉露宿等也可导致寒邪致病。

（2）寒邪的性质和致病特点

1）寒为阴邪，易伤阳气：寒邪属于阴邪。人体的阳气本可以制约阴寒，但若阴寒之邪偏盛，人体的阳气不仅不足以祛除寒邪，反易被阴寒之邪所伤，所以寒邪致病最易损伤人体的阳气。故《素问·阴阳应象大论》说："阴胜则阳病。"如寒邪袭表，卫阳被遏，可见恶寒、发热、无汗等；寒邪直中太阴，损伤脾阳，则见脘腹冷痛、呕吐、腹泻等；寒邪直中少阴，心肾之阳受损，病人可见恶寒蜷卧、手足厥冷、下利清谷、精神萎靡、脉微细等。

2）寒性凝滞主痛："凝滞"，即凝结、阻滞不通之意。人体气血之所以能运行不息，畅通无阻，全赖阳气的温煦及推动。因寒邪入侵，阳气受损，温煦及推动作用均减弱，往往会使经脉气血凝结阻滞，不通则痛，从而出现各种疼痛的症状，又称寒胜则痛。寒邪引起的疼痛，有遇寒加重，得热减轻的特点。如寒客太阳经脉，可见一身尽疼；痹证中的寒痹，寒邪偏胜，故关节疼痛剧烈，因而又称为"痛痹"；寒邪侵犯中焦、下焦，则可见脘腹冷痛，甚或绞痛。可见寒邪致病多有疼痛的症状，故《素问·痹论》说："痛者，寒气多也，有寒故痛也。"由于疼痛是寒邪为病的重要临床表现，故把寒性凝滞和主痛联系起来，合称为寒性凝滞主痛。

3）寒性收引："收引"，即收缩牵引之意。《素问·举痛论》说："寒气客于脉外则脉寒，脉寒则缩蜷，缩蜷则脉细急，细急则外引小络，故卒然而痛……寒则气收。"指出寒邪侵袭人体可表现为气机收敛，腠理闭塞，经络筋脉收缩而挛急的致病特点。临床上，寒邪侵袭肌表，腠理闭塞，卫阳被遏，不得宣泄，可见恶寒、发热、无汗等；若寒邪客于经络关节，则筋脉、经络收缩拘急，可见筋脉、关节屈伸不利、拘挛作痛等；若寒邪入厥阴经脉，则可见少腹拘急疼痛。

寒邪伤阳、凝滞、收引在发病的过程中又是相互联系、相互影响的。

3. 暑邪　凡夏至之后，立秋之前，致病具有炎热、升散特性的外邪，称为暑邪。暑邪为病称为暑病。

（1）暑的自然特性：暑为夏季主气。《素问·热论》说："先夏至日者为病温，后夏至日者为病暑。"指出发生在夏至之前的病称为温病，而暑病主要发生在夏至以后，立秋之前，因此暑邪致病具有明显的季节性。暑天气候炎热，水分容易蒸发，并且雨量较多，空气潮湿，故暑邪具有炎热、升散、兼湿的特性。暑邪致病有伤暑与中暑之分。其起病缓，病情轻者为"伤暑"；起病急，病情重者为"中暑"。暑病只有外感，没有内生，其发病自外向内，故有"暑属外邪，并无内暑"之说，这在六淫中是独有的。

（2）暑邪的性质和致病特点

1）暑为阳邪，其性炎热：暑为盛夏之火气，具有酷热之性，故暑为阳邪，其性炎热。因此暑邪伤人多可见一系列典型的阳热亢盛的临床表现,如高热、面赤、目红、心烦、脉洪大等。

2) 暑易伤津耗气:暑为阳邪,主升主散。另外,人体在炎热的环境中,出汗是主要的散热方式,故暑邪侵犯人体,可致腠理开泄而多汗。汗出过多,一方面耗伤津液,另一方面在大量出汗的同时,气随津泄,导致津气两虚,甚至气随津脱,如《素问·举痛论》说:"炅则腠理开,荣卫通,汗大泄,故气泄。"故临床上病人不仅出现口渴喜饮、尿赤短少等津伤的表现,还可出现气短乏力,甚则突然昏倒、不省人事的阳气暴脱之危候。

3) 暑多夹湿:夏季不仅炎热,而且多雨潮湿,天暑下逼,地湿上蒸,暑热与湿气弥漫于空气中,导致暑邪常与湿邪相兼致病,因而暑病除有发热、烦渴等暑热症状外,还常兼见四肢困倦、胸闷、呕吐、大便溏而不爽等湿阻之症状。当然,暑邪致病,仍以暑热邪气为主,湿邪次之。且暑多夹湿,不能理解为暑必夹湿,如《温热经纬·卷三》说:"暑与湿原是二气,虽易兼感,实非暑中必定有湿也。"

4. 湿邪　凡致病具有重浊、黏滞、趋下特性的外邪,称为湿邪。湿邪侵入所致的病证,称为外湿病。

(1) 湿的自然特性:湿具有重浊、黏滞、趋下的特性,为长夏的主气。长夏乃夏秋之交,此时阳热尚盛,雨水又多,热蒸水腾,湿气充斥,为一年之中湿气最盛的季节,此时湿气淫胜,最易伤人致病,故长夏多湿病。此外,居处潮湿之地,或水中劳作,或淋雨涉水等,均可感受湿邪为病,故湿病在四季均可发生。

(2) 湿邪的性质和致病特点

1) 湿为阴邪,易阻遏气机,损伤阳气:湿与水同类,故湿为阴邪。湿邪侵犯人体,常留滞于脏腑经络,最易阻滞气机。如湿阻胸膈,气机不畅则胸闷;湿困脾胃,气机升降不利则脘痞腹胀、大便不爽或泄泻;湿停下焦,气机不利则小便短涩。湿为阴邪,阴胜则阳病,故湿邪入侵可损伤人体的阳气。五脏中脾主运化水湿,又喜燥恶湿,对湿邪有易感性,故湿邪侵犯人体,常先困脾,湿困脾阳,可使脾阳不振,运化失权,水湿停聚,而发为泄泻、小便短少、水肿等。正如《素问·六元正纪大论》所说:"湿胜则濡泄,甚则水闭胕肿。"

2) 湿性重浊:"重",即沉重、重着之意,指湿邪致病,临床表现多具有沉重感或重着不移的特征。如湿邪袭表,湿浊困遏,清阳不展,则可见周身困重,四肢倦怠,头重如裹;湿邪留滞经络关节,则可见肢体倦怠,关节疼痛,酸楚重着,故将湿邪偏胜的痹证称为"着痹"。所谓"浊",即混浊、秽浊之意,指湿邪为病,导致人体的排泄物和分泌物常具有秽浊不清的特点。如湿邪上犯,则可见面垢、眵多;湿滞大肠,则大便溏泄不爽,甚或下痢脓血黏液;湿浊下注,则可见小便混浊,妇女带下过多;湿邪浸淫肌肤,则可见疮疡、湿疹等流秽浊脓水。

3) 湿性黏滞:"黏",即黏腻;"滞",即停滞。湿性黏滞是指湿邪致病常具有黏腻停滞的特点,主要表现在两个方面:一是症状的黏滞性。湿邪致病多可见黏滞不爽的症状,如湿滞大肠,腑气不利则大便黏腻不爽;湿滞膀胱,气化不利则小便涩滞不畅,以及出现分泌物的黏浊和舌苔的黏腻等。二是病程的缠绵性。因湿性黏滞,胶着难解,故湿邪致病常起病缓慢,多反复发作,缠绵难愈,病程较长。如湿温、湿疹、湿痹等,皆因湿滞而不易速愈。

4) 湿性趋下,易袭阴位:湿邪为重浊有质之邪,类水而有趋下之势,人体下部属阴,故湿邪致病,易伤及人体下部。例如水湿所致的浮肿,多以下肢较为明显;淋浊、泄泻、妇女带下、男子水疝等也多由湿邪下注所致。故《素问·太阴阳明论》说:"伤于湿者,下先受之。"

5. 燥邪　凡具有干燥、收敛特性的外邪,称为燥邪。燥邪侵入所致的病证,称为外燥病。

(1) 燥的自然特性:燥,为秋季主气。秋季气候干燥,空气中水分较少,自然界呈现一派干枯、收敛、清肃的景象。燥又可分为温燥和凉燥。初秋有夏热之余气,久晴无雨,秋阳以曝,燥与热相兼侵犯人体,则病多温燥;深秋近冬,西风肃杀,燥与寒相兼侵犯人体,则病多凉燥。

（2）燥邪的性质和致病特点

1）燥性干涩，易伤津液：干，干燥；涩，涩滞。燥邪其性干燥，侵犯人体后，最易损伤人体之津液，从而出现各种干燥、涩滞不利的症状。如口干唇燥、鼻咽干燥、皮肤干燥甚则皲裂、毛发干枯不荣、小便短少、大便干结等，故《素问·阴阳应象大论》说："燥胜则干。"

2）燥易伤肺：肺为娇脏，其性喜润恶燥，且肺主气司呼吸，开窍于鼻，外合皮毛，而燥为秋令主气，伤人常自口鼻而入，故燥邪最易伤肺。燥邪犯肺，使肺阴受损，宣降失司，甚则损伤肺络，从而出现干咳少痰，或痰黏难咯，或喘息胸痛，或痰中带血。由于肺与大肠相表里，燥邪损伤肺阴后，可致大肠失润而传导失司，出现大便干结不畅等。

6. 火（热）邪 凡具有火之炎热升腾等特性的外邪，称为火热之邪。火热之邪侵入所致病证，称为外热病。

（1）火（热）的自然特性：火、热为阳盛所化生，火有形而热无形，火为热之源，热为火之气，故均具有炎热的特性。火色红亮，其性升腾；火能化物，易使水液蒸发耗散；火旺生风，火得风助则愈旺。火热之邪盛于夏季，但不如暑邪那样具有明显的季节性，一年四季均可见火热之邪为病，如春季有春温，夏季有暑温，秋季有温燥，冬季有冬温。

（2）火（热）邪的性质和致病特点

1）火（热）为阳邪，其性炎上：火热之邪具燔灼躁动、升腾上炎之特性，故属阳邪。《素问·阴阳应象大论》说："阳胜则热。"因此，火热之邪伤人，常可见一系列阳热亢盛的症状，如高热、恶热、面红目赤、心烦、口渴、汗出、小便短赤、脉洪大等。又因火热之邪有升腾炎上之性，故头面部的火热症状尤为突出，如心火上炎可见口舌生疮糜烂；胃火上扰可见牙龈肿痛、口臭；肝火上炎则可见目赤肿痛、头晕头痛等。

2）火（热）易伤津耗气：火热之邪为阳邪，"阳胜则阴病"，既可直接消铄津液，又可通过蒸迫津液外泄而汗出的方式，使人体阴津耗损。故火热邪气为病，除表现有热盛之势外，往往还伴有口渴喜冷饮、咽干舌燥、小便短赤、大便干结等伤津耗液的症状。由于津液耗损，使人体的分泌物、排泄物变得黄而稠，并伴有热感，如鼻涕黄稠、目眵黄浊、小便黄浊、带下黄赤、疮疡脓水黄稠等。

由于火热迫津外泄而致大汗出，可使气随津泄，形成津气两伤，甚至津气两脱的病变。其临床表现除高热、汗出、口渴外，又可见少气懒言、神疲乏力等气虚征象。正如《素问·阴阳应象大论》所说："壮火食气。"壮火，即指阳热亢盛之火邪；食气，即耗气。由此可见，火热邪气侵犯人体，既可损伤津液，亦能消耗人体之正气。

3）火（热）易生风动血："生风"，指火热之邪侵犯人体，往往会燔灼肝经，劫耗津血，使筋脉失于濡养，而致肝风内动，常出现高热、神昏谵语、四肢抽搐、两目上视、颈项强直、角弓反张等临床表现。由于此肝风是由热盛所致，故又称为"热极生风"。"动血"，则是指火热之邪可入血脉，由于其性急迫躁动，轻则可使血行加速，甚则灼伤脉络，迫血妄行，从而导致各种出血证，如吐血、衄血、尿血、便血、皮肤发斑、妇女月经过多或崩漏等。

4）火（热）易致疮痈：疮痈，即痈肿疮疡。《医宗金鉴·痈疽总论歌》说："痈疽原是火毒生。"火热邪气侵入血中，可结聚于局部，使气血壅聚不散，进而败血腐肉，发为痈肿疮疡。其临床表现，除火热邪气致病的常见症状外，往往还可见局部红肿热痛，甚至化脓溃烂等。正如《灵枢·痈疽》所说："大热不止，热胜则肉腐，肉腐则为脓……故命曰痈。"

5）火（热）易扰心神：心在五行中属火，火热与心相通应，而火热为阳邪，其性躁动，故火热之邪入于营血，尤易影响心神，轻者可使心神不宁而心烦、失眠；重者可扰乱心神，出现狂躁不安，甚或神昏、谵语等症。故《素问·至真要大论》说："诸热瞀瘛，皆属于火。""诸燥狂越，皆属于火。"

温、热、火、暑的区别和联系

温、热、火、暑均为阳热所化，但又有一定的差别。"温为热之渐，火为热之极"，三者只是程度不同，并无本质区别。温邪泛指一切温热邪气，一般只在温病学范畴中应用。暑为夏季主气，乃火热所化，但暑独见于夏季，纯属外邪，无内暑之说。而火热之邪为病却没有明显的季节性。

热与火，就形态而言，火有形可见而热无形。从感邪途径来说，火常由内生，多因体内阳盛所致，或由五气五志化火，或由有形之实邪郁滞而成；而热多属外感，如风热、暑热等。从临床表现来看，火邪致病多表现为某一脏腑的功能亢进，如心火亢盛、胃火亢盛等，并伴有炎上、动血、易致疮痛的特性；而外感温热邪气则多表现为全身性的阳热亢盛的症状，如发热、口渴、大汗、脉洪大等。且温热纯属病邪，而火有正邪、虚实之分，如《素问·阴阳应象大论》说："壮火食气……少火生气……"指出"壮火"为耗损气的病理之火，"少火"为可生气的生理之火。

六淫性质和致病特点表见表6-1。

表6-1 六淫性质和致病特点表

性质			致病特点
风邪	风为阳邪 轻扬开泄 易袭阳位	风性轻扬、升散、向上、向外	1. 易袭阳位，常侵犯头面、肺脏、肌表等部位：如头项强痛、鼻塞咽痒、咳嗽、面肌麻痹等 2. 导致腠理开泄：如汗出、恶风等
	善行数变	行无定处，善行走窜，变化迅速	1. 病变部位不定：如荨麻疹、行痹 2. 发病急，变化多，传变快
	风性主动	风胜则动，动摇不定	有明显动摇症状：如眩晕、震颤、抽搐等
	风为百病之长	易与他邪相合，为外邪致病先导	易合他邪兼夹致病：如风寒、风湿、风热、风燥等
寒邪	寒为阴邪 易伤阳气	阴盛则阳病	寒象明显：如形寒肢冷、四肢不温、脘腹冷痛等
	寒性凝滞而主痛	寒胜则痛，主痛	气血凝滞，经脉不通，不通则痛
	寒性收引	收敛挛急	1. 肌腠闭塞，汗孔收缩：如恶寒、发热、无汗等 2. 筋脉经络拘急，关节屈伸不利，筋脉拘挛作痛
暑邪	暑为阳邪 暑性炎热	阳热亢盛	阳热症状明显：如高热、目红、面赤、心烦、脉洪大等
	暑性升散	耗气伤津	1. 伤津：如汗出、口渴喜饮、尿少短赤 2. 耗气：如气短、乏力，甚则突然昏倒、不省人事
	暑多夹湿	湿与热合	暑热致病，常见胸闷脘痞、四肢倦怠、便溏不爽等湿阻症状
湿邪	湿为阴邪	阻遏气机，损伤阳气	1. 气机阻滞：如身困、胸闷、脘痞等 2. 阳气损伤：尤以损伤脾阳为著，如泄泻、水肿等
	湿性重浊	沉重、重着，秽浊垢腻	1. 症状有沉重的特点：如头重如裹、身体困重、关节重着等 2. 排泄物和分泌物秽浊不清：如面垢、眵多、尿浊、下痢黏液、带下等

续表

性质			致病特点
湿邪	湿性黏滞	黏腻停滞	1. 症状具黏滞性特点：如大便不爽、小便涩滞、分泌物黏滞、舌苔腻等 2. 病程具缠绵性特点：起病缓，传变慢，病程迁延、缠绵难愈
	湿性趋下 易袭阴位	湿类于水，水性趋下	易伤及人体下部：如下肢水肿、淋浊、泻痢、妇女带下、男子水疝等
燥邪	燥性干涩 易伤津液	损伤津液，失于濡润	干燥症状明显：如口干、唇燥、鼻咽干燥、皮肤干燥、毛发干枯、大便干结、舌苔干等
	燥易伤肺	损伤肺阴，失于清肃	常见肺脏病症：如干咳、痰少，或痰黏难咯，痰中带血等
火邪	火为阳邪 其性炎上	阳胜则热 火具燔灼、躁动、升腾、上炎之性	1. 表现一派阳热征象：如高热、恶热、肌肤灼热、面红目赤、脉洪数等 2. 头面部火热症状突出：如口舌生疮糜烂、牙龈咽喉肿痛、目赤肿痛等
	伤津耗气	阳胜则阴病 气随津耗	1. 伤津：如汗出、口渴、咽干舌燥、小便短赤、大便燥结等 2. 耗气：如少气懒言、肢倦乏力等
	生风动血	热极生风 迫血妄行	1. 生风：如高热、神昏谵语、四肢抽搐、颈项强直、角弓反张等 2. 动血：出现各种出血症状
	火邪夹毒	血热肉腐	易致痈疽疮疡，以局部红肿热痛为特征
	火性躁动	易扰心神	扰乱神明，出现心烦失眠、狂躁妄动、神昏谵语等

ER-6-3

外感病因思维导图

二、疠　气

（一）疠气的基本概念

疠气，是一类具有强烈致病性和传染性的外感病邪。在中医文献中，疠气又称为"疫气""疫毒""戾气""异气""毒气""乖戾之气"等。疠气所致的疾病称为"疫病""瘟病"，或"瘟疫病"。《温疫论·自叙》说："夫温疫之为病，非风、非寒、非暑、非湿，乃天地间别有一种异气所感。"可见疠气有别于六淫，最为突出的是具有强烈的传染性。

思政元素

仁 心 仁 术

李东垣，名杲，金元四大家之"补土派"创始人。

年轻时李东垣因为不懂医术，眼睁睁看着自己的母亲因病痛离他而去，感到十分痛心，立志学医救人，遂拜当时名医张元素为师，几年后学有所成。

有一年流行传染病"大头天行"。时医查遍方书，未找到对症方药；有医者自持己见，下药治疗，不见疗效，续治则死亡累累。医者不以为错，病家也不以为医者有错。唯东垣独恻然于心，废寝食，循流溯源，察标求本，制"普济消毒饮"一方，服之神效。乃刻于木板，悬挂于众人出入之地，挽救了很多人的生命，人以为仙授，遂刻于石碑，广为流传。

李东垣在学医和悬壶济世的路上，不忘初心，时刻保持一颗仁爱之心，以及其面对疑难杂症和新出现的病种，善于思考、勇于创新与实践的精神，永远是我们学习的榜样。

疠气侵袭人体,可以通过空气的传播,从口鼻而入致病,也可随饮食入里或蚊叮虫咬而发病,还可以因为接触传染而致病。

疠气可导致多种疾病,如时行感冒(流行性感冒)、大头瘟(流行性腮腺炎)、疫毒痢、白喉、烂喉丹痧(猩红热)、疫黄(急性传染性肝炎)、天花、霍乱、鼠疫等,实际上包括了临床许多传染病和烈性传染病。

(二)疠气的致病特点

1. 传染性强,易于流行　《温疫论·原病》说:"疫者感天地之疠气……此气之来,无论老少强弱,触之者即病。"由于疠气可通过空气、食物、蚊虫、接触等多种途径在人群中传播,且当疫疠之气流行之时,无论男女老少,体质强弱,只要接触到疠气,多会发病,故疠气致病具有强烈的传染性和流行性。当然,疠气致病既可大面积流行,也可散在发生。

2. 发病急骤,病情危笃　一般来说,疠气多属热毒邪气,其性疾速,且常兼夹毒雾、瘴气等共同致病,故其侵袭人体后发病急骤,甚至"触之者即病"。而且病势凶猛,病情险恶,发病后常可出现发热、扰神、生风、动血等危重证候。如《温疫论·杂气论》所说:"疫气者……为病颇重……缓者朝发夕死,急者顷刻而亡。"

3. 一气一病,症状相似　疠气种类繁多,但不同疠气所引起的疾病有一定的特异性,即一种疠气引起一种疫病,故当某一种疠气流行时,其临床症状基本相似,故《素问·刺法论》有:"无问大小,病状相似。"例如白喉,无论病人是男是女,是老是少,均表现为鼻、咽、喉部的黏膜有白色假膜形成、犬吠样咳嗽和全身毒血等症状。说明疠气有一种特异的亲和力,某种疠气会针对性地侵犯某脏腑、经络或某一部位而发病,所以"众人之病相同"。

(三)影响疠气形成和疫病流行的因素

1. 气候因素　自然气候的反常,如久旱、酷热、水涝、湿雾瘴气等,均易滋生疠气而导致疫病的发生。如《诸病源候论·温病诸候》说:"因岁时不和,温凉失节,人感乖戾之气而生病,则病气转相染易,乃至灭门。"《证治准绳·伤寒》也说:"时气者,乃天疫暴疠之气流行,凡四时之令不正者,乃有此气行也。"

2. 环境卫生　环境卫生不良,如水源、空气污染,也可滋生疠气。如《医学入门》说:"东南两广,山峻水恶,地湿沤热,如春秋时月,外感雾毒,寒热胸满不食,此毒从口鼻而入也。"同样,食物污染,饮食失宜,也可导致疫病的发生。如临床上见到的疫毒痢、疫黄等,有些就是疫毒直接随饮食进入体内而发病的。

3. 预防隔离　由于疠气具有强烈的传染性,若预防隔离措施不当,往往会引起疫病的发生,甚至大范围的流行,因此一旦发现疫病病人,应马上进行隔离治疗,防止疫病的蔓延。《松峰说疫》就明确指出:"凡有疫之家,不得以衣服、饮食、器皿送于无疫之家,而无疫之家亦不得受有疫之家衣服、饮食、器皿。"

4. 社会因素　社会因素对疠气的发生与疫病的流行也有较大的影响。如战乱和灾荒年代,社会动荡不安,人们的工作环境恶劣,生活极度贫困,卫生防疫条件落后等,则易导致疫病的发生和流行。反之,若社会安定,卫生设施齐全,防疫措施得力,疫病即能得到有效的预防与控制。

第二节　内伤病因

内伤病因,是指因人的情志或行为不循常度,超过了人体自身的调节范围,直接伤及脏腑而发病的致病因素。内伤病因是与外感病因相对而言的,包括七情内伤、饮食失宜、劳逸失度等。

一、七情内伤

（一）七情的基本概念

七情，是指人的喜、怒、忧、思、悲、恐、惊七种情志活动。在一般情况下，七情是人体对外界客观事物所作出的七种不同的情感反应，是人体的正常精神活动，不会使人发病。只有当情志刺激过于突然、强烈或持续时间过长时，超过了人体心理的承受和调节能力，才会引起气血失调，脏腑功能紊乱，从而导致疾病的发生。此时的七情便成为致病因素，由于七情致病，是直接伤及内脏而发病的，故称之为"七情内伤"。可以引起不良情志刺激的因素有许多，如社会的急剧变化，经济上的大起大落；工作环境和条件恶劣，工作过于紧张繁忙；生活及家庭遭遇突然变故；人际关系紧张等，均可导致身心损伤而发病。

然而情志致病，也因人而异。同样的情志变化，有的人发病，而另一些人则不发病，这主要与个体的心理承受和调节能力，以及个体脏腑气血阴阳盛衰及身体素质密切相关。性格开朗，体质强盛者，对外界刺激的承受和调节能力较强，不易因不良的情志刺激而生病。反之，性格内向，体质虚弱者，对外界刺激的承受和调节能力较差，则易因不良的情志刺激而生病。如长期抑郁寡欢者，可导致肝气郁结。

（二）七情与脏腑气血的关系

脏腑气血是情志活动的物质基础，因此，人体的情志活动与脏腑气血关系密切。

1. 七情与脏腑的关系　人体的情志活动与脏腑功能有密切的关系。《素问·阴阳应象大论》说："人有五脏化五气，以生喜怒悲忧恐。"中医学认为人体是以五脏为中心的有机整体，故情志活动均由脏腑精气所主，如《素问·阴阳应象大论》说：肝"在志为怒"、心"在志为喜"、脾"在志为思"、肺"在志为忧"、肾"在志为恐"。五脏功能活动正常时，气血运行通畅，则情志活动发生有度，不易损伤人体；若五脏功能活动紊乱，则会导致气血失调，出现情志的异常变化。如《灵枢·本神》说："肝气虚则恐，实则怒。"脏腑功能活动的异常可导致情志活动的异常，而情志过度也可损及相关脏腑。如过怒则伤肝；过喜则伤心；过思则伤脾；过悲过忧则伤肺；过惊过恐则伤肾。

2. 七情与气血的关系　气和血是构成机体和维持人体生命活动的两大基本物质，是脏腑功能活动的物质基础。而神志活动是脏腑生理功能活动的表现，因此，情志活动与气血的关系也很密切。气血的变化，会影响情志的变化。如《素问·调经论》所说："血有余则怒，不足则恐。"反之，情志变化的异常，也能导致气血失调，如怒则气上、恐则气下等。

（三）七情的致病特点

七情致病，直接损及内脏，使脏腑气血失调，导致多种病证的发生。概括起来，七情致病主要有以下三个特点：

1. 直接伤及脏腑　情志活动以五脏精气作为物质基础，七情分属于五脏，因此七情异常可直接影响脏腑的功能活动，不同的情志刺激可伤及相应的脏腑，产生不同的病理变化。例如肝主怒，过怒则伤肝；心主喜，过喜则伤心；脾主思，过思则伤脾；肺主忧，过忧则伤肺；肾主恐，过恐则伤肾。

七情过度虽可伤及相应的脏腑，但由于人体是一个有机的整体，故在情志因素引发的病理变化中，不会仅仅局限于单一的脏腑，而会表现出多方面的损伤。《灵枢·口问》说："……心者，五脏六腑之主也……故悲哀愁忧则心动，心动则五脏六腑皆摇……"《类经》也说："情志之伤，虽五脏各有所属，然求其所由，则无不从心而发。"说明心为五脏六腑之大主，精神之所舍，故七情太过首先伤及心神，继而影响其他脏腑，故心在七情发病中起着主导作用。肝藏血而主疏泄，肝失疏泄，气机紊乱是七情致病的关键。脾主运化，为气血生化之源，为气机升降出入之枢纽。因此，从临床上看，七情致病又以心、肝、脾三脏为多见。如过度惊喜伤心，可致心神不宁，出现心悸、失眠、烦躁、健忘、惊慌不安、神志恍惚,甚则精神失常,出现哭笑无常、言语不休、狂躁妄动等;郁怒不解伤肝,导致肝经气郁,则可见两胁胀痛、善太息、性情急躁、咽中如有物梗阻,或因气滞血瘀致妇女月经不调、痛经、闭经、癥瘕,或因暴怒引起肝气上逆,损及血脉,血随气逆,则可发生大呕血或晕厥等;思虑过度伤脾,脾失健运则可见食欲不振、脘腹胀满、大便溏泄等。七情所伤,导致心、肝、脾功能失调,可单独发病,也可相互影响,如思虑过度可劳伤心脾,郁怒不解则可导致肝脾不调等。

2. 影响脏腑气机 脏腑之气的运动变化,在情志活动中发挥着非常重要的作用,故七情致病常影响脏腑气机,导致气机失常,气血运行紊乱。如《素问·举痛论》说:"余知百病生于气也,怒则气上,喜则气缓,悲则气消,恐则气下,寒则气收,炅则气泄,惊则气乱,劳则气耗,思则气结。"

(1)怒则气上:气上,气机上逆之意。怒为肝之志,如遇事愤懑或事不遂意而产生一时性的激怒,一般不会致病,但过度愤怒,可影响肝的疏泄功能,导致肝气上逆或横逆为病。上逆者,指血随气逆,并走于上,肝气上逆的临床表现可见头胀头痛、面红目赤、呕血,甚则昏厥猝倒;横逆者,指肝气影响脾胃,出现腹胀、飧泄或呃逆、吞酸、呕吐等。如《素问·举痛论》说:"怒则气逆,甚则呕血及飧泄。"

(2)喜则气缓:气缓,心气弛缓之意,包括缓和紧张情绪和心气涣散两个方面。喜为心之志,正常情况下,喜能缓和精神紧张,使心情平静舒畅。但暴喜过度,则可使心气涣散不收,神不守舍,出现懈怠、注意力不集中,甚则失神、狂乱的症状。

(3)悲则气消:气消,肺气消耗之意。悲为肺之志。悲,是一种伤感而哀痛的情志表现,过度悲忧则会损伤肺气,从而出现胸闷、气短、乏力、精神萎靡不振等。故《素问·举痛论》说:"悲则心系急,肺布叶举,而上焦不通,荣卫不散,热气在中,故气消矣。"

(4)恐则气下:气下,精气下陷之意。恐为肾之志。恐,是一种胆怯、惧怕的情志表现,恐惧过度,可使肾气不固,气陷于下,常出现二便失禁,甚至遗精、昏厥等。《灵枢·本神》说:"恐惧而不解则伤精,精伤则骨酸痿厥,精时自下。"

(5)惊则气乱:气乱,心气紊乱之意。心主血,藏神,过惊则可导致心气紊乱,气血失调,导致心无所倚,神无所归,从而出现惊恐不安、心悸不宁,甚则精神错乱等症状。惊与恐不同,自知者为恐,不知者为惊。

(6)思则气结:气结,脾气郁结之意。思为脾之志,思考本是人体正常的神志活动,但思虑过度,则可导致脾气郁结,从而出现纳呆、脘腹胀满、便溏,甚至肌肉消瘦等脾失健运的症状。思发于脾而成于心,思虑太过,不但伤脾,也可伤及心血,使心血虚损,神失所养,而致心悸、失眠、健忘、多梦等,故又有"思虑伤心脾"之说。

3. 影响病情变化 七情不仅可引起多种疾病,而且对疾病的发展及转归也有重要的影响。一般来说,良性的或积极的情志变化,有利于病情的恢复。而剧烈的情绪波动,则能加重病情。临床上有许多疾病,病情在剧烈的情志刺激下发生急剧变化。如高血压病人,若遇恼怒,可使阳升无制,血气上逆,突发昏倒,或半身不遂、口眼㖞斜等;心脏病病人,也可因突然剧烈的情志波动,出现心绞痛、心肌梗死,甚至猝然死亡。反之,若病后情绪积极乐观,七情适当,则可使"气和志达,荣卫通利",有利于缓解病情,恢复健康。因此,无论是治疗疾病还是防病养生,均应重视情志因素的作用。

二、饮 食 失 宜

《素问·六节藏象论》说:"天食人以五气,地食人以五味。"饮食是人类生存不可缺少的条件之一,饮食物所化生的水谷精微是化生气血,维持人体生长发育,完成各种生理功能,保证生命生存和健康的物质基础。正常合理的饮食,是人体维持生命活动之气血阴阳的主要来源,但若饮食失宜,则可导致多种疾病的发生。而由于饮食物主要依靠脾胃消化吸收,饮食失宜,主要损伤脾胃,故称为"饮食内伤"。饮食失宜包括饮食不节、饮食不洁和饮食偏嗜三个方面。

（一）饮食不节

人体生命活动的维持必须有充足的营养供给,以保证机体生长发育和活动的需要。良好的饮食习惯,应定时定量,每个人的适度饮食量又因年龄、性别、体质、工种等的不同而有差异,其基本的原则是满足人体的营养需要,以保证生命功能的正常发挥。若饮食无规律,或饥饱无度均可导致疾病的发生,因此,饮食贵在有节。饮食不节包括饥饱失常和饮食无时两个方面。

1. 饥饱失常　饮食应以适量为宜,过饥过饱均可导致疾病发生。

（1）过饥:摄取的饮食明显低于本人的适度饮食量,称为过饥。由于摄食不足,气血化生无源,脏腑功能活动也因气血的虚少而减退。临床上常可见形体消瘦、面色无华、心悸气短、全身乏力、眩晕、自汗等症状。同时,过饥使正气虚弱,抵抗力降低,易使外邪入侵,从而继发其他病证。实如《灵枢·五味》所说:"谷不入,半日则气衰,一日则气少矣。"

（2）过饱:摄取的饮食明显超过本人的适度饮食量,称为过饱。由于暴饮暴食,超过了脾胃的受纳运化能力,则可导致饮食阻滞中焦,脾胃受损,出现脘腹胀满、嗳腐吞酸、厌食、吐泻等。食积日久,既可郁而化热,又可因伤于生冷寒凉而聚湿生痰。故《素问·痹论》说:"饮食自倍,肠胃乃伤。"目前,由于人们生活水平的不断提高,营养过剩已经成为"过饱"的一种新形式,而营养过剩又可继发为肥胖、消渴、痔疮、心脉痹阻等。小儿由于脾胃功能较成人弱,食量又不能自我控制,故常易发生食伤脾胃的病证。食滞过久可酿成疳积,出现面黄肌瘦、脘腹胀满、心烦易哭、手足心热等。而在疾病初愈阶段,由于脾胃尚虚,饮食过量或进食不易消化的食物,常可引起疾病复发。如《素问·热论》所说:"病热少愈,食肉则复,多食则遗。"

2. 饮食无时　按固定时间,有规律地进食,可以保证消化、吸收功能有节奏地进行,脾胃功能协调配合,水谷精微化生有序,并有条不紊地输布全身。自古以来,就有一日三餐"早饭宜好,午饭宜饱,晚饭宜少"之说。若饮食无时,亦可损伤脾胃,甚至变生他病。

（二）饮食不洁

饮食不洁是指因食用不清洁,或陈腐变质,或有毒的食物而导致疾病的发生。饮食不洁可引起多种胃肠道疾病,出现腹痛、吐泻、痢疾等;也可引发寄生虫病,如蛔虫病、蛲虫病、绦虫病等,表现为腹痛、嗜食异物、面黄肌瘦等。若蛔虫窜进胆道,还可出现上腹部剧烈疼痛、时发时止、吐蛔、四肢厥冷的蛔厥证。若进食腐败变质或有毒食物,则可导致食物中毒,常出现剧烈腹痛、吐泻,重者可出现昏迷甚至死亡。《金匮要略·禽兽鱼虫禁忌并治》说:"秽饭、馁肉、臭鱼,食之皆伤人……六畜自死,皆疫死,则有毒,不可食之。"

（三）饮食偏嗜

饮食应结构合理,五味调和,寒热适中,无所偏嗜,即"平衡饮食",才能使人体获得所需的各种营养。若饮食偏嗜或膳食结构不当,或饮食过寒过热,或五味有所偏嗜,均可导致阴阳失调,或缺乏某些营养而发生疾病。

1. 五味偏嗜　五味,指酸、苦、甘、辛、咸。人的精神气血,均由五味资生。且饮食的五味与人体的五脏,各有其亲和性。如《素问·至真要大论》所说:"夫五味入胃,各归所喜,故酸先入肝,苦先入心,甘先入脾,辛先入肺,咸先入肾……"因此,如果长期嗜好某种味道的食物,就会造成与之相应的脏腑功能偏盛,久之还可损及其他脏腑,破坏五脏的平衡协调,最终导致疾病的发生。《素问·五脏生成》说:"多食咸,则脉凝泣而变色;多食苦,则皮槁而毛拔;多食辛,则筋急而爪枯;多食酸,则肉胝䐃而唇揭;多食甘,则骨痛而发落,此五味之所伤也。"因此,饮食五味应当适宜,平时饮食不要有所偏嗜,病时更应注意饮食宜忌,饮食与病变相宜,能辅助治疗,促进疾病好转;反之,疾病就会加重甚至恶化。故《素问·生气通天论》说:"是故谨和五味,骨正筋柔,气血以流,腠理以密,如是则骨气以精,谨道如法,长有天命。"

2. 寒热偏嗜　一般而言,饮食以寒温适中为宜。食物内有寒热温凉之性,外有生冷炙热之别。《灵枢·师传》说:"食饮者,热无灼灼,寒无沧沧。寒温中适,故气将持,乃不致邪僻也。"若过分偏嗜寒热饮食,可导致人体阴阳失调而使疾病发生。如过食生冷寒凉之品,可损伤脾胃之阳气,从而内生寒湿,发生腹痛、泄泻等;而偏嗜辛温燥热之品,则可导致胃肠积热,出现口渴、口臭、腹满胀痛、便秘,或酿成痔疮等,严重时还可化燥伤阴,损伤脉络,出现形体消瘦、下血等。

3. 种类偏嗜　饮食种类合理搭配,膳食结构合理,才能获得身体所需的充足营养,以保证生命活动的正常。合理的膳食结构应该是谷、肉、果、菜齐全,且调配合理,才有益于健康。如《素问·脏气法时论》所说:"五谷为养,五果为助,五畜为益,五菜为充。"若结构不当,调配不宜,有所偏嗜,则可导致脏腑功能紊乱,从而引发疾病。如过食肥甘厚味,可生痰、化热,易导致肥胖、中风、消渴等;过食瓜果乳酪,则水湿内生发为肿满泻痢等;过量饮酒,则易损伤肝胆脾胃,生痰化热,甚或变生他证。

三、劳逸失度

适度的劳作和运动有助于气血流通,增强体质;而必要的休息则可以消除疲劳,恢复体力和脑力。劳动与休息的合理调节,是保证人体健康的必要条件。但长时间的过度劳累或过度安逸,均可导致脏腑气血的失调而成为致病因素。

(一)过劳

过劳,即过度劳累,又称劳倦,包括劳力过度、劳神过度和房劳过度三个方面。

1. 劳力过度　指因长时间地从事繁重或超负荷的体力劳作,耗气伤筋而积劳成疾,也称"形劳"。其病变特点主要表现在两个方面:一是过度劳力可耗损人体之气,导致内脏的精气虚少,功能减退。肺为气之主,脾为生气之源,故劳力太过尤易耗损肺脾之气,常出现少气懒言,体倦神疲,喘息汗出等症状。《素问·举痛论》就说:"劳则气耗。"二是过度劳力还可致形体损伤,即劳伤筋骨。体力劳作,主要是筋骨、关节、肌肉的运动,长时间用力太过,则易致形体组织的损伤,久而积劳成疾。如《素问·宣明五气》所说:"久视伤血,久卧伤气,久坐伤肉,久立伤骨,久行伤筋。"

2. 劳神过度　指因思虑太过,或长期用脑过度而积劳成疾,又称"心劳"。心主神志,脾主思虑,而血又是神志活动的物质基础,故劳神过度,长思久虑,易耗伤心血,损伤脾气,可致心神失养,脾失健运,从而出现心悸、健忘、失眠、多梦、纳少、腹胀、便溏、消瘦等症状。

3. 房劳过度　指因房事太过,或有手淫恶习,或妇女早孕多育等,耗伤肾中之精气而致病,又称"肾劳"。肾主藏精,为封藏之本,肾精不宜过度耗泄。若房事不节,则使肾中之精气耗伤,根本动摇,常可见腰膝酸软、眩晕耳鸣、精神萎靡、性功能减退等。《素问·上古天真论》说:"醉以入房,以欲竭其精,以耗散其真……故半百而衰也。"说明房劳过度也是导致早衰的重要原因之一。另外,妇女早孕多育,耗损精血,可累及冲任及胞宫,易导致月经失调、带下过多等妇科疾病的发生。

(二)过逸

过逸,指过度的安逸,包括体力过逸和脑力过逸两个方面。长期甚少从事任何体力或脑力劳动,可引起人体脏腑经络及精气血神的失调,从而导致疾病的发生。

1. 体力过逸　"流水不腐,户枢不蠹"。人体每天都必须有适当的活动,才能保持脏腑功能旺盛,气血得以畅通。若长期不从事体力劳动,又极少进行体育锻炼,易使人体气血不畅,导致脾胃功能减弱,出现纳少、精神不振、肢软乏力,动则心悸、气喘及自汗出等症,甚或继发形成瘀血、痰饮等。此外,阳气不振,正气亦虚,脏腑功能减退,抵抗能力低下,容易外感致病。

2. 脑力过逸　指长期懒于动脑。适度的脑力劳动,能保持大脑有足够的信息刺激和血液供应,可防止大脑的功能退化。如果长期懒于动脑,过分安逸,则会出现记忆力减退、反应迟钝、精神萎靡等症,甚或导致脏腑功能失调而百病丛生。

第三节　病理产物性病因

痰饮、瘀血、结石,本是在疾病过程中形成的病理产物,这些病理产物形成后,又成为导致新病证发生的病因,因此称它们为病理产物性病因,也称为继发性病因。

一、痰　饮

(一)痰饮的基本概念

痰饮是由多种致病因素作用于人体后,引起机体水液代谢障碍所形成的病理产物。这种病理产物一旦形成,便可作为一种新的致病因素作用于机体,使经络阻滞,气血运行不畅,脏腑功能活动失常,继而导致多种新的病证出现。

痰和饮两者同源,都是人体之津液在输布和排泄过程中发生障碍,停留于体内而形成的病理产物,但又有区别。一般认为质地较稠浊者称为痰,清稀者则称为饮。痰和饮是处于不同发展阶段或者不同表现形式的同一性质的致病因素。湿聚成水,积水成饮,饮凝成痰。两者并不能截然分开,故常常统称为"痰饮"。

痰可分为有形之痰和无形之痰。有形之痰,是指视之可见、触之可及、闻之有声的痰,如咳嗽咯出之痰液、呕恶吐出之痰涎、触之有形之痰核等。无形之痰,是指只见其症却不见其形的痰,如眩晕、癫狂、梅核气等。由于无形之痰隐伏难见,主要是通过表现于外的病理反应来进行分析判断的。

饮比痰的流动性大,常留积于人体脏器组织间隙或疏松的部位,所致的病证又因其停留部位的不同而各异,《金匮要略》把饮证分为"痰饮""悬饮""溢饮""支饮"四类。

(二)痰饮的形成

痰饮的形成,多由外感六淫,或七情内伤,或饮食不节等,导致脏腑功能失调,气化不利,水液代谢障碍,停聚而成。如外感寒湿之邪,可导致痰湿内生;郁怒不解,肝气乘脾,可使脾失健运,湿聚为痰;过食肥甘厚腻或嗜酒,也可使脾胃受损,酿生痰饮。另外,由于肺、脾、肾、肝及三焦在津液的输布和代谢中发挥着重要的作用,故痰饮的形成与这些脏腑的功能活动密切相关。肺通调水道,为水之上源,若失于宣降,则可使津液停聚为痰饮,故有"肺为贮痰之器"之说;脾主运化水湿,为"生痰之源",若脾失健运,运化无权,可使水液内生而致痰饮;肾主水液,若肾阳不足,则气化不利,可使水液聚集生痰;肝主疏泄,促进水液输布,若肝失疏泄,气机郁滞,水液失于输布,也可积聚为痰饮;三焦为水液运行的通道,若三焦失于通利,水液代谢障碍,亦可形成痰饮。故只要肺、脾、肾、肝及三焦的功能失调,或出现能影响水液代谢的因素,均可导致痰饮的形成。

(三)痰饮的致病特点

痰饮形成后,饮多留积于肠胃、胸胁、腹腔及肌肤;痰则随气升降流行,内而脏腑,外至筋骨皮肉,无处不到,从而造成多种复杂的病证。正如《杂病源流犀烛·痰饮源流》所说:"痰之为物,流动不测,故其为害,上至巅顶,下至涌泉,随气升降,周身内外皆到,五脏六腑俱有。"痰饮的致病特点有以下几个方面。

1. 阻滞气血运行　痰饮为有形之实邪,形成后可随气流行,脏腑经络,无处不到。若痰饮停滞于脏腑,可阻滞气机,导致脏腑之气的升降失常。如痰饮停留于肺,使肺失宣降,可出现胸闷、咳嗽、喘促等；水湿困阻中焦脾胃，则可见脘腹胀满、恶心呕吐、大便溏泄等。若痰浊流注于经络，则易使经络阻滞，气血运行不畅，可出现肢体麻木、关节屈伸不利，甚至半身不遂等。若痰聚结于局部，则可形成痰核、瘰疬，或阴疽流注等。

2. 易影响水液代谢 痰饮本是水液代谢失常的病理产物，形成后阻塞水道使水液运行不畅，或使水液泛滥溢于邻近组织，进一步影响肺、脾、肾等脏腑的功能活动，使水液代谢障碍更加严重。如寒饮阻肺，肺失宣降，可致水道不通，水液不布；痰湿阻脾，可致水湿不化；饮停下焦，阻遏肾阳，可致水液停蓄，出现水肿、小便不利等症。

3. 易于蒙蔽心神 痰饮为秽浊之物，若痰饮内停，尤易蒙蔽清窍，扰乱心神，可出现心神失常的表现，如头昏、头重、目眩、精神不振等。若痰迷心窍，可见胸闷心悸，或呆或癫；若痰火扰心，则可见失眠、易怒、喜笑不休，甚则发狂等。

（四）痰饮的病证特点

1. 病证复杂，变幻多端 痰饮乃水湿停聚所成，可随气流行，内而脏腑，外至筋骨皮肉，无所不至，引起多种病证。如痰在肺，可见咳喘、咯痰等；痰蒙于心，可见心悸、神昏癫狂等；痰停在胃，可见呕恶胸闷、痞满不舒等；痰在经络、筋骨，可致肢体麻木、半身不遂，或瘰疬、痰核等。饮在肠间，则腹满食少肠鸣沥沥有声；饮在胸胁，则胸胁胀满，咳唾引痛；饮在胸膈，则咳喘不能平卧；饮溢肌肤，则成水肿。这些病证上达于头，下至于足，内至脏腑，外而肌肤，种类繁多，表现复杂，故有"百病多由痰作祟"之说。此外，痰饮滞留于体内后，既可化寒伤阳，也可郁而化火，还可夹风、夹热等，变化多端，导致病证更加错综复杂。

2. 病情缠绵，病程较长 痰饮由体内的水湿积聚而成，具有重浊黏滞的特性，且由于其致病有复杂、多变的特点，故临床上所见痰饮为病，大多病程较长，缠绵难愈，治疗较为困难。

3. 舌象与脉象特点 痰饮为病，虽临床症状繁多，但均有其典型的舌象与脉象表现。其典型的舌象为腻苔或滑苔，舌体胖大或有齿痕。典型的脉象为滑脉或弦脉。

课堂互动

根据自己的理解说一说临床上哪些常见疾病是由痰饮引起的？

二、瘀 血

（一）瘀血的基本概念

瘀血是体内血液停积而形成的病理产物，包括因血液运行不畅，停滞于经脉或脏腑组织内的血液，以及体内瘀积的离经之血。中医文献中，称其为"恶血""衃血""蓄血""败血""污血"等。瘀血既是疾病过程中形成的病理产物，又可成为导致某些疾病的致病因素。

知识链接

"瘀血"与"血瘀"

血瘀是指血液运行不畅或血液瘀滞不通的病理状态，属于病机学概念；而瘀血是指能继发新病变的病理产物，属于病因学概念。

（二）瘀血的形成

血液能否正常运行，主要与心、肺、肝、脾等脏腑的功能活动，气的推动与固摄作用，脉道的通利，以及寒热等内外环境因素密切相关。凡能引起血液运行不畅，或致血离经而瘀积的内外因素,均可导致瘀血的形成。概括起来主要有以下五个方面。

1. 气滞致瘀 气为血之帅,气行则血行,气滞则血瘀。若外邪闭阻,或情志郁结,致气机不畅;或痰饮等积滞于体内,阻遏气机,均可造成血液运行不畅,进而导致血液在体内某些部位停滞,蓄积成瘀。

2. 气虚致瘀 血液的正常循行要依靠气的推动、统摄和温煦。气虚,一方面无力推动血液的运行,可导致血行迟滞而形成瘀血;另一方面,气虚不能统摄血液,则可导致血溢脉外为瘀;此外,阳气虚损,温化不足,亦可使血液凝滞而成为瘀血。

3. 血寒致瘀 血得热则行,得寒则凝。若外感寒邪,入于脉内,或阴寒内盛,脉道挛缩,则血液凝滞,运行不畅而致瘀。正如《医林改错》所说:"血受寒则凝结成块。"

4. 血热致瘀 外感火热之邪,或体内阳盛化火,入于营血,血与热互结,可煎灼血中之津液,使血液黏稠而运行不畅;或火热灼伤脉络,迫血妄行致出血,积留于体内而形成瘀血。如《医林改错》所说:"血受热则煎熬成块。"

5. 血出致瘀 跌打损伤、金刃所伤、手术创伤等各种外伤,均可使脉管破损而出血;或肝不藏血、脾不统血等而致出血;妇女经行不畅、流产等也可致出血。如果所出之血未能排出体外,或未能及时消散,留积于体内,即成为瘀血。

(三)瘀血的致病特点

1. 易于阻滞气机 气舍于血中,赖血的运载而至全身。瘀血形成之后,不但失去其正常的濡养作用,反而阻滞于局部,影响气的运行,故有"血瘀必兼气滞"之说。而气行则血行,气机郁滞,又可导致血行更加不畅,从而形成血瘀气滞、气滞血瘀的恶性循环。如外伤导致局部血脉破损而出血,使局部气机郁滞,常出现青紫、肿胀、疼痛等表现。

2. 阻碍血脉运行 瘀血为有形之实邪,无论是瘀滞于脉内,还是停积于脉外,均可导致局部或全身的血液运行失常,从而影响脏腑的功能活动。如瘀阻心脉,可致胸痹心痛;瘀积于肝,可致胁痛癥积;瘀阻胞宫,可致痛经闭经等。

3. 影响新血生成 瘀血阻滞体内,失去了对机体的濡养和滋润作用。若瘀血日久不散,会严重影响气血的运行,脏腑因失于濡养而功能失常,势必影响新血的生成,故有"瘀血不去,新血不生"之说。久瘀之人,常可见肌肤甲错、毛发不荣等,即是瘀血内阻、血虚不荣皮毛所致。

(四)瘀血的病证特点

瘀血形成之后,停积于体内,不仅失去血液的濡养作用,而且可致多种新的病证发生。其病证特点主要有以下几个方面。

1. 疼痛 一般表现为刺痛,痛有定处,拒按,且多夜间更甚,或久痛不愈,反复发作。

2. 肿块 瘀血积于体表者则可见局部青紫肿胀,积于体内者则成癥块,按之有形而质硬,推之不可移,或有压痛。

3. 出血 瘀血导致的出血常量少而不畅,血色多呈紫暗,或夹有瘀血块。

4. 望诊 常可见面色、口唇、肌肤、爪甲青紫;舌质紫暗,或舌有瘀斑、瘀点,或舌下络脉曲张青紫等。久瘀者则可见面色黧黑,或肌肤甲错等。

5. 脉象 常见细涩、沉弦或结代等脉象。

三、结 石

(一)结石的基本概念

结石,是由多种因素作用而形成的砂石样病理产物,可发生于身体的多个部位,常见的有肝胆结石、胃结石、膀胱结石、输尿管结石和肾结石等。一般而言,结石较小者,临床症状常不明显,且易于排出;而结石较大者,则难于排出,多留滞于体内而致病,成为继发性病因。

（二）结石的形成

结石的成因比较复杂。常见的因素有：

1. 饮食不当　饮食偏嗜辛辣或肥甘厚味，日久则湿热内生，若影响肝胆疏泄，可导致胆汁淤积而致胆结石；若湿热下注，蕴结于下焦，使气机不利，而发为膀胱结石或肾结石。如空腹过食柿子，可影响胃的受纳与通降，形成胃柿石。此外，某些地域的水质中，可能含有某些矿物质或杂质过多，也是导致结石形成的原因之一。

2. 情志内伤　情志不遂，肝失疏泄，致使胆气不达，胆汁排泄不畅，日久可煎熬成胆结石。

3. 服药不当　长期过量服用某些药物，可导致脏腑功能失调，或药物沉积于体内而形成结石。

4. 体质差异　先天禀赋差异，或久病虚弱，以致对某些物质的代谢异常，均可形成易患结石病证的体质。

5. 寄生虫感染　虫体或虫卵往往成为结石的核心，尤其是蛔虫，常可侵入胆道，而促使胆道结石的形成。

此外，结石的形成还与年龄、性别、生活习惯等因素有关，也可因其他病证影响而致。

（三）结石的致病特点

1. 多发于空腔性脏器　结石多发生在脏器的管腔内，如胃、胆囊、胆管、肝管、肾盂、输尿管和膀胱等。因为这些空腔性器官，主要的功能是传导和化物，其性以降为顺，以通为用。若传导失常，浊物内停，可阻滞气机，易酿成结石。

2. 易阻碍气机　结石为有形之病理产物，停留于脏腑器官后，多易阻滞气机，影响气血、水谷、水液等的运行与代谢。如胃内结石，阻滞气机，可影响水谷的腐熟和传输；胆内结石，可影响肝胆疏泄，以及胆汁的正常排泄；肾与膀胱结石则可致气化不利，影响尿液排泄。由于气机阻滞，不通则痛，故结石常会导致疼痛发生。

3. 易损伤脉络　结石阻于肾、输尿管和膀胱等部位，常可损伤脉络，导致血溢出脉外，而出现血尿。

（四）结石的病证特点

1. 疼痛　结石阻滞气机，故常常会导致疼痛。结石导致的疼痛多为阵发性，发作时剧痛难忍，甚则绞痛，但缓解后又一如常人。也可呈持续性疼痛，或为隐痛、胀痛、钝痛等。疼痛部位常固定不移，亦可随结石的移动而发生疼痛部位的改变。

2. 病程较长　结石多为湿热蕴结，日渐煎熬而成，故大多数结石的形成过程缓慢而漫长。而结石一旦形成后，常难以在短时间内消除，且易反复发作，故结石为病，病程大多较长。

3. 病情轻重不一　由于结石大小形状的不同，所停留部位的不同，临床表现也有很大的差异。若结石较小，或泥沙样，易于排出，则病情较轻，有的甚至没有任何症状；若结石大，或嵌顿于某个部位，则病情较重，症状明显，发作频繁。

病理产物性病因思维导图

第四节　其他病因

除外感病因、内伤病因及病理产物性病因之外的所有致病因素，均属于其他病因，主要有外伤、虫兽伤、寄生虫、药邪、医过及先天因素等。

一、外　　伤

外伤，主要指由于外在因素作用于人体而造成的损伤，包括跌打损伤、持重努伤、挤轧伤、撞击伤、金刃伤、烧烫伤、雷击、冻伤、溺水、化学伤等。

（一）外力损伤

外力损伤，指因机械或暴力等引起的创伤。如跌仆、坠落、撞击、压轧、负重、努责、刀枪、金刃等所致的损伤。轻则可表现为皮肉损伤，出现局部疼痛、青紫瘀斑、出血肿胀等；重则可导致筋骨、内脏的损伤，表现为关节脱臼、骨折、大出血、虚脱，甚至危及生命。

（二）烧烫伤

烧烫伤包括烧伤和烫伤，是指因高温而造成的损伤。主要由烈火、沸水、热油、蒸汽、雷电等灼伤形体所致。轻者灼伤皮肤可见局部灼热、红肿、疼痛或起水疱；重者焦灸肌肉筋骨则见创面如皮革样，或呈蜡白、焦黄，甚或炭化样改变。若大面积烧伤烫伤，火毒则可内攻脏腑，导致神识昏迷，或伤津耗液而致亡阴亡阳之危候。

（三）冻伤

冻伤是指因低温所造成的损伤。冻伤的程度与温度、受冻时间、部位等相关，一般来说，温度越低，受冻时间越长，则冻伤程度越严重。冻伤可分为局部性冻伤和全身性冻伤。

1. 局部性冻伤 多发生于手、足、耳、鼻、面颊等裸露在外及末端的部位，初起时，因寒性收引，致气血凝滞，局部可见皮肤苍白、冷麻、痒痛等；继而肿胀青紫，甚至皲裂出血结痂。也就是我们俗称的"冻疮"。

2. 全身性冻伤 寒性凝滞收引，易伤阳气。外界阴寒太盛，可使阳气严重受损，失去其正常的温煦和推动血行的作用，从而出现寒战、体温骤降、面色苍白、唇甲青紫、肢体麻木、反应迟钝，甚则呼吸微弱、脉微欲绝等，如不及时救治，则可因阳绝而亡。

（四）溺水

因意外原因导致沉溺水中，水入于肺胃，可致气道窒塞，气体交换障碍，轻者若抢救及时可望复苏，重者则因溺而亡。

（五）化学伤

指某些化学物质对人体造成的直接损伤。其中包括强酸、强碱、农药、有毒气体、军用化学毒剂、煤气、沼气及其他化学物品等。有的直接通过口鼻进入人体，有的可通过皮肤而被人体吸收。人体一旦受到某种化学毒物的伤害，即可在相关部位，乃至全身出现相应的病证。如局部皮肤黏膜的烧灼伤，或红肿、水疱，甚或糜烂。全身性症状可见头晕头痛、恶心呕吐、嗜睡、神昏谵语、抽搐痉挛等，甚至可导致死亡。

二、虫 兽 伤

虫兽伤包括毒蛇、猛兽、狂犬或其他家畜咬伤，以及昆虫螫伤等。常见的虫兽伤主要有以下几种。

（一）毒蛇咬伤

毒蛇咬伤后，根据其蛇毒种类的不同，其临床表现也各不相同，可分为风毒、火毒和风火毒三类。

1. 风毒（神经毒） 多见于银环蛇、金环蛇和海蛇等咬伤。表现为伤口齿痕小，有时仅有局部的麻木感。全身症状首先是出现头晕头痛、眼睑下垂、复视、面部肌肉松弛、张口困难及吞咽困难等，同时还伴见嗜睡、流涎、恶心、呕吐、听力障碍、二便失禁、发热或寒战、抽搐、昏迷等，甚至呼吸停止。

2. 火毒（血液循环毒） 多见于蝰蛇、尖吻蝮蛇（五步蛇）、竹叶青蛇和烙铁头蛇等咬伤。表现为局部肿胀严重，可发生水疱、血疱或组织坏死，伤口可流血不止，日久可溃烂发黑，不易愈合；中毒后疼痛剧烈，痛似刀割、火燎、针刺样。且伴见多处出血，包括肌衄、鼻衄、呕血、咯血、便血、尿血等。

3. 风火毒（混合毒）　多见于眼镜蛇、眼镜王蛇等咬伤。临床表现为兼见风毒和火毒症状。

（二）狂犬咬伤

狂犬咬伤后，可因感染狂犬病毒而导致狂犬病。被咬伤后，初起仅出现局部疼痛、出血，其潜伏期长短不一，一旦发作，则会出现烦躁、惶恐不安、牙关紧闭、抽搐，以及恐水、恐风、恐声等症状，病死率极高。

（三）虫螫伤

某些虫类可通过毒刺、毒毛或口器刺吮人体而导致损伤，常见的虫螫伤有蜂螫伤、蜈蚣咬伤、蝎螫伤及毛虫伤人等。这些虫螫伤，轻者可见局部红肿疼痛；重者则可引起高热、寒战等全身性中毒症状。

三、寄 生 虫

常见的寄生虫有蛔虫、蛲虫、绦虫、钩虫、血吸虫等。这些寄生虫寄居在人体内，不仅会消耗人体的营养物质，而且能损伤脏腑，导致疾病发生。寄生虫病的发生，主要是由于摄食不洁，或食用生冷未熟食物，或接触"粪毒""疫土""疫水"等而致。

（一）蛔虫

蛔虫，又称"蚘虫""长虫"。蛔虫病主要是由饮食不洁，虫卵随饮食入口所致。蛔虫病多表现为脐周腹痛，时作时止，常伴有面色萎黄、夜间磨牙，或大便排出蛔虫，或腹部触及索状虫块等症状。若蛔虫钻入胆道，可见脘腹剧痛、吐蛔、四肢厥冷等，中医称为"蛔厥"。日久则致脾胃虚弱，气血亏损，面黄肌瘦，在小儿则易患疳积。

（二）蛲虫

蛲虫主要通过手指、食物污染而感染，也可以通过空气吸入感染。以肛门奇痒、夜间尤甚、睡眠不安为临床特点。在夜间肛门痒时，其肛门周围可见细小色白的小虫蠕动。若病久则可耗损气血，导致脾胃虚弱、形体消瘦等。

（三）绦虫

绦虫，又称"白虫""寸白虫"。绦虫病多为食用生肉或未熟猪、牛肉等而致。临床多表现为腹部隐痛、腹胀、腹泻、食欲亢进、面黄体瘦等，且粪便中常可见白色带状成虫节片。

（四）钩虫

钩虫多由接触被钩虫蚴污染的泥土或水而感染。初起可见趾间等处灼痛、红肿、奇痒、起疱等。这种皮肤钩虫病，俗称"粪毒"。成虫寄生于小肠，可严重影响脾胃功能，耗损气血，可见纳差、腹痛、便溏，以及嗜食生米、泥土、木炭等。日久则致气血亏损，出现面色萎黄、神疲乏力、气短懒言，甚或周身浮肿而成黄肿病。

（五）血吸虫

中医文献中称"蛊"或"水蛊"。血吸虫病多因皮肤接触有血吸虫幼虫的疫水而得。感染后，初起邪在肺卫，可见发热恶寒、咳嗽、胸痛等，继而可见腹泻下痢脓血；日久则致肝失疏泄、脾失健运，气血郁滞，可见脘腹痞满、胁下癥块，甚或鼓胀腹水、腹大如鼓、面黄体瘦、神倦乏力等，严重者则可见吐血、便血，预后多较差。

四、药 邪

所谓"药邪"，是指因药物的使用或加工不当而引起疾病的一类致病因素。药物本是用来治疗疾病的，但若药物炮制不当，或医生不熟悉药物的性味、用量、配伍禁忌而使用不当，抑或病人不遵医嘱而乱服药物,均可引起疾病的发生。巢元方在《诸病源候论》中就明确指出:"凡药物云有毒及有大毒者,皆能变乱,于人为害,亦能杀人。但毒有大小,自可随所犯而救解之。"

(一)药邪的形成

1. 用药过量　药物用量过大,特别是一些药性峻猛和有毒的药物用量过大,则易产生毒副作用,如生川乌、生草乌、细辛、马钱子、巴豆等均为有毒之品。许多现代化学药物,也具有较大的毒副作用,对人体脏腑气血可造成严重的损害。所以,临床在使用药物时必须严格掌握其适应证,遵守用量规定,尽量预防或减少毒副作用对人体的损伤。

2. 炮制不当　某些含一定有毒性成分的药物,在经过适当地炮制加工后可减轻其毒性。如乌头应水泡蒸煮,半夏姜制,马钱子要砂烫去毛或者水煮去毛后麻油炒制等。此类药物若不进行加工炮制或加工炮制不规范,则易导致中毒。

3. 配伍不当　古有"用药如用兵"之说,历代医家十分重视遣方用药。恰当而合理的药物配伍,不仅可以消除或减轻某些药物的毒副作用,还可增强药物的疗效。反之,若配伍不当,则可导致中毒。故古人在长期临床实践中总结出的中药"十八反""十九畏"等,至今仍为临床所遵从。

4. 用法不当　有些药物在使用时有着特殊的要求和禁忌。如有的药物应先煎以减低其毒性,妇女妊娠期有用药禁忌等。若用法不当,或违反禁忌,就可导致中毒或变生他疾。

5. 滥用补药　所有的药物,包括补益类药物,都有阴阳偏性,作用于人体后都会影响机体阴阳的状态。用之得当,可以调整阴阳,达到治愈疾病的目的。若盲目服用某些补药,如人参、鹿茸之类,反而会引起机体阴阳失调,导致疾病的发生。

(二)药邪的致病特点

1. 中毒　过量服用或误服有毒药物可引起药物中毒,其中毒症状与所服药物的成分、用量等有关。轻者可表现为头晕、心悸、舌麻、恶心呕吐、腹痛腹泻等,重者则可出现全身肌肉震颤、烦躁、黄疸、发绀、出血、昏迷等,甚至可导致死亡。

2. 加重病情,变生他疾　用药不当,既可使病情加重,也可引起新的疾病发生。如老年病人体质虚弱,攻邪药物使用过量,可损伤正气,使病情加重;抗肿瘤的化疗药物,毒性剧烈,如果用之不当或用量太过,常常加快病情的恶化和病人的死亡;孕妇可因用药不当而引起流产、畸胎、死胎等。

五、医　过

医过,是指由于医生的过失而导致病情加重或变生他疾的致病因素。医生在与病人接触过程中的言行举止均可对病情造成影响。《素问·疏五过论》和《素问·徵四失论》均对此作了专门论述,后世医家也十分重视医德的修养,其中孙思邈所著的《大医精诚》至今仍不失为医者的道德规范。

(一)医过的形成

1. 言行不当　医生接诊病人时应态度和蔼,言语亲切,行为得体,如此可增加病人战胜疾病的信心,起到辅助治疗的作用。反之,若医生态度生硬,甚或粗暴,或说话不注意分寸,或有意无意地泄露了本该保密的资料,均可给病人带来不信任感,从而造成不良刺激,导致病情加重或其他病证的产生,甚至发生意外。

2. 处方草率　医生在诊治时,若对待病人漫不经心,马虎草率,会使病人产生不信任或疑惑感,将对治疗效果产生不利影响。医生开处方时字迹潦草难辨,或故意用别名、僻名,亦可导致错发药物,甚至贻误治疗而致不测,故《吴医汇讲》中专列"书方宜人共识说",呼吁医生"凡书方案,字期清爽,药期共晓"。

3. 诊治失误　医生诊察有失,辨证失准,以致用药失误,或施治时手法操作不当,或粗心大意，是重要的医源性致病因素。常见的如用药时犯"虚虚""实实"之戒，或寒热不辨，补泻误用；针刺时不掌握深浅而刺伤重要脏器，导致气胸或内脏出血，抑或针断体内；拔罐时烫伤病人；推拿时因用力过大或不当，而引起筋脉损伤，甚或骨折等。

（二）医过的致病特点

1．易致情志异常波动　医生态度生硬、举止粗鲁或诊治草率，可引起病人的不信任感，直接影响治疗效果。若医生言语不当或泄露病情秘密，还可引起病人情志出现剧烈波动，或情绪低落，或拒绝治疗，从而增加了治疗的难度。

2．加重病情，变生他疾　医生言行不当，处方草率，或诊治失误，均可贻误治疗，使病情加重，甚至导致其他疾病的发生。

六、先 天 因 素

先天因素是指人出生前，已经潜伏着的可以致病的因素。它包括源于父母的遗传性病因和在胎儿孕育期及分娩时所形成的病因。先天因素一般可分为胎弱和胎毒两个方面。

（一）胎弱

胎弱，又称胎怯，是指胎儿因先天禀赋不足或异常所致的发育障碍、畸形或不良。胎弱为病，主要包括两种情况：一是各类遗传性疾病，多由于父母之精的异常所致，如先天性畸形等；二是先天禀赋虚弱，多因受孕之时，父母身体虚弱或疾病缠身，精血不充，胎元失养所致。

（二）胎毒

胎毒有狭义、广义之分。狭义胎毒是指某些传染性疾病，在胎儿期由亲代传给子代，如梅毒、乙型病毒性肝炎、艾滋病等。广义胎毒指受孕妊娠早期，因其母感受邪气而患有某些疾病（包括隐性之疾），或误服药物等，导致遗毒于胎儿，出生后渐见某些疾病或异常。

此外，近亲婚配，或怀孕期间遭受重大精神刺激，以及分娩时的种种意外创伤等，也可成为先天性致病因素，使新生儿或出生后表现出各种异常，如先天性心脏病、唇腭裂、多指（趾）、色盲、癫痫、痴呆等。

（刘　衡　杨怡玲）

其他病因
思维导图

扫一扫，测一测

？　复习思考题

1．中医学主要通过哪些方法认识病因？
2．六淫致病有哪些共同特点？
3．七情致病有哪些特点？
4．痰饮、瘀血、结石是如何形成的，各具有哪些致病特点？

第七章　病　机

PPT课件

学习目标

　　掌握邪正盛衰、阴阳失调、气血失常、津液失常、内生五邪等基本病机；熟悉正邪相争在发病中的作用及影响发病的因素，影响疾病传变的因素及常见的疾病传变类型；了解常见的发病类型及疾病的转归类型，病机十九条。

知识导览

　　病机，是指疾病发生、发展变化及其转归的机理，也可称为"病变机理"。病机学说，就是研究和探讨病机变化规律的学说，包括疾病的发生机理、病变机理及传变的机理。病机学说运用整体、辨证的研究方法，从以外测内的理论出发，深入研究脏腑及其系统间的相互影响；整体和局部病变的相互影响；内外环境的影响，从而形成独特的理论体系。

　　"病机"二字，前人释为"病之机要""病之机括"，它揭示了疾病发生、发展与演变全过程的本质特点及其基本规律，是疾病的临床表现、发展、转归和诊断治疗的内在依据。因此，研究病机是认识疾病本质的关键，也是进行正确诊断、治疗的前提和依据。

　　《素问·至真要大论》首先提出"病机"一词，强调"谨候气宜，无失病机"，"谨守病机，各司其属"，并总结归纳出"病机十九条"，奠定了脏腑病机和六气病机的基础，对探寻发病机理具有重要的指导意义。

　　病机十九条：

　　诸风掉眩，皆属于肝。　　　　　　　诸寒收引，皆属于肾。

　　诸气膹郁，皆属于肺。　　　　　　　诸湿肿满，皆属于脾。

　　诸热瞀瘈，皆属于火。　　　　　　　诸痛痒疮，皆属于心。

　　诸厥固泄，皆属于下。　　　　　　　诸痿喘呕，皆属于上。

　　诸禁鼓栗，如丧神守，皆属于火。　　诸痉项强，皆属于湿。

　　诸逆冲上，皆属于火。　　　　　　　诸胀腹大，皆属于热。

　　诸躁狂越，皆属于火。　　　　　　　诸暴强直，皆属于风。

　　诸病有声，鼓之如鼓，皆属于热。　　诸病胕肿，疼酸惊骇，皆属于火。

　　诸转反戾，水液浑浊，皆属于热。　　诸病水液，澄彻清冷，皆属于寒。

　　诸呕吐酸，暴注下迫，皆属于热。

第一节　发　病

　　发病，是指疾病的发生过程，即机体处于致病邪气的损害和自身正气抗损害的矛盾斗争过程。在正常情况下，人体自身及与外界环境之间始终保持着动态的平衡，即所谓"阴平阳秘"，这是维持人体正常生理活动的基础。当人体在某种致病因素作用下，脏腑、经络等组织器官的生理功能出现异常，气血阴阳的平衡协调关系遭到破坏，导致"阴阳失调"时，就会出现各种临床症状和体征,从而导致疾病的发生。因此,疾病的发生一般有两方面的原因:一是机体自身的功能紊乱和代谢失调;二是外在致病因素对机体的影响和损害。同时,这两方面原因在发病的过程中又是相互影响的,机体自身的功能紊乱或代谢失调易导致外在致病因素的侵袭;而外在致病因素侵入人体后,又导致或加重机体自身的功能紊乱和代谢失调。疾病的发生和变化复杂多样,但也遵循共同的机制和规律。本节主要从发病机理和发病类型两个方面来探讨疾病的发生规律。

一、发 病 机 理

发病机理,是指疾病发生的机制和原理。疾病的发生是一个复杂的病理过程,但概括起来,主要是邪气对机体的损害和正气的抗损害这两个方面之间的矛盾斗争。因此,中医学常从邪正相争的角度来认识疾病的发生机理,并认为邪正相争,即两者力量对比的变化,是疾病发生、发展及转归的病理过程中最基本的、最具有普遍意义的规律。

(一)正邪与发病

正,即正气,是指人体的功能活动及其抗病、自我修复能力。邪,即邪气,泛指各种致病因素,包括六淫、疠气、七情内伤、饮食失宜、劳逸失度、外伤、虫兽伤、寄生虫,以及痰饮、瘀血、结石等。两者在疾病发生过程中,相互作用,相互斗争,是疾病发生的最直接、最重要的因素。

1. 正气不足是发病的内在因素　正气具有抵御外邪入侵、及时驱邪外出、自行调节及修复病理损害的功能,对疾病的发生、发展及转归均起着重要作用。

正气对人体的作用方式主要有以下几个方面。

(1)自我调节:各脏腑经络之气都是正气的分化,故其可以维持脏腑经络功能的协调,推动和调节全身精、血、津液的代谢,以适应内外环境的变化,维持机体阴阳的协调平衡。

(2)抗邪防病,或感邪后驱邪外出:正气可以抵御外邪的入侵,防止疾病的发生;如果邪气侵入机体,也可以及时地驱邪外出,避免邪气深入。

(3)自我修复:正气可以自行调节和修复由邪气导致的阴阳失调、脏腑组织损伤、精血津液损耗及功能异常等各种损害,使疾病向愈。

中医学很重视人体的正气,认为正气是决定发病与否的关键因素。一般情况下,正气充盛,抗邪有力,邪气就不能入侵,也就不会发生疾病,即"正气存内,邪不可干"。只有在正气相对虚弱,抗邪无力时,邪气才能乘虚入侵,疾病因此发生,即"邪之所凑,其气必虚"。故正气不足是疾病发生的内在根据,正气的盛衰决定了发病与否,以及病位的深浅、病证的性质,正气的状态贯穿并影响疾病的始终。

2. 邪气是发病的重要条件　中医学在强调正气在发病中主导地位的同时,并没有忽视邪气的重要作用,认为邪气入侵是导致疾病发生的直接因素,而且在某些情况中甚至起主导作用。如疠气、高温、化学毒剂、刀枪伤、虫兽伤等,即使正气强盛,也难免不受其害,故中医学提出"避其毒气"的预防措施,以防止病邪对人体的侵害。

邪气对人体的侵害主要表现在以下几个方面。

(1)导致功能失常:如脏腑功能失调、气机紊乱、精气血津液生成、运行或排泄障碍、神志失常等。

(2)直接造成形质的损伤:即由于邪气的作用造成脏腑、形体、官窍的损伤或精气血津液的损耗等,如火热之邪迫血妄行、暑热之邪耗伤津液、外力损伤、烧烫伤、虫兽咬伤等都可以造成不同程度的形质损伤。

(3)导致机体抗病修复能力下降。

另外,邪气还可以影响发病的性质、类型和特点,影响疾病的病情与病位。如六淫致病,一般发病急、病程短、初始病位多轻浅、病情较轻,而且寒邪多引发寒证、热邪多引发热证;七情致病，多发病慢、病程长，且直接伤及脏腑，影响脏腑气机；跌仆、金刃、虫兽所伤多致病迅速，甚至造成死亡。

3. 正邪斗争的胜负决定发病与否 在疾病发生过程中，机体始终存在着邪气的损害和正气的抗损害的矛盾斗争，即正邪相争。正邪相争的胜负，不仅决定疾病的发生与否，而且关系到发病的轻重缓急和预后。

（1）正胜邪负则不发病：若正气充盛，抗邪有力，则邪气难以入侵，即使侵入，正气亦能奋力驱邪外出，及时消除其病理影响，使其不会发生病理反应，则结果为不发病，此即正胜邪负。

（2）邪胜正负则发病：在正邪斗争的过程中，若邪气偏盛，正气相对不足，邪胜正负，便可导致疾病的发生。若感邪轻或正气强，病位多表浅，病变多轻微；感邪重或正气弱，病位常较深，病变多严重。

（二）影响发病的因素

影响发病的因素很多，除了致病因素外，自然与社会环境、体质因素、精神因素等均与疾病的发生有着密切的关系。

1. 环境因素

环境包括自然环境和社会环境。中医学的整体观认为，人与自然环境和社会环境保持统一性，故人类赖以生存的自然环境和社会环境必然会对疾病的发生产生影响。

（1）气候因素：四时气候的异常变化是滋生致病邪气的重要条件。不同季节可产生不同的病邪，导致季节性的多发病。如春易伤风、夏易中暑、秋易伤燥、冬易感寒等。疫疠的暴发或流行，也与自然气候的变化密切相关，特别是反常的气候，如久旱酷暑、湿雾瘴气等，既易损耗人体正气，又易滋生疫疠之气，从而造成瘟疫的发生和流行。另外，人体的阴阳盛衰，也会随四时更迭而有所变化，进而使机体对不同病邪的防御和易感性产生变化。

（2）地域因素：不同地域，由于自然条件、气候特点及水土性质的差异，均可对疾病的发生产生影响，甚至形成地域性的常见病或多发病。如北方气候寒冷，易生寒邪而多寒病；东南沿海，气候温暖潮湿，易见湿热为病；某些山区，因其水土中缺乏碘，居民易患地方性甲状腺肿等。此外，有些人易地而居或异域旅行，会因地域发生变化出现"水土不服"而患病，或使病情加重。

（3）社会因素：人们生活在一定的社会环境之中，社会因素对疾病的发生亦有一定的影响。一般而言，良好的工作、生活环境和公共卫生条件，能有效地减少疾病的发生；反之，动荡的社会环境、不良的工作和生活环境，以及脏乱差的卫生条件，则会增加发病的概率。另外，随着社会工业化的发展，环境污染又成为新的致病因素。

2. 体质因素 体质是人体生命过程中，在先天禀赋和后天获得的基础上所形成的固有特质，是人类在生长、发育过程中所形成的人体个性特征。因此，体质是机体发病的内部因素。

人的体质有强弱的不同，不同的体质对病邪的易感性及耐受性也各不相同，故不同个体对某些疾病的易患倾向也不尽相同。一般来讲，体质强壮者，对邪气的耐受性较强，不易发病；体质虚弱者，对邪气的耐受性较差，容易发病。强壮者发病多为实证；虚弱者发病多为虚证。阳虚之体，每易感受寒邪而发为寒证；阴虚之质，每易感受热邪而发为热证。又如肥人多痰湿，易患中风；瘦人多火，易得痨嗽；老年人肾气虚衰，多病痰饮咳喘；小儿脏腑娇嫩，形气未充，易感外邪。以上均说明了体质的差异与发病有着密切的关系。正如《灵枢·五变》中所说："肉不坚，腠理疏，则善病风。""五脏皆柔弱者，善病消瘅。"

另外，体质还可以决定某些疾病发生的证候类型。如同感湿邪，阳盛体质容易从阳化热而形成湿热证；而阴盛体质则容易从阴化寒而形成寒湿证。正如《医宗金鉴》所说："人感受邪气虽一，因其形藏不同，或从寒化，或从热化，或从虚化，或从实化，故多端不齐也。"这里所说的形藏，就是指体质而言。感受相同的致病邪气，但体质不同，所形成的证候亦可不同。反之，体质相同，感受不同的病邪，也可以形成相似或相同的证候。如偏阳质，感受阳热之邪理应形成热证，但感受寒邪亦可形成热证。

3. 精神因素　人的精神状态对正气的盛衰有很大影响，故也能影响发病。一般来说，精神状态好，情志舒畅，气血调和，正气充盛，邪气难以入侵，或虽受邪也易祛除。反之，精神忧郁，情志不畅，气血不调，正气偏衰，则易于发病。此外，精神状态还关系到发病缓急和病证类型。若情志波动激烈，如大怒、大悲、大惊等，可引起人体气机失调，脏腑功能障碍，导致急性发病。长期持续的精神刺激，如忧愁、悲哀、思虑过度等，可逐渐影响脏腑气血的功能，导致缓慢发病。《素问·上古天真论》说："恬惔虚无，真气从之，精神内守，病安从来。"说明精神因素对人体正气的影响很大，调摄精神，能够增强正气，从而预防和减少疾病的发生。

二、发病类型

由于致病邪气的性质、致病途径和感邪轻重的不同，人的体质和正气强弱的差异，导致疾病的发病形式各有不同。概括起来主要有卒发、徐发、伏发、继发、合病与并病、复发六种。

（一）卒发

卒发，又称"顿发"，指机体感邪之后立即发病，一般多见于以下几种情况。

1. 新感外邪　六淫之邪侵入，大多是感而即发的外感病。

2. 情志剧变　剧烈的情志变化，如暴怒、过度悲伤等均可使气血逆乱，致疾病顷刻而发。

3. 毒物所伤　误服毒物，或毒虫、毒蛇咬伤，或吸入秽毒之气等，可使人中毒而迅速发病。

4. 急性外伤　如金刃、枪弹、跌打、冻伤、烧烫伤、电击等，均直接迅速致病。

5. 感受疠气　某些疫疠之气，性质毒烈，致病力强，来势凶猛，其发病多为卒发，且多病情危笃。

（二）徐发

徐发，又称"缓发"，指感邪后缓慢发病。徐发多见于内伤杂病，如房事不节、忧思过度、烟酒成癖，引起机体渐进性病理改变，而逐渐出现临床症状。在外感病中，因湿性黏滞，故湿邪伤人起病多缓慢。正气虚弱之人，虽感外邪，但因机体反应能力低下，常徐缓发病。

（三）伏发

伏发，即伏而后发，是指机体感受邪气后，病邪在体内潜伏一段时间，或在诱因作用下才发病。如破伤风、狂犬病等，均经过一段潜伏期之后发病。有些外感疾病，也需要经过一定的潜伏期，如"春温""伏暑"等，前人称其为"伏气温病"。

（四）继发

继发，是指在原发病的基础上，继而发生新的疾病。继发病以原发病为前提，两者之间有着密切的病理联系。如肝病所致的黄疸、胁痛，若失治或久治不愈，日久可继发癥积、鼓胀；小儿虫积或久泻，营养不良，则继生"疳积"；因肝阳上亢而致的头晕头痛，有的可继发为中风，出现猝然昏倒、口眼㖞斜、半身不遂等症。

（五）合病与并病

合病，是指两经或两个部位以上同时受邪所出现的病证，即感受一种邪气而致多部位损害，出现多部位的病证。多因感邪较盛，而正气相对不足，故邪气可同时侵犯两经或两个部位。如太阳与阳明合病，太阳与少阳合病，以及卫气同病、气血两燔等。

并病，是指感邪后某一部位的证候未了，又出现另一部位的病证。并病是在疾病过程中病变部位的传变，而原始病位依然存在，如表证未解又出现里证，肝病及脾等。

合病与并病的区别即"合则一时并见，并则以次相乘。"(《伤寒来苏集·伤寒论翼》)。合病是一种邪气致多部位同病，而并病是病变部位的传变。

（六）复发

复发，又称"复病"，是指即将痊愈或已经痊愈的疾病再度发作。复发临床表现类似于初病，但比初病的病理损害更广泛、复杂，病情更重；复发次数越多，预后越差。引起疾病复发的主要因素是余邪未尽、正气未复和诱因引动，三者交互作用，而使旧病复发。常见的诱因有：

1. 劳复　即疾病初愈，劳神、劳力或房劳过度，而致旧病复发。例如某些外感热病，在疾病的初愈阶段，可因劳作而复生余热；某些疾病的因劳致复，如真心痛的反复发作，中风的复中等，均一次比一次凶险。

2. 重感致复　多因疾病初愈，余邪未尽，复感外邪，而致旧病复发。如临床上较为常见的外感致复。

3. 食复　即疾病初愈，脾胃虚弱，因饮食不当，而致旧病复发。如饮食没有节制可致脾胃病复发；进食鱼虾海鲜可致哮喘、瘾疹等过敏性疾病复发。

4. 药复　即病后药物调理不当或滥用补药致疾病复发。如在疾病的初愈阶段，用药应遵循"扶正勿助邪、祛邪勿伤正"的原则，否则就可能导致壅正助邪，引起疾病的复发。

5. 情志致复　因过激的情志变化可直接伤及人体脏腑，导致气机紊乱，气血运行失常，致疾病复发。例如临床上常见的惊痫、梅核气、瘿瘤等疾病，都易受情志影响而复发。

此外，某些气候、地域因素也可成为复发的诱因。

课堂互动

请同学们举出你所熟知的疾病，说出它们的发病类型。

发病思维导图

第二节　基本病机

基本病机是指机体在致病因素作用下所产生的基本病理反应，是疾病发生后病变本质变化的一般规律。基本病机主要包括邪正盛衰、阴阳失调、气血失常、津液失常，以及内生"五邪"等。掌握这些基本病机，有助于正确认识疾病的本质和疾病发展变化的规律，更好地指导临床的辨证论治。

一、邪　正　盛　衰

邪正盛衰，是指在疾病过程中，正气与邪气相互斗争所发生的盛衰变化。邪气侵犯人体后，正气和邪气即相互发生作用，一方面邪气对人体正气起着损害作用，另一方面正气对邪气起着驱逐和消除不良影响的作用。邪正斗争的消长盛衰，不仅关系到疾病的发生、发展与转归，同时还决定着病证的虚实变化。从一定意义上说，任何疾病的发展演变过程，都是邪正斗争及其盛衰变化的过程。

（一）虚实病机

虚与实，是相对的病机概念。《素问·通评虚实论》说："邪气盛则实，精气夺则虚。"这是对虚实病机的高度概括。

1. 实　所谓实，主要指邪气盛，是以邪气亢盛为矛盾主要方面的一种病理变化。由于邪气亢盛，正气未衰，尚能积极与病邪抗争，故正邪相搏，反应明显，临床表现为亢盛、有余的实证。

实性病机多见于外感病的初期和中期，或由于痰、食、水、血等滞留于体内而引起的内伤病证,如痰湿壅盛、食积不化、水湿泛滥、瘀血内阻等。实证多见于体质比较壮实的病人,临床常见精神亢奋、壮热狂躁、腹痛拒按、声高气粗、二便不通、脉实有力等症。

2. 虚　所谓虚,主要指正气不足,是以正气亏虚为矛盾主要方面的一种病理变化。主要表现为机体的精、气、血、津液的亏损,脏腑、经络等生理功能减退,抗病能力低下,机体的正气不足以对抗致病邪气,难以出现较剧烈的病理反应,从而表现出一系列虚损、不足的虚证。

虚性病机多见于素体虚弱、年老虚损之人,或外感病后期,以及各种慢性消耗性疾病过程中,或大汗、大吐、大泻、大失血之后。临床常见神疲体倦、心悸气短、面色无华、自汗或盗汗,或五心烦热,或畏寒肢冷、脉虚无力等症。

（二）虚实错杂

在疾病发展过程中,不仅可以产生单纯的虚或实的病理变化,一些慢性的、复杂的疾病,随着邪正双方力量的消长盛衰,还可以形成虚实错杂的病理变化。

1. 虚中夹实　虚中夹实是指以正虚为主,又兼夹实邪停留的病理变化。如脾虚之人,运化无力,以致水湿停聚,阻滞中焦,其中脾虚不运为正虚,水湿停聚属邪实。再如体虚感冒,既有神疲体倦、脉虚无力等气虚之症,又有恶寒、发热等实邪之象。两者病理变化,均以正虚为主,邪实居其次,属虚中夹实之证。

2. 实中夹虚　实中夹虚是指以邪实为主,又兼有正气虚损的病理变化。如外感热病出现热盛伤津,既有高热汗出、烦躁、面红目赤、脉洪大等热盛之象,又见口渴、尿少、便干等伤津之症。再如湿热邪毒伤肝所致的黄疸、胁痛,日久不愈,耗伤肝阴,可出现五心烦热、舌红少苔、脉弦细数等肝阴不足之证。两者病理变化,均以邪实为主,正虚居其次,为实中夹虚之证。

（三）虚实真假

一般情况下,疾病的本质和现象是一致的,疾病的现象可以准确地反映病机的虚实变化。但在特殊情况下,由于邪正斗争的复杂性,人体的功能活动和代谢的严重紊乱,就会出现病变的本质和现象不一致的情况,因而表现出虚实真假的病机。

1. 真虚假实　是指疾病的本质为"虚",但表现出"实"的临床假象,多由于正气虚弱,脏腑功能减退,激发、推动无力所致。如脾气虚弱、运化无力,既可见到食少纳呆、神疲体倦、脉虚无力等脾虚的表现,同时又可见到腹胀、腹痛等一些类似"实"的症状。但其腹胀,时有减轻;腹痛,却不拒按,与实证的腹满不减、腹痛拒按不同。此即为"至虚有盛候"的"真虚假实"之证。

2. 真实假虚　是指疾病的本质为"实",但却表现出"虚"的临床假象,多由于邪气亢盛,结聚体内,阻滞经络,气血不能外达所致。如热结肠胃的里实热证,既可见到大便秘结、腹满硬痛拒按、谵语等实热症状,同时又因阳气被郁,不能四布而出现面色苍白、四肢逆冷等状似虚寒的假象。此即为"大实有羸状"的"真实假虚"之证。

综上所述,在疾病的发展过程中,虚实病机并不是静止的、绝对的,而是运动的、相对的。虚实夹杂、虚实真假等,都是疾病发展过程中的变化趋势。

二、阴 阳 失 调

阴阳失调即机体阴阳之间失去平衡协调关系,是指在疾病过程中,由于各种致病因素的影响,使机体的阴阳双方失去相对的平衡协调而出现的阴阳偏胜、阴阳偏衰、阴阳互损、阴阳格拒,甚至阴阳亡失等一系列病理变化。阴阳失调是对一切疾病病变机理的高度概括,是疾病发生、发展的内在根据,尤其与疾病的寒热性质密切相关。在疾病过程中,由于阴阳的偏胜偏衰,形成了"阳胜则热,阴胜则寒""阴虚则热,阳虚则寒"等病理变化,由此决定了疾病的虚实寒热性质。

（一）阴阳偏胜

阴阳偏胜,是指机体阴阳双方中的某一方的病理性亢盛状态,属于"邪气盛则实"的实证。

外邪侵犯人体，各从其类，即阳邪侵犯人体，可导致阳偏胜；阴邪侵犯人体，可导致阴偏胜。机体自身的精气血津液代谢失常，"邪"自内生，也可以出现阴阳二气的偏胜，表现为里寒或里热的病理变化，即《素问·阴阳应象大论》所说："阳胜则热，阴胜则寒。"

同时，阴阳之间又是相互制约的。阴胜日久必然伤及阳气，引起阳虚证；阳胜日久也会损耗阴液，引发阴虚证，故《素问·阴阳应象大论》说："阴胜则阳病，阳胜则阴病。"指出了阴阳偏胜的病理特征和发展趋势。

1. 阳偏胜　阳偏胜是指机体在疾病过程中所出现的阳气偏胜、功能亢进、热量过剩的病理状态。多由于感受温热之邪，或感受阴邪从阳化热，或情志内伤，五志过极化火，或因气滞、血瘀、食积等郁而化热所致。

由于阳是以热、动、燥为特点，因此，阳偏胜时就会出现各种热象，如壮热、面赤、烦躁、舌红、脉数等，即所谓"阳胜则热"。阳热亢盛日久，必然耗伤人体阴液，出现口干舌燥、小便短少、大便干燥等热盛伤阴的症状，即所谓"阳胜则阴病"，但由于此时疾病处于初起阶段，对阴气及津液损伤不明显，所以矛盾的主要方面仍是阳胜所致的实热证；久之则会导致机体阴液大伤，阴精亏耗，从而转化为实热证兼阴虚证；后期迁延不愈，则可由实转虚，形成虚热证。

2. 阴偏胜　阴偏胜是指机体在疾病过程中所出现的阴气偏胜、功能障碍或减退、产热不足，以及病理性代谢产物积聚的病理变化。多由于感受寒湿之邪，或过食生冷，导致阳不制阴，阴寒内盛。

由于阴是以寒、静、湿为特点，所以，阴偏胜时就会出现各种寒象，如形寒、肢冷、脘腹冷痛、舌淡而润、脉迟等，即所谓"阴胜则寒"。阴寒长期偏胜，必然导致不同程度的阳气受损，出现畏寒喜暖、精神萎靡、面色㿠白等寒盛伤阳的症状，即所谓"阴胜则阳病"，但由于此时疾病处于初起阶段，对阳气的损伤并不明显，所以矛盾的主要方面仍是以阴胜所致的实寒证为主；久之则会导致机体阳气亏耗，从而转化为实寒证兼阳虚证；后期迁延不愈，则可由实转虚，形成虚寒证。

（二）阴阳偏衰

阴阳偏衰，是指人体阴或阳亏虚所出现的病理状态，属于"精气夺则虚"的虚证。所谓"精气夺"，既包括机体精、气、血、津液等精微物质的不足和功能减退，又包括脏腑经络的功能失调和减退。机体的精、气、血、津液和脏腑经络的生理功能，都可以按阴阳属性进行区分，在正常情况下，阴阳双方存在着相互制约、互根互用的关系，维持着相对的动态平衡。如果某种原因使阴或阳的一方物质减少或功能减退时，则会导致阴不制阳或阳不制阴，从而形成"阴虚则热"或"阳虚则寒"的病理变化。

1. 阳偏衰　阳偏衰，即阳虚，是指机体阳气虚损，功能减退，产热不足的病理状态。多由于久病耗伤阳气，或先天禀赋不足，或后天失养，或劳倦内伤所致。其病机特点多表现为机体阳气不足，阳不制阴，阴相对亢盛的虚寒证候。

阳偏衰时，由于产热不足，温煦作用减弱，因而出现寒象，如畏寒喜暖、四肢不温等；由于推动无力，脏腑经络的生理活动减弱，血、津液等运行迟缓，则易致血行不畅，水液停聚等；由于振奋作用低下，则表现为精神萎靡、喜静少动等。"阳虚则寒"与"阴胜则寒"不同，前者是虚寒，以虚为主；后者是实寒，以实为主。

阳气不足，可见于五脏六腑，但肾阳为全身阳气之根本，"五脏之阳气，非此不能发"，所以肾阳不足（命门火衰）在阳偏衰的病机中占有非常重要的地位。

2. 阴偏衰　阴偏衰，即阴虚，是指机体精、血、津液等物质亏损，阴不制阳，导致阳气相对偏胜，功能虚性亢奋的病理状态。多由于阳邪伤阴，或五志过极，化火伤阴，或因久病耗伤阴液所致。其病机特点多表现为阴液不足致滋润、宁静功能减退，而阳气相对亢盛，临床多表现为虚热证候。

阴偏衰时，由于阴液不足，不能制约阳气，阳气相对亢盛，从而形成阴虚内热、阴虚火旺、阴虚阳亢等病理表现，如出现五心烦热、潮热盗汗、两颧红赤、消瘦、口燥咽干、尿少便干等。"阴虚则热"与"阳胜则热"不同，前者是虚热，以虚为主；后者是实热，以实为主。

阴偏衰，其病证可见于五脏六腑，如肺阴虚、脾阴虚、心阴虚等，但一般同样以肾阴亏虚为主。肾阴为诸阴之根本，"五脏之阴气，非此不能滋"，所以肾阴不足在阴偏衰的病机里占有极其重要的地位。

（三）阴阳互损

阴阳互损，是指阴或阳任何一方虚损的前提下，病变发展影响到另一方，形成阴阳两虚的病理状态。阴阳双方本来存在着互用的关系，即阴阳双方不断的资生、助长、促进另一方，但当一方虚损时，就会无力资生另一方，而导致另一方的虚损不足，最终导致阴阳两虚。正如唐代王冰注《素问·四气调神大论》说："阳气根于阴，阴气根于阳，无阴则阳无以生，无阳则阴无以化。"由于肾藏精气，内寓真阴真阳，为全身阳气阴液的根本，所以，无论阴虚或阳虚，多在损及肾脏阴阳或肾脏本身阴阳失调的情况下，才易发生阴阳互损的病理变化。其中，在阴虚的基础上，继而导致阳虚，称为阴损及阳；在阳虚的基础上，继而导致阴虚，称为阳损及阴。

1. 阴损及阳　阴损及阳，是指阴液损耗较重，累及阳气致化生不足或无所依附而耗散，从而形成以阴虚为主的阴阳两虚的病理变化。如肝阳上亢证，其病机主要是肝肾阴虚，水不涵木而致阴虚阳亢，但病情发展，亦可进一步损耗肾精，影响肾阳化生，继而出现畏寒肢冷、面色㿠白、脉象沉弱等阳虚症状，成为阴损及阳的阴阳两虚证。

2. 阳损及阴　阳损及阴，是指阳气虚损较重，累及阴液化生不足，从而形成以阳虚为主的阴阳两虚的病理变化。如肾阳虚引起的水肿，其病机主要为阳气不足，气化失司，津液停聚，泛滥肌肤，若肾阳进一步亏损，影响肾精的化生，使肾阴亦伤而出现形体消瘦、烦躁不安，甚则抽搐等阴虚症状，转化为阳损及阴的阴阳两虚证。

因此，由于阴或者阳其中一方的虚损不足，最终都可能导致阴阳两虚，只是主次矛盾不同。

（四）阴阳格拒

阴阳格拒是指阴或阳一方偏盛至极，壅遏于内，将另一方排斥格拒于外，迫使阴阳之间不相维系，从而出现真寒假热或真热假寒的复杂病变。阴阳格拒是阴阳失调中比较特殊的一类病机，包括阴盛格阳和阳盛格阴两种类型。

1. 阴盛格阳　阴盛格阳，是指阴寒之邪壅盛于内，逼迫阳气浮越于外，使阴阳之气不相维系，相互格拒的一种病理状态。阴寒内盛是疾病的本质，故常见四肢逆冷、面色苍白、小便清长等阴寒表现。但由于格阳于外，在临床上又出现面红如妆、烦热、口渴、脉大无根等假热之象，故称其为真寒假热证，是阴阳即将离决之危候。

2. 阳盛格阴　阳盛格阴，是指热邪内盛，深伏于里，阳气被遏，郁闭于内，不能外达体表而格阴于外的一种病理状态。阳热内盛是疾病的本质，故常见烦渴饮冷、面红气粗、舌红、脉数大有力等阳热表现。但由于格阴于外，在临床上又出现四肢厥冷、脉象沉伏等假寒之象，故称其为真热假寒证。

（五）阴阳亡失

阴阳亡失，包括亡阴和亡阳，是指机体阴或阳大量亡失，功能严重衰竭而出现生命垂危的病理状态。

1. 亡阳　亡阳，是指机体的阳气大量耗失，功能极度衰竭而引发的生命垂危的病理状态。

一般来说，亡阳多是由于邪气太盛，正不胜邪，阳气损耗太过；或素体阳虚，劳伤过度，耗气过多；或大汗、大吐、大下，气随津脱；或失血过多，气随血脱；或各种慢性消耗性疾病，使阳气亏损殆尽而出现亡阳。

亡阳，多见面色苍白、四肢厥冷、畏寒蜷卧、精神萎靡、冷汗淋漓、脉微欲绝等危重征象。

2. 亡阴　亡阴，是指机体的阴液大量耗失，功能极度衰竭而引发的生命垂危的病理状态。

一般来说,亡阴多是由于邪热内盛,大量煎熬津液或迫津外泄;或因久病,使阴逐渐消耗而发展为亡阴。

亡阴,多见大汗欲脱、热而黏手、烦躁不安、口渴欲饮、脉数疾等危重征象。

亡阴和亡阳虽然有所不同,但由于阴阳互根,亡阴必然引起亡阳,亡阳也会很快导致亡阴,最终"阴阳离决,精气乃绝"而死亡。

综上所述,阴阳失调的病机虽然涉及阴阳偏胜、阴阳偏衰、阴阳互损、阴阳格拒、阴阳亡失等诸多方面,但以阴阳偏胜和偏衰为最基本病机。阴阳互损、阴阳格拒及阴阳亡失都是在其基础上,进一步发展而成。

三、气血失常

气血失常,概括了气和血的亏损不足、生理功能异常,以及气血关系失调等病理变化。人体气血运行于全身,是脏腑、经络等一切组织器官进行生理活动的物质基础。如果气血失常,必然会影响机体的正常生理功能,导致疾病的发生。故《素问·调经论》说:"血气不和,百病乃变化而生。"同时,气血又是脏腑功能活动的产物。因此,脏腑发生病变,又会引起全身气血的病理变化。所以,气血失常的病机,同邪正盛衰、阴阳失调一样,是脏腑经络等各种病变机理的基础,也是分析研究各种临床疾病病机的基础。

(一) 气的失常

气的失常包括气虚和气机失调两个方面。

1. 气虚　气虚是指气不足,导致脏腑功能活动减退,抗病能力低下的病理状态。其形成的原因主要是由于先天禀赋不足;或后天失养;或肺脾肾的功能失调而致气的生成不足。亦可因久病劳损,耗气过多引起。

由于不同的气,功能各不相同,因而气虚的表现,涉及到全身的各个方面。如卫气虚不能温煦肌表,肌表不固而见怕冷、自汗、易于感冒;元气虚则激发推动作用减弱而致生长发育迟缓,生殖功能低下,机体所有生理功能衰退;肺气虚则呼吸功能减退而见咳嗽无力、气短而喘、动则尤甚;心气虚则血行无力,可见心悸、血行迟缓,甚至血瘀;脾气虚则运化无力,可见腹胀、便溏。总之,各脏腑之气虚,可导致相关脏腑的功能失调或减退,从而出现一系列脏腑虚弱征象。气虚以少气懒言、疲倦乏力、脉虚无力为主要特点。

2. 气机失调　气机失调,即气的升降出入运动失常,是由于致病因素的影响,导致气的运行不畅或升降出入运动失去其平衡协调的病理变化。

气的升降出入运动是生命活动的基本形式,人体脏腑经络、气血津液的功能活动及协调平衡,都是气的升降出入运动的具体体现。正是因为气的升降出入运动关系到人体的生命活动,所以升降出入运动失常,就会影响脏腑经络、气血津液等各方面的功能活动。

一般来说,气机失调可以概括为气滞、气逆、气陷、气闭、气脱等病理变化。

(1)气滞:是指气机郁滞,运行不畅的一种病理变化。主要由于情志抑郁,或痰、湿、食积、瘀血等阻滞,影响气的运行,形成局部或全身的气机不畅,甚至阻滞不通,从而导致某些脏腑、经络的功能障碍。气滞于某一局部,可出现胀满、疼痛,甚则导致瘀血、痰饮等病理产物的产生。由于肝主疏泄,调畅气机;肺主宣发肃降,主一身之气;脾升胃降,是气机升降的枢纽,所以临床以肝、肺、脾胃的气机郁滞多见。肝郁气滞,可见胁肋、少腹、两乳的胀满疼痛,情志抑郁,善太息;肺气壅滞,可见胸闷、喘咳;脾胃气滞,可见脘腹的胀满疼痛,在嗳气或矢气后可缓解。在各个部位的气滞病变中,闷、胀、痛是其共同的病理表现。

(2)气逆:是指气上升太过,或下降不及,以致气逆于上的一种病理变化。多由情志所伤;或因饮食不当;或因外邪侵犯;或因痰湿壅阻所致;亦有因虚而致气逆者,如肺气虚肃降无力或肾不纳气所致的肺气上逆。气逆病变以肺、胃、肝等脏腑最为多见。肺气上逆，可见咳嗽、气喘等症；胃气上逆，可见恶心、呕吐、嗳气、呃逆等症；肝气上逆，可见头胀头痛、面红目赤，甚则血随气逆而见咯血、吐血、昏厥等症。

（3）气陷：是以气虚无力升举为主要特征的一种病理变化，多由气虚进一步发展而致，与脾气虚损关系最为密切。如素体虚弱或久病耗伤，致脾气虚损，升举无力，清阳不升或中气下陷而形成气虚下陷的病证。清阳不升可表现为头晕、目眩、耳鸣、疲乏无力等症；中气下陷多表现为内脏下垂，如胃下垂、子宫脱垂、脱肛等。由于气陷多由气虚进一步发展而来，且多与脾密切相关，故常伴见面色无华、少气懒言、疲倦无力、脉虚等气虚之象，以及脘腹胀满重坠、便意频频等症。

（4）气闭：是指气的出入受阻，脏腑经络气机闭塞不通的一种病理变化。多因情志过极，或外邪、痰浊等阻滞气机出入所致。如心气内闭则谵语癫狂、神昏痉厥；膀胱气闭，则小便不通；大肠气闭，则大便不通。

（5）气脱：是指气不内守而外脱散失，导致机体功能突然衰竭的一种病理变化。多因久病、重病，正气极度虚损，以致气不内守而散失；或因大汗、大失血、频繁吐下等，致使气随津脱或气随血脱，临床表现为面色苍白、汗出不止、四肢厥冷、目闭口开、脉微欲绝等症。

（二）血的失常

血的失常，主要包括血的功能减退之血虚；运行不畅或停滞之血瘀；血溢脉外之出血三个方面。

1. 血虚　血虚，是指血液生成不足或耗损太过，血的濡养功能减退的一种病理变化。其形成的原因有：一是失血过多，如吐血、衄血、月经过多、外伤出血等使体内血液大量流失，而新血又不能及时生成和补充；二是血液化生不足，如脾胃虚弱，化生血液功能减退，或饮食营养不足及肾精亏损，使血液化生乏源；三是久病、寄生虫、思虑过度等暗耗阴血；四是瘀血阻络，新血不生。

由于全身各脏腑组织器官，都依赖血液的濡养，血液又是神志活动的物质基础。故血虚就会出现全身或局部失养，功能活动减退，精神衰惫等一派虚弱表现，如面色、唇色、爪甲淡白无华，形体消瘦，失眠多梦，头晕健忘等。此外，血为气之母，血虚则气少，故血虚病人常伴有气虚之证。

心主血、肝藏血，血虚病机多见于心、肝两脏，即心血虚和肝血虚。心血虚多见惊悸怔忡、健忘、失眠多梦、脉细涩或结代等症；肝血虚多见两目干涩、视力减退或夜盲、肢体麻木、关节屈伸不利、手足震颤，妇女常见月经量少、色淡，甚至闭经等症。

2. 血瘀　血瘀，是指血液运行迟缓，甚则阻滞不通的一种病理状态。多因气滞而使血行受阻；或因气虚而使血行迟缓；或因痰浊阻于脉络，阻碍血行；或因寒邪入血，血为寒凝；或因邪热煎熬，血液黏稠等。以上诸因均可影响血液正常的运行而导致其瘀滞不通。

血瘀病变，主要表现为血行不畅，既可发生于全身，亦可发生于局部。当瘀血阻滞在脏腑、经络等某一局部时，则使局部经脉不通，不通则痛，相应病变部位出现刺痛，部位固定不移，得寒温而不减，甚则形成肿块，称之为"癥积"。同时，可伴有面色黧黑、肌肤甲错、唇舌青紫、脉涩等征象。

3. 出血　出血，是指血液运行不循常道，溢出脉外的一种病理变化。血液离开脉道，又称离经之血，如果得不到及时的消散和吸收，就会成为瘀血，瘀血停留于机体，又会再次成为致病因素，导致机体发病。导致出血的常见原因有：热入血分，灼伤脉络，迫血妄行；气虚不能固摄血液；各种外伤，损伤脉络；瘀血阻滞脉道，脉络受损等。

出血的种类主要有咳血、吐血、衄血、尿血、便血、经血过多等。由于导致出血的原因不同，出血的表现亦各不相同。如火热迫血妄行，或外伤破损脉络者，其出血较急，且颜色鲜红，血量较多；气虚固摄无力的出血，其病程较长，且出血色淡，血量较少；瘀血阻络，脉络破损的出血，多是血色紫暗或夹有血块。

（三）气血关系失常

气和血之间有着密切的关系，气为血之帅，血为气之母，两者在生理上相互依存，相互为用，在病理上也可相互影响而致气血同病。如气虚则推动、气化无力，可致血液生化无源而形成血虚或血瘀；气虚统摄无权，可导致血液溢出脉外而形成出血；气机郁滞，亦导致血行障碍；气机逆乱，则血行逆乱而出现各种出血证。气血关系失常，主要表现为气滞血瘀、气虚血瘀、气不摄血、气随血脱、气血两虚等几个方面。

1. 气滞血瘀　气滞血瘀是指因气机郁滞，导致血液运行障碍，气滞与血瘀并存的一种病理变化。多由情志抑郁，气机阻滞而致血瘀。肝主疏泄而藏血，肝的疏泄功能对气机调畅起着关键的作用，因此气滞血瘀与肝失疏泄密切相关。临床上多见胸胁胀满、疼痛，瘕聚，癥积等病证。

2. 气虚血瘀　气虚血瘀是指气虚而致运血无力，血行瘀滞，气虚与血瘀并存的一种病理变化。气能行血，气虚则推动无力而致血瘀。轻者，气虚尚能推动血行，表现为血行迟缓，运行无力；重者，气虚无力推动血行，使机体某些部位失于血液濡养而致痿软不用，甚至痿废。此种病证，常先见气虚，后见血瘀。临床治疗时，亦重用补气药，并配以活血化瘀之品。

3. 气不摄血　气不摄血是指气虚无力，固摄血液功能减退，导致血不循经，溢出脉外的一种病理变化。气不摄血的病变多与脾气亏虚有关，脾气虚损，中气不足，气不摄血，临床表现为各种出血病证，如吐血、衄血、发斑、尿血、便血、崩漏等。同时还会伴有气虚之症，如面色无华、疲倦乏力、脉虚无力等。

4. 气随血脱　气随血脱是指在大量出血的同时，气也随着血液的流失而散脱，从而形成气血并脱的危重病理变化。血为气之载体，各种大失血皆可导致气随血脱，如外伤失血、呕血、便血、妇女崩漏、产后大失血等。症见精神萎靡或晕厥、冷汗淋漓、四肢逆冷、脉芤或微细。如能及时救治，则可转危为安，继而转为气血两虚的病理状态；如得不到及时救治，则病情可迅速恶化，出现亡阴亡阳之变，甚至死亡。

5. 气血两虚　气血两虚是指气虚与血虚同时存在的一种病理变化。多因久病消耗，渐致气血两伤；或因失血，气随血耗；或因气虚，血液生化减少，从而形成气血两虚。临床可出现面色淡白或萎黄、少气懒言、形体消瘦、疲乏无力、心悸失眠、肌肤干燥、肢体麻木等气血不足之症。

四、津液失常

津液对机体具有滋润和濡养的作用。津液的正常代谢，是维持体内津液生成、输布和排泄之间相对恒定的基本条件。这个过程，必须由多个脏腑功能活动的密切配合来完成，如脾的运化水液、肺的通调水道、肾的蒸腾气化、肝的调畅气机、三焦决渎、胃的受纳腐熟、大肠主津、小肠主液、膀胱的贮尿和排尿等。在这个过程当中，任何脏腑的功能异常，均可导致津液的生成、输布或排泄障碍，从而形成津液不足，或蓄积于体内，产生痰、饮、水、湿等病变。

（一）津液不足

津液不足是指津液的亏少，导致脏腑、组织、官窍失于濡润、滋养，从而产生一系列干燥枯涩的病理变化。多由外感燥热之邪，或五志化火消灼津液；或多汗、吐泻、多尿、失血、大面积的烧烫伤、过食辛燥之物及久病耗伤津液；或脏腑功能衰退，津液生成不足等所致。

由于津和液在性状、分布部位、生理功能等方面均有所不同，因而津和液不足的病机及临床表现，也存在一定差异。津较稀薄，流动性较大，主要分布于皮毛、肌肉、孔窍，并充养血脉，起滋润作用，易于耗散，也易于补充。如炎夏多汗，或高热而口渴引饮，或气候干燥而引起口、鼻、皮肤干燥等，均以伤津为主。若伤津严重，则可致气随津脱，出现面色苍白、四肢不温、脉微欲绝的危象。

液较稠厚，流动性较小，主要分布于脏腑、关节、脑髓、脊髓、骨髓等处，含有大量的精微物质，起濡养作用，一般不易耗损，然而一旦耗损又不易补充。如热性病后期，或久病耗阴，症见形瘦肉脱、毛发枯槁、手足震颤、舌光红无苔等，均以脱液为主。脱液不仅有水分的脱失，更有精微物质的流失，所以脱液多伴随着津伤，而伤津却未必脱液。

（二）水湿停聚

水湿停聚是指津液在体内输布排泄障碍，导致水湿内生，酿痰成饮的病理变化。多由脾失健运，运化水液功能减退，水湿内生；或肺失宣降，津液不得正常布散；或肾阳不足，气化失职，水液内停；或肝失疏泄，气机不畅，气滞津停及三焦水道运行不利所致。

由于水湿痰饮皆为有形之邪，一旦形成，不仅加重肺、脾、肾等脏腑的功能失调，而且会进一步影响气血的运行。如水饮停滞中焦，阻遏脾胃气机，可致清阳不升，浊阴不降，而见头晕困倦、胸闷脘痞、腹胀便溏、苔腻等症；水饮阻肺，肺气壅滞，宣降失职，可见胸满咳嗽、喘促不能平卧；水饮停于四肢，阻滞经脉气血，可见浮肿、四肢沉重胀痛等症。

（三）津液与气血关系失调

津液的生成、输布和排泄都有赖于脏腑的气化和气的升降出入运动，而气的运行也需要以津液作为载体。津液与血相互化生，即"津血同源"，津液可以渗入脉内，参与血液的生成；血液也可以渗出脉外，补充津液的不足。因此，津液与气血关系密切，津液一旦失常，必然会波及到气血，出现水停气阻、气随津脱、津枯血燥、津亏血瘀、血瘀水停等病理变化。

1. 水停气阻　是指津液代谢障碍，形成水湿痰饮而导致气机阻滞不通的病理状态。水湿痰饮皆为有形实邪，易于阻滞气机，出现气机郁滞。如饮停于肺，可致肺气壅滞，失于宣肃，而见胸闷喘咳、喘促不能平卧；饮停中焦，可致清阳不升，浊阴不降，而见头昏困倦、脘腹胀满；水饮凌心，可致心阳被遏，而见心悸、心痛；水饮停于四肢，可致气血流通受阻，故除浮肿外，还可见肢体困重、胀痛。

2. 气随津脱　是指津液大量流失，继而出现气的暴脱亡失的病理状态。津液运载一身之气，如大汗、大吐、大下等损耗津液，必会导致气随津液的耗伤而脱失。《金匮要略心典·痰饮咳嗽病脉证治》亦指出："吐下之余，定无完气。"常见于剧烈的汗吐下后突然出现面色苍白、脉微欲绝等症。

3. 津枯血燥　是指津液枯涸，导致血燥虚热内生或血燥生风的病理状态。津液是血液的重要组成部分，津枯可引发血燥，表现为鼻燥咽干、皮肤干燥、肌肉瘦削、心烦或者皮肤瘙痒、皮屑过多、舌红少津等症。

4. 津亏血瘀　是指津液不足导致血行不畅的病理状态。津液亏耗，则血量减少，血液循行涩滞不畅，从而引发血瘀之变。临床除津液不足，无力滋养的表现外，还可见瘀血之象。

5. 血瘀水停　是指因血液运行不畅而出现的水液停聚的病理状态。津液可渗入血脉，血脉瘀阻则津液环流不利；另外，血瘀必兼气滞，气滞而致水停。

五、内生"五邪"

内生"五邪"，是指在疾病的发展过程中，由于脏腑功能失调，气血津液代谢异常所产生的类似风、寒、湿、燥、火五种外邪致病特征的病理变化。由于病起于内，又与风、寒、湿、燥、火外邪所致病证的临床征象类似，所以分别称为"内风""内寒""内湿""内燥"和"内火"，统称为内生"五邪"。内生"五邪"不是致病邪气，而是脏腑阴阳失调，气血津液失常所形成的综合性病机变化。

（一）风气内动

风气内动，即"内风"，是指因体内阳气亢逆变动或筋脉失养而形成的具有眩晕、麻木、抽搐、震颤等以"动摇"为特征的一类病理状态。由于"内风"与肝的关系密切，故又称"肝风内动"或"肝风"。《素问·至真要大论》说："诸风掉眩，皆属于肝。"内风有虚实之分，常见实证有肝阳化风、热极生风等，常见虚证有阴虚动风、血虚生风等。

外风证是直接感受风邪所致；内风证是由于肝的功能失调，阳热亢盛，或体内阴血不足，阴不制阳所致。外风与内风关系密切，可互为因果。外风可引动内风，如感受风热，由表入里化火，高热伤津，筋脉失养，而见抽搐、惊厥等，此为热极生风。素有内风者也易感外风，如老年血虚生风者，常易患外风证。

（二）寒从中生

寒从中生，即"内寒"，是指机体阳气虚衰，温煦气化功能减退，阳不制阴，虚寒内生的病理状态。"内寒"由于阳气虚衰，温煦无力，故以畏寒、喜暖为基本特点。阳气虚衰，则无力温运水液，导致水液代谢障碍，形成痰、饮、水、湿等病理产物，表现为水肿、尿清、便溏、痰涎清稀等。阳气虚衰，不能温运血脉，致血脉收缩，血液运行受阻，甚至形成瘀血，表现为痛处固定，得温痛减，遇寒加重。"内寒"的病机主要与脾肾阳虚有关，脾肾阳气虚衰，则温煦失职，最易表现虚寒之象，而尤以肾阳虚衰为关键，故《素问·至真要大论》说："诸寒收引，皆属于肾。"

外寒为感受外界寒邪所致，临床特点以寒为主，多见恶寒症；内寒是由阳虚不能制阴，寒从内生所致，临床特点以虚为主，多见畏寒症。外寒与内寒虽有区别，但它们又是相互联系，互相影响的。阳虚之体，抗御外邪能力低下，容易感受外寒；而外来寒邪侵入机体，积久不散，必然会损伤人体的阳气，最终导致阳虚内寒。

（三）湿浊内生

湿浊内生，即"内湿"，是指由于脾失健运和输布津液的功能障碍，引起水湿停聚所形成的病理状态。"内湿"的临床表现为胸闷呕恶、脘腹痞满、食欲不振、口腻或口甜、头身困重、尿浊便溏、舌苔厚腻等。内生之湿多因脾虚所致，如《素问·至真要大论》所说："诸湿肿满，皆属于脾。"

外湿为感受外界湿邪所致；"内湿"是由脾失健运，水湿停聚所致。外感湿邪与内生湿浊在其形成方面虽然有所区别，但在发病过程中又常相互影响。伤于外湿，湿邪困脾，运化失职，则易形成湿浊内生；而脾阳虚损，水湿不化亦易招致外湿的侵袭。

（四）津伤化燥

津伤化燥，即"内燥"，是指体内津液不足，人体各组织器官和孔窍失于濡润而出现的一系列干燥枯涩的病理状态。多由热盛伤津，或大汗、大吐、大下，或亡血、失精等导致阴津亏少所致。"内燥"证的主要病变部位在肺、胃和大肠，临床常见肌肤干燥，甚至皲裂、口燥咽干、尿少便结等津亏之症。如以肺燥为主，还兼见干咳少痰无痰，或咳血；以胃燥为主，还可见食少，舌光红无苔；以肠燥为主，则见便秘等症。总之，"干"是内燥的病理特点，故《素问·阴阳应象大论》说："燥胜则干。"另外，津液不足则阴气化生无源而虚衰，阴虚则阳相对偏亢而致虚热内生，所以内燥可伴有虚热证的表现。

外燥与内燥，其临床表现均有干涩之象，但其病因病机不同。外燥是因感受外界燥邪引起，主要发生在秋季，病位在肺、皮肤、口鼻等处。内燥是因人体阴液亏虚，或汗、吐、下太过耗伤阴液所致，无明显的季节性，其病位主要在肺、胃、大肠等。

（五）火热内生

火热内生，即"内火"或"内热"，是指由于阳盛有余，或阴虚阳亢，或五志化火而产生的火热内扰、功能亢奋的病理状态。临床上有虚实之分，其中阳盛属实火，临床常见目赤口苦、烦躁不安、口舌糜烂、渴喜冷饮、咯吐黄痰或脓血、便秘尿赤等；阴虚者属虚火，多见全身虚热征象，如五心烦热、骨蒸盗汗、两颧潮红、舌红少苔等。

外火多由感受温热之邪或风寒暑湿燥五气化火所致；内火则为脏腑阴阳气血失调或五志化火所致。但外火与内火又互相影响，内生之火易招致外火，如平素阳盛或阴虚者，易感外热。外

基本病机
思维导图

火入侵,最易伤津耗液,导致阴虚生内火。此外,外火亦可引动内火,如热邪炽盛,常引动肝阳而化火生风。

第三节　疾 病 演 变

疾病始终处在不断变化之中,任何疾病都有其发生、发展和转归的过程。由于病人体质的差异,致病因素的不同,医护措施的得当与否,以及外部环境的不同,都能影响病程的演变,所以疾病的过程是复杂多变的。

疾病的演变形式主要是病位的传变和病性的转变。中医学在长期的实践过程中,逐步认识到疾病演变过程中的一些基本规律。如从病位的基本传变形式来看,不外乎表里之间、脏腑之间的传变;从疾病的性质变化来看,不外乎寒与热、虚与实的相互转化;从疾病的转归来看,不外乎痊愈、死亡、缠绵、后遗等结局。了解这些演变规律及其机制,有利于更进一步地揭示疾病的本质,更好地进行辨证论治。

一、病 位 传 变

病位,是指疾病所在的部位。人体是一个有机的整体,机体的表里之间、脏腑之间,均存在着紧密的联系。因此,某一部位的病变,在一定的条件下,可以向其他部位波及扩散,而导致其他部位发生病变,这就是病位的传变。

一般而言,外感病发于表,发展过程是自表入里,由浅而深的传变,所以,外感病的基本传变形式是表里之间的传变。内伤病起于内脏,发展过程是由有病脏腑波及影响其他脏腑,所以,内伤病的基本传变形式是脏腑之间的传变。但这也不是绝对的,如外感病也可传入脏腑,引起脏腑间的传变;内伤病也多有与形体、经络间的传变。

掌握病位的传变规律,可以及时地掌握疾病的发展趋势,从而进行有效地治疗,将疾病控制在初期阶段。常见的病位传变包括表里之间传变和脏腑之间传变两个方面。

(一)表里之间的传变

1. 表邪入里　是指外邪侵袭人体,首先侵犯肌表,而后内传入里,病及脏腑的病理传变过程。常见于外感疾病的初期或中期,是疾病由轻到重的表现。如外感风寒,初见恶寒、发热、无汗、脉浮紧等寒邪在表之症,若失治、误治,或正气虚弱,则表邪不解,而内传入里,可出现高热、喘咳、口渴、腹满便秘等症,从而由表寒证转化为里热证。再如温病先卫分,而后气分,再入营分,最后血分,均是病邪由表入里的传变过程。

2. 里病出表　是指病邪原在脏腑等较深的部位,而后由于正气驱邪外出,病邪由里透达于外的病理传变过程。如伤寒病,由三阴病变转化为三阳病变;温病内热炽盛,出现汗出热解,或斑疹透发于外等,均属于里病出表的病理过程。

表里传变的发展趋势,主要取决于邪正双方力量的对比。一般而言,表邪入里,多为邪气较盛,机体正气不足以抗邪;里病出表,则为机体正气得复,驱邪有力,有使邪气外出的趋势。表邪内传入里,表示病情加重,甚至趋向恶化;里邪出表,说明邪有出路,病情减轻,趋向好转。

(二)脏腑之间的传变

人体各脏腑之间在生理上是密切相关的,在病理上更是相互影响的。某一脏腑的病理变化,常常直接或间接地影响到其他脏腑,发生相应的病理变化,这就是脏腑之间的传变。内伤疾病的传变,主要是在脏腑之间,包括脏与脏、脏与腑、腑与腑之间传变三种情况。

1. 脏与脏的传变　指病位传变发生在五脏之间。五脏之间存在着紧密的联系,具体的关系表现在：五行之间生克乘侮的关系；气血的生化、贮藏、运行，津液的代谢，气机的升降出入运动方面的联系；经络的联系等。五脏之间通过这样一些关系，在生理上紧密相连，在病理上相互传变。

如心与肺、心与肝、心与脾、心与肾之间，其病变都可以相互影响，但由于两脏生理联系的不同，其产生的病变也各有特点。在心与肺之间，主要是心血与肺气病变的相互影响，如心运血功能失常，可以导致肺气郁滞，宣降失司，而见咳喘不能平卧；肺病日久，呼吸功能异常，气病及血，可致心血瘀阻，出现心悸、胸闷、口唇爪甲青紫等症。在心与肝之间，主要是心主血与肝藏血、心主神志与肝调畅情志病变的相互影响。心与脾之间，主要是心主血与脾生血、脾统血病变的相互影响。心与肾之间，主要是心肾阴阳不交与精血亏损病变的相互影响。

2. 脏与腑的传变　是指病位传变发生在脏与腑之间，或脏病及腑，或腑病及脏。其传变形式主要是在具有表里关系的脏腑之间相传。这是由于心与小肠、肺与大肠、脾和胃、肝和胆、肾和膀胱等具有表里关系的脏腑由经脉直接属络。如肺失宣降，可致大肠腑气不通而发生便秘；大肠传导失职，积滞不通，影响肺气的肃降，而出现气逆喘咳。脾运化失职，影响胃的和降，而出现纳少腹胀、恶心呕吐；食滞于胃，导致脾失健运，出现腹满、泄泻等，均为脏腑表里相传的疾病传变。非表里相合关系的脏腑之间亦可发生传变，如肝气横逆犯胃、脾虚大肠失约等。

3. 腑与腑的传变　是指病位传变发生在六腑之间。这种病位之间的传变，主要与六腑的结构和功能联系有关。如胃、小肠、大肠、胆等之间，在结构上是相连的，又共同参与饮食物的受纳、消化、传导和排泄，所以若一腑发生病变，势必影响到其他的腑。如胃病腐熟功能失职，常易影响小肠的化物和泌别清浊的功能；大肠传导功能失常，腑气不通，常致胃气不降，甚至上逆；胆汁排泄受阻，可影响胃的腐熟与小肠泌别清浊的功能。

以上所述，是内伤病相互传变的一般规律。传变与否，与机体的正气和脏腑的功能状态有关。脏腑正气虚弱，则易受邪而发生传变；脏腑正气充实，则不易受邪也不易发生传变。此外，病邪的强弱，病证的性质，以及治疗是否及时，护理是否得当，都是影响脏腑传变的因素。

二、病 性 转 化

病性，指病变的主要性质。一切疾病及其各个阶段的证候，就性质而言，主要有寒、热、虚、实四种。这四种病证性质，是由邪正盛衰和阴阳失调等基本病机所决定的。

疾病在发展过程中，可以出现两种情况：一是病证始终保持发病时原有的性质，只是发生程度的改变；二是改变了发病时原有的性质，转化为相反的性质。病性转化包括虚实转化和寒热转化。

（一）虚实转化

病证的虚实，取决于邪正的盛衰。在疾病发展过程中，邪正双方的力量对比经常发生变化，当邪正双方力量的消长变化达到主要与次要矛盾方面互易其位的程度时，则病变的虚实性质，就会发生根本的转变，或由实而转虚，或因虚而致实。

1. 由实转虚　是指本为实性病变，由于病情发展至后期，或因失治、误治等因素，使病程迁延，虽邪气已去，但正气耗伤，因而逐渐转化为虚性病变。如热病日久伤阴，就会出现阴虚病证。这是疾病持续一段时间后，经常会出现的病理传变趋势。

2. 因虚致实　是指本为虚性变化，由于脏腑功能减退，气血阴阳亏虚，而产生气滞、痰饮、内湿、瘀血、食积等病理变化或病理性产物，或因正虚抗邪无力而复感外邪，形成虚实并存、以实为主的病理变化，如脾虚生痰蕴湿，肾虚水湿泛滥等。因虚致实并不意味着正气来复，多提示病证性质由原来的单纯正虚，又增加了邪实病机，是病情更为复杂、更为严重的表现。

综上所述，无论是外感病证还是内伤病证，其虚实证候的转化多为日久迁延，逐渐发生，在虚实转化的过程中，更多的情况是虚实错杂证。另外，由实转虚和因虚致实，两者常相互转化，互为因果。正气渐衰，邪气日盛形成恶性循环，是很多慢性病迁延发展，直至危重的主要原因。

（二）寒热转化

寒与热是阴阳失调所导致的两种性质相反的病理反应。疾病的寒热性质，既可由寒热邪气引起阴阳偏胜所导致，也可因机体的阴虚或阳虚而变生，即所谓"阳胜则热，阴胜则寒""阳虚则寒，阴虚则热"。在疾病发展过程中，阴阳是不断消长变化的，随着阴阳的消长变化，病证的性质就可以发生转化，或由寒化热，或由热转寒。

1. 由寒化热　指病证的性质本来属寒，继而又转化为热性病变的病理过程。如风寒表证，疾病初起恶寒重、发热轻、无汗、脉浮紧，若在表之邪不解，可入里化热，成为里热证，而见壮热、不恶寒、反恶热、汗出、脉洪大等症。再如寒邪犯肺，初期咳痰清稀，日久化热，可见咳痰黄稠、气喘息促等症，说明病性已经变化。

2. 由热转寒　指病证的性质本来属热，继而又转化为寒性病变的病理过程。如外感热病，高热不退，而出现大汗淋漓、体温骤降、面色苍白、四肢厥冷、脉微欲绝等症，此是由实热证转变为亡阳虚脱的危证，为急性转化过程。再如便血病人，初起便血鲜红、肛门灼热、口干舌燥、大便干结不爽，若经久不愈，血去正伤，阳气亏虚，可见血色暗淡或紫暗、脘腹隐痛、喜温喜按、畏寒肢冷、大便稀薄、脉沉迟无力等症，则表明其病变性质已由实热转变为虚寒，此为慢性转化过程。

病性的寒热能否发生转化，与病人的体质、邪气侵犯部位及治疗得当与否有关。一般而言，阳盛阴虚体质易热化，阴盛阳虚体质易寒化；受邪脏腑属阳者，多从阳化热，受邪脏腑属阴者，多从阴化寒；误治伤阳则从寒化，误治伤阴多从热化。此外，病性的寒热是否转化与感邪的轻重亦有一定的关系。

三、疾 病 转 归

疾病转归，是指疾病发展的最后结局。疾病的结局如何，主要决定于邪正盛衰的状态。在疾病过程中，正气与邪气不断进行着斗争，产生邪正盛衰的病理变化。这种病理变化，不仅关系到病证的虚实性质，而且直接影响到疾病的转归。在一般情况下，正胜邪退，则疾病趋向好转而痊愈；邪胜正衰，则疾病趋向恶化甚至死亡。

（一）痊愈

痊愈，是指疾病的病理状态完全消失，病人各项功能恢复如初的状况。

痊愈是在邪正斗争及其盛衰变化过程中，正胜邪退，疾病逐渐好转而出现的一种最佳结局，是疾病最常见的一种转归。疾病获得痊愈，除依靠机体正气的抗病祛邪、康复自愈能力之外，及时、正确、积极地治疗也是十分重要的。

在疾病痊愈过程中，邪气逐渐衰退，对机体的损害停止，而正气来复，受损耗的气血阴阳逐渐得到补充，受损伤的机体得到修复。此时，病人的症状、体征全部消失，脏腑经络等组织器官的功能恢复正常，社会行为包括劳动能力也逐步得到恢复，疾病即告痊愈。

（二）缠绵

缠绵，即久病迁延不愈，重者可达数载，甚至终生不愈。缠绵的基本病机是正虚邪恋。由于在正邪斗争过程中，正气虽未至耗尽，但已因邪气的损伤而削弱，而邪气也由于正气的抗争而趋于衰微。因此，正邪双方势均力敌，处于一种相对平稳状态，正气不能完全驱邪外出，邪气也不能深入传变，其症状表现虽不是很剧烈，但疾病却持久不愈。

缠绵作为疾病的一种结局，其病理表现具有相对稳定性，但同时又具有演变可能的不稳定性，可因治疗或调养不当，而使病情加重或恶化。所以，应积极进行治疗和调养，增强病人的抗病能力，促进疾病向痊愈方向发展。

（三）后遗

后遗，又称后遗症，是指疾病的病理过程基本结束，而疾病所造成的组织器官的损伤或功能障碍，残留而不可自复。如中风后遗的半身不遂、语言謇涩；小儿麻痹症后遗的肢体瘫痪等，虽经治疗，也终难康复。因此，后遗也被视作疾病的一种结局。

此外，还有一种伤残，主要是指外伤所致的人体某种组织结构难以恢复的损伤或残缺。如枪弹、金刃、跌仆、虫兽伤给形体、脏腑造成的变形、缺失等，都属于伤残范围。

（四）死亡

死亡，是机体生命活动和新陈代谢的终止。多数是因各种疾病而造成的病理性死亡，部分死亡是因意外事故所造成。

死亡的过程大致经历三个阶段：

1. 临终期 又称濒死状态。此期体内各脏腑功能发生严重障碍或衰竭，阴阳出现离决之势，临床表现为意识模糊或消失、呼吸微弱、反应迟钝、循衣摸床、郑声谵语、脉微欲绝等。

2. 临床死亡期 又称可逆性死亡阶段。此期体内的阴阳已经离决，精气已经衰竭，心跳、呼吸、脉搏已经停止，只是脑及部分脏腑组织残存着极其微弱的功能活动。此时若能及时有效地进行抢救治疗，可使部分病人重获生机。

3. 生物学死亡期 又称不可逆死亡阶段。此时病人的脑及脏腑功能已丝毫无存，阴阳之气彻底离决，机体生理功能永久终止，不可再复。临床表现为目睛混浊，神志、呼吸、心跳、体温、脉搏全无，躯体僵冷，或见尸斑等。

（李续博）

疾病演变
思维导图

? 复习思考题

1. 常见的发病类型有哪些？导致复发的因素有哪些？

2. 何谓虚实病机？其病理表现如何？

3. 气机失常的主要病理表现有哪些？

4. 常见的血和津液失常有哪些？

5. 何谓内生"五邪"？内风、内寒、内湿、内燥、内火的发生机理是什么？其与外风、外寒、外湿、外燥、外火有何联系与区别？

扫一扫，测一测

第八章　养生、防治及康复原则

　　掌握扶正祛邪、治病求本、正治反治、调整阴阳、调理气血、调理脏腑、三因制宜等治疗原则；熟悉未病先防及既病防变等中医治未病思想及养生原则；了解康复的意义和基本原则。

　　养生保健、预防和诊疗疾病、促进机体康复，是中医学的主要任务。养生主要是研究人类的生命发展规律和各种保养身体的原则及方法。预防是采取各种防护措施和手段，避免疾病的发生与发展。治则是指在中医基本理论指导下制定的对临床处方、用药等具有普遍指导意义的治疗原则。康复是指在促进伤残、病残、慢性病、老年病、急性病缓解期等疾病恢复过程中的理论、原则及方法。中医学在长期的医疗实践中，形成了一套比较完整的养生、预防、治疗和康复理论，其基本原则，在促进健康及疾病的防治中具有重要的指导意义。

第一节　养生原则

　　养生，又称摄生、道生、保生等，即保养生命之意。养生就是采取各种方法和手段保养身体，增强体质，从而达到预防疾病，促进健康及延缓衰老等目的。

一、养生的意义

　　中医养生以整体观念为指导，旨在运用正确科学的养生知识和方法调摄机体，提高身体素质，增强防病抗邪能力，从而达到延年益寿的目的。

（一）增强体质

　　增强体质是养生非常重要的目的之一。体质的形成源于先天和后天两方面的因素，先天因素取决于父母之禀赋，后天因素则包括饮食营养、生活起居、精神情志、劳动锻炼等多个方面。体质虽然具有相对稳定的特性，一旦形成不易在短时间内发生改变，但也不是绝对一成不变的，可以通过养生调摄的方法进行改善。故先天禀赋薄弱之人，若后天调摄得当，如加强身体锻炼、饮食适宜、调畅情志等，可使体质由弱变强，以弥补先天之不足而获得长寿。如《景岳全书》所说："人之自生至老，凡先天之有不足者，但得后天培养之力，则补天之功，亦可居其强半。"

（二）预防疾病

　　疾病可以损伤人体的脏腑功能，耗散体内的精气，甚至可以加速衰老，缩短人的寿命。疾病的发生主要是因为人体正气不足，邪气又乘虚而入，从而破坏了体内的相对平衡状态。通过养生调摄，一方面可以通过保养正气，提高机体抵御病邪的能力，另一方面避免邪气的侵袭，预防疾病的发生，正如《素问·上古天真论》所说："虚邪贼风，避之有时，恬惔虚无，真气从之，精神内守，病安从来。"

（三）延缓衰老

人类具有相对固定的寿命期限，有着生、长、壮、老、已的生命过程，自然衰老是不可抗拒的发生发展规律。早在《黄帝内经》中就有人的"天年"可达百岁的阐述，如《素问·上古天真论》所言"上古之人，春秋皆度百岁"。但在现实生活中，人的平均寿命仅有六七十岁，离自然寿限相差甚远。这种早衰现象，除了先天禀赋差异之外，还与社会因素、自然环境、精神刺激等对人体的不良影响有着密切关系。纵观古今百岁老人长寿秘诀，关键就在于掌握了养生之道。因此，在日常生活中能够坚持自我养生保健，就可延缓衰老进程，尽享天年。

二、养生的基本原则

中医养生有着丰富的理论和实践基础，方法颇多，但其基本原则，可归纳为以下几个方面。

（一）顺应自然

天人相应，是中医整体观念的集中体现。自然界是人类生命的源泉，人以天地之气生，四时之法成。人类在长期进化的过程中，生理上形成了与天地自然变化几乎同步的节律，以适应外界变化，通过自我调摄机制以维系着各种生理活动，使其节律稳定而有序。顺应自然，就是要求人的生命活动遵循自然客观规律，主动地采取各种养生措施，以适应外界的变化，达到避邪防病、保健延年的目的。若有违自然，不循规律，肆意妄为，各种生理活动的节律紊乱无序，全身功能处于失调状态，适应外界变化和抵御外邪的能力减弱，则易患疾病。所以顺应自然是中医养生学的重要原则。中医倡导起居有常、动静和宜，衣着适当，调配饮食，以适应四时气候、昼夜晨昏、地区方域等外界环境的变化。如《素问·四气调神大论》提出的"春夏养阳，秋冬养阴"的摄养方法，就是顺应四时阴阳消长规律进行养生，从而使人体生理活动与自然界变化的周期同步，保持机体内外环境的协调统一。这种根据四时气候变化而保健调摄的方法，就是天人相应、顺应自然养生原则的具体体现。

 知识链接

四时养生之法

春三月，此谓发陈。天地俱生，万物以荣；夜卧早起，广步于庭，被发缓形，以使志生；生而勿杀，予而勿夺，赏而勿罚。此春气之应，养生之道也。逆之则伤肝，夏为寒变，奉长者少。

夏三月，此谓蕃秀。天地气交，万物华实；夜卧早起，无厌于日；使志无怒，使华英成秀，使气得泄，若所爱在外。此夏气之应，养长之道也。逆之则伤心，秋为痎疟，奉收者少，冬至重病。

秋三月，此谓容平。天气以急，地气以明；早卧早起，与鸡俱兴，使志安宁，以缓秋刑；收敛神气，使秋气平；无外其志，使肺气清。此秋气之应，养收之道也。逆之则伤肺，冬为飧泄，奉藏者少。

冬三月，此谓闭藏。水冰地坼，无扰乎阳；早卧晚起，必待日光；使志若伏若匿，若有私意，若已有得；去寒就温，无泄皮肤，使气亟夺。此冬气之应，养藏之道也。逆之则伤肾，春为痿厥，奉生者少。（《素问·四气调神大论》）

（二）形神共养

形，即人体的脏腑身形；神，主要指人的精神活动。形与神是对立统一的，两者之间相互依存，相互影响。中医养生学非常重视形体和精神的整体调摄，提倡形神共养。所谓形神共养，即不仅要注意形体的保养，还要重视精神的调摄，使得形体健壮，精神健旺。只有做到形神共养，才能保持生命的健康和长寿。其中，养神又为首务，神明则形安。中医养生学主张静以养神，动以养形。静以养神，就是通过清静养神、修性怡神等方法，以保持神气的宁静和"恬惔虚无"的精神境界，即摒除一切有害的情绪波动，保持乐观安静、心平气和的精神状态，正如《备急千金要方》所说："善养性者，则治未病之病，是其义也。"动以养形是指通过形体锻炼、劳动、散步、导引、按摩等，以运动形体，疏通经络，促进气血流畅。如此动静结合，适度而持久，就能起到形神共养、延年益寿的作用。

（三）调养脾胃

脾主运化，胃主受纳，脾胃为后天之本，气血生化之源，故脾胃强弱是决定人体健康和寿夭的重要因素。明代医学家张介宾认为："土气为万物之源，胃气为养生之主。胃强则强，胃弱则衰，有胃则生，无胃则死，是以养生家当以脾胃为先。"脾胃功能健旺，水谷精微化源充足，则精气充足，脏腑功能强盛，体健神旺。因此，中医养生十分重视调养脾胃。调养脾胃的方法很多，如饮食调节、药物调节、精神调节、针灸按摩等，其中调养脾胃的关键是饮食调节，只有做到寒热适中，饥饱有度，营养全面，清洁卫生，才能保证脾胃功能的正常，保证人体所需营养物质来源充足。此外，还可以通过药物调节、精神调节、针灸按摩等方法来健运脾胃，调养后天，以达到延年益寿的目的。

（四）保精护肾

精是构成人体和促进人体生长发育的基本物质。精、气、神乃人身"三宝"，精化气，气生神，神御形，精是气、形、神的基础，为健康长寿的根本，也是养生保健的关键。先天之精与后天之精贮藏于肾，形成肾中精气，是人体生长发育和生殖功能的本源物质。因此，保精重在保养肾精。保护肾精的关键在于节欲，做到房事有节，不妄作劳。有节制的性生活，是男女生理所需，有利于心身健康，但恣情纵欲，施泄太过，则可致精液枯竭，真气耗散而未老先衰。保精护肾的方法除节制房事外，尚有运动保健、食疗补肾、按摩益肾、导引固肾、药物调养等。

总之，肾为先天之本，脾为后天之本，两者相互依存，相互促进，密切联系。调补脾肾是培补正气的主要方法，也是养生延年的重要措施。

第二节　预防原则

一、预防的意义

预防，是指采取一定的措施来防止疾病的发生与发展。21世纪人类健康发展的关键在于预防保健，以整体辨证观为核心的独特的中医理论体系，因其在预防保健领域有着极为丰富的理论、方法及实践经验，受到世界广泛关注。

《素问·四气调神大论》说："是故圣人不治已病治未病，不治已乱治未乱，此之谓也。夫病已成而后药之，乱已成而后治之，譬犹渴而穿井，斗而铸锥，不亦晚乎！"《黄帝内经》中的"治未病"预防思想，为后世预防医学的发展奠定了基础，作出了极大的贡献。

二、预防的基本原则

预防的具体原则主要包括未病先防和既病防变两个方面。

（一）未病先防

未病先防，就是在疾病未发生之前，采取各种措施以防止疾病的发生。中医学认为，正气不足是疾病发生的内在因素，而邪气侵入是导致疾病发生的重要条件，因此，要防止疾病的发生，在内应提高正气,增强机体抗病能力,在外则要避免病邪的侵入。

1. 提高正气,增强抗邪能力

正气的强弱,主要取决于体质的强弱。一般来讲,体质壮实者,正气充盛;体质虚弱者,正气不足。因此,增强体质是提高正气抗邪能力的关键。增强体质要注意调摄精神、调理饮食起居、锻炼身体等方面。

(1)重视调摄精神:中医学认为人的精神情志活动与机体的生理、病理变化密切相关。突然、强烈或反复持久的精神刺激,可使人体气机逆乱、气血阴阳失调而发病。情志刺激还可导致机体正气不足,招受外邪致病。因此,保持愉快舒畅的良好心情,减少不良的精神刺激和过度的情绪波动,使机体气机调畅,气血和平,正气充沛,抗邪有力,从而防止疾病的发生。

(2)注意饮食起居:生活要保持一定的规律,做到饮食有节,起居有常,劳逸有度,这是预防疾病发生的有效措施。在饮食方面要注意饥饱适度,五味调和,卫生清洁;不可饥饱无常,暴饮暴食,偏饮偏食,以免损伤脾胃。在起居方面要顺应四时气候变化来安排作息时间,培养有规律的起居习惯,提高适应自然环境变化的能力,以防止疾病的发生。

(3)加强身体锻炼:"流水不腐,户枢不蠹",经常锻炼身体,可以增强体质,提高人体的抗病能力。早在春秋战国时期,就已应用"导引术"和"吐纳术"来防治疾病。汉代医家华佗编创了一套模仿虎、鹿、熊、猿、鸟五种动物动作的"五禽戏"来锻炼身体,促进气血通畅,以增强体质,预防疾病。随后发展起来的"太极拳""易筋经""八段锦"等多种传统功法,不仅能增强体质,预防疾病,而且还有一定的治疗作用。

(4)人工预防免疫:人工免疫,是增强人体正气,提高免疫能力,预防传染病的重要手段。早在11世纪,古人就应用人痘接种法预防天花,并在17世纪流传到俄罗斯、日本、朝鲜及欧美诸国,成为全世界人工免疫学的先驱。今天,人工免疫技术已有了飞越的发展,如接种疫苗、菌苗、类毒素等,使人体产生主动免疫,提高了机体抗病邪能力,从而达到预防疾病的目的。

2. 避其邪气,防止病邪侵害

(1)避其邪气:病邪是导致疾病发生的重要外因。因此未病先防除了要增强体质,提高正气的抗病能力外,必须注意防止邪气侵害。包括讲究卫生,保护环境、水源、食物等不被污染,适应气候变化而及时调节冷暖,做到"虚邪贼风,避之有时","避其毒气"等,这些都是防止邪气侵害的有效方法。在日常生活和劳动中,还要防范外伤、虫兽伤及有毒药物的伤害等。

(2)药物预防:早在《黄帝内经》中就有药物预防传染病的记载,如《素问·刺法论》说:"小金丹……服十粒,无疫干也。"目前在临床上也常用中草药来预防传染性疾病,如用板蓝根、大青叶、贯众等预防流行性感冒、流行性脑脊髓膜炎等,用茵陈、栀子等预防肝炎等,用大蒜、马齿苋等预防细菌性痢疾等。也可以用药物来杀灭或祛除病邪,如燃烧烟熏法、药囊佩戴法、浴敷涂擦法等,都是简便易行、行之有效的方法。

思政元素

橘 井 泉 香

相传西汉文帝时,湖南郴州人苏耽,医术高明、助人为乐,喜好养生之术,为人治病常不取酬,时人尊称"苏仙翁"。有一年,苏耽有事外出,需三年方回。临行前,他对母亲说:"明年天下将流行瘟疫,院中井水和橘叶可愈。若病见恶寒发热,胸膈痞满者,予井水一升,橘叶一片,煎汤饮之,立可痊愈。"第二年,果如苏耽所言,天下瘟疫大行,饮井水橘叶者,顷刻即愈。闻者远至千里,求井水橘叶者,络绎不绝,饮者皆愈。苏耽赠药治病,助人为乐的美德被人们广为传颂,医者以为楷模。后人常以"橘井泉香"赞美医家医术精湛,医德高尚;医者常书"橘井泉香",匾以明志。

（二）既病防变

既病防变是指当疾病已经发生时，应早期诊断，早期治疗，防止疾病的发展及传变。

1. 早期诊治　疾病一旦发生，其变化可能是迅速而复杂的。在疾病的萌芽和初期阶段，一般病位较浅，病情较轻，正气被病邪损伤的程度亦较轻，而其抗御邪气及康复能力相对较强。如能抓住时机及时诊断与治疗，把疾病消灭在萌芽和初期阶段，则有利于机体早日康复。反之，若不能抓住时机及时诊断和治疗，待到病邪深入脏腑，则机体正气的损害程度加重，不仅增加了治疗的难度，也减缓了机体恢复的进程，甚至可能造成不可逆转的严重后果。因此必须抓住时机，早期诊断，早期治疗，将疾病消灭在萌芽状态或初期阶段。

2. 防止传变　任何疾病的传变和发展，都有相对固定的规律。外感病多为六经传变、卫气营血传变或三焦传变；而内伤杂病多按照五行生克乘侮规律及经络循行传变。因此，根据疾病的传变规律进行预防性治疗，可以防止病位的扩散及病情的恶化。如《金匮要略》所述："见肝之病，知肝传脾，当先实脾。"叶天士也提出"务必先安未受邪之地"。

预防的基本原则
思维导图

第三节　治疗原则

一、治则的概念

（一）治则的含义

治则，也称治疗原则，是治疗疾病必须遵循的基本法则。它是在中医学整体观念和辨证论治理论指导下制定的治疗方法的总则，对临床治疗、处方、用药等，具有普遍指导意义。

（二）治则与治法的关系

治疗原则与治疗方法同属于中医学的治疗思想，两者之间既有联系又有区别。治则是从整体上把握治疗疾病的规律，以四诊收集的客观资料为依据，对疾病进行全面的分析与比较、综合与判断，从而针对不同的病情制定出不同的治疗原则。如虚证用补法扶正，实证用泻法祛邪，扶正和祛邪就是治疗疾病的原则。治法则是医生对疾病进行辨证之后，根据辨证结果，在治则的指导下，针对具体的病证拟定的直接而有针对性的治疗方法，是治则的具体体现。如在扶正的治则之下，有益气、补血、滋阴、温阳等不同的治法；在祛邪的治则之下，有发汗、泻下、清热、祛痰等不同的治法。

二、基本治则

（一）扶正与祛邪

疾病发生发展的过程，是正气与邪气双方相互斗争的过程。邪正之间的盛衰，决定疾病的虚实变化，表现为"邪气盛则实，精气夺则虚"。邪正胜负，又决定着疾病的进退，邪胜于正则病进，正胜于邪则病退。因此治疗疾病时要根据具体情况扶助正气或祛除邪气，改变正邪双方力量的对比，使疾病向痊愈方向转化。扶正祛邪是指导临床治疗的一个重要法则。

1. 扶正　扶正就是扶助机体正气，增强体质，提高抗病能力的一种治疗原则，主要适用于以正虚为主要矛盾的病证。扶正的方法很多，临床可根据具体病证选用，如气虚者益气，血虚者补血，阴虚者滋阴，阳虚者温阳等。

2. 祛邪　祛邪即祛除邪气，排除或削弱病邪侵袭和损害的一种治疗原则，主要适用于邪气盛而正气未衰、以邪实为主要矛盾的病证。临床可根据具体病证，选用发汗、攻下、清热、散寒、消导、祛湿、涌吐、化瘀等法。

3. 扶正与祛邪兼用　在疾病发生发展的过程中，经常会出现正气虚损而邪气亦实的虚实夹杂证，这时单独运用扶正或祛邪就无法满足病情的需要，必须同时运用扶正与祛邪的治则，既扶助机体的正气，又能祛除邪气。

在具体运用时要根据虚实的主次、缓急决定扶正祛邪的运用主次及先后。如以正虚为主者，应以扶正为主兼顾祛邪；以邪实为主者，则以祛邪为主兼以扶正。而对于以正虚为主，机体又不能耐受攻伐，同时祛邪恐更伤正气者，应当先扶正以救急，待正气能耐受攻伐时再祛邪；对于邪气盛实，正虚不甚尚可耐受攻伐，同时扶正反会助邪者，则应先攻后补，速祛邪气后再行补虚。总之，临床应根据具体情况，遵循"扶正不留邪，祛邪不伤正"的原则，灵活地运用扶正与祛邪。

（二）治标与治本

本，指本质；标，指现象。标本，中医学用以说明病变过程中各种矛盾的主次关系。标与本，是一个相对的概念，在不同情况下，标与本的具体所指也不相同。如从正气与邪气来说，正气为本，邪气为标；从病因与症状来说，病因为本，症状为标；从先病与后病来说，先病为本，后病为标；从新病与旧病来说，旧病为本，新病为标；从病变部位来说，脏腑为本，肌表为标。一般情况下，"本"代表疾病过程中占重要地位和起主要作用的方面；"标"代表疾病过程中居次要地位和起次要作用的方面。但这种标本主次关系并不是固定的，在特殊的情况下"标"也可能转化为主要的方面。因此，在治疗上就应该分清先后缓急，有的当先治其标，有的当先治其本，有的又以标本兼治为宜。

1. 急则治标　急则治其标，是在标病甚急，若不先治其标，就会危及病人生命或影响对本病的治疗时所采取的一种治疗法则。如肺痨病人突然出现大咯血，此时应先行止血以治标，待血止后，病情缓和，再治本病。再如慢性腹泻病人因感冒而发热时，也应先治外感发热之标病，后治慢性腹泻之本病。急则治其标，属于一种应急性治则，治标之后，仍要从本治疗。

2. 缓则治本　缓则治其本，是与急则治其标相对而言，指在病情缓和，无危急病症的情况下，抓住疾病的本质进行治疗的原则。常常在本病得治之后，标病也会随之消失。例如脾虚泄泻，脾虚为本，泄泻为标，不能采用单纯的收敛止泻法治标，而应用健脾益气法治本，使脾气健运后，泄泻自然可止。又如肺痨病人的咳嗽低热多因肺肾阴虚所致，若单用止咳退热法治标就效果甚微，而应用滋阴法治本才能从根本上解决问题。

3. 标本兼治　标本兼治，是指在标病与本病并重或均不太危急时所采用的一种治疗原则。如素体气虚或血虚之人，复感外邪而患感冒，外邪虽不重，但因正虚而使外邪不易祛除，此时当采用益气解表或养血解表的治法，益气、养血为治本，解表祛邪为治标，使正胜邪退而病愈。

（三）正治与反治

正治与反治，是指所用药物性质的寒热、补泻功效与疾病的本质、现象之间的从逆关系而言，即《素问·至真要大论》所谓的"逆者正治，从者反治"。一般情况下，疾病发生发展过程中的现象和本质是一致的。但疾病的变化是错综复杂的，有时也会出现疾病的表象与疾病的本质完全相反的现象，如真热假寒、真寒假热、真实假虚、真虚假实等。因此针对疾病的表象（包括假象）而言，就有正治和反治的区别。

1. 正治　正治，是逆其证候性质而治的一种常用治疗原则，又称"逆治"，即采用与证候性质相反的方药进行治疗。适用于疾病的现象与本质相一致的病证。常用的正治法有以下四种。

（1）寒者热之：指寒性病证表现为寒象，用温热性质的方药治疗。如表寒证用辛温解表的方药，里寒证用辛热温里的方药等。

（2）热者寒之：指热性病证表现为热象，用寒凉性质的方药治疗。如表热证用辛凉解表的方药，里热证用苦寒清里的方药等。

（3）虚则补之：指虚损病证表现为虚候，用补益扶正的方药治疗。如阳气虚弱用扶阳益气的方药，阴血不足用滋阴养血的方药等。

（4）实则泻之：指邪实病证表现为实象，用攻邪泻实的方药治疗。如食滞病证用消食导滞的方药，瘀血病证用活血逐瘀的方药等。

2. 反治　反治，是顺从疾病假象而治的一种治疗法则，又称"从治"。所采用的方药性质，与疾病表现出的假象性质相同。适用于疾病的表象与本质不一致甚至相反的病证。常见的反治法有以下四种。

（1）寒因寒用：指用寒性药物治疗出现假寒症状的病证。适用于真热假寒证。如外感热病，里热极盛，阳气郁闭于内，格阴于外，热深厥深，而出现四肢厥冷的假象时，顺从其外在的假象而用寒性药物治疗。从表面看是以寒治寒法，但从病因病机来讲，仍属于以寒治热。

（2）热因热用：指用热性药物治疗出现假热症状的病证。适用于真寒假热证。如由于阴邪内盛，格阳于外，致阳气上浮，反见面红等假热征象，顺从这种假热而用热性药物治疗。从表面看是以热治热，但从病因病机来讲，仍属于以热治寒。

（3）塞因塞用：指用补益的药物治疗因虚而出现闭塞不通症状的真虚假实证。脏腑气血不足，功能低下亦可产生具有闭塞不通现象的病证，当以补开塞。如脾虚失运导致的腹胀满闷等症状，应用补脾益气法治疗，使脾气健运，则胀满自除。

（4）通因通用：指用具有通利作用的药物治疗因实邪内阻而出现通泻症状的真实假虚证。例如食积腹泻，治以消导泻下法；瘀血崩漏，治以活血祛瘀法破除瘀血；湿热痢疾，用清热解毒，通利大便之法，均为通因通用治疗疾病的常例。

总之，正治与反治，虽在方法上有逆从不同，但究其实质，都是在治病求本思想的指导下，针对疾病的真象、本质而治的法则。

（四）调整阴阳

疾病的发生，从根本上说是阴阳的相对平衡遭到破坏，出现了阴阳的偏胜偏衰而导致的。因此调整阴阳，补偏救弊，使其恢复相对平衡，是临床治疗的重要法则之一。

1. 损其有余　适用于阴或阳的一方偏胜有余的实证。如阳胜致病，出现阳热亢盛的实热证，应"热者寒之""治热以寒"，采用寒凉的方药以清泄阳热；阴胜致病，出现阴寒内盛的实寒证，应"寒者热之""治寒以热"，采用温热药物以温散阴寒。由于"阳胜则阴病"，阳热亢盛易于耗伤阴液；"阴胜则阳病"，阴寒偏盛易于损伤阳气，故在调整阴或阳偏胜时，应该注意其相对一方有无阳或阴偏衰的情况存在。若阳热亢盛而伤阴者，治疗当以清热泻火为主，兼以养阴；而阴寒内盛而伤阳者，治疗则当以温散阴寒为主，兼以扶阳。

2. 补其不足　适用于阴或阳虚损不足的虚证。如阴虚者补阴，阳虚者补阳，阴阳两虚者，当阴阳双补。当机体阳气或阴液严重耗损，功能骤然衰竭而亡阴或亡阳时，此为阴阳偏衰的危重证候，应采用回阳救逆或救阴固脱之法治疗。这些都是虚则补之，补其不足的运用。常用的方法有：

（1）壮水之主，以制阳光：即"阳病治阴"。用于阴液不足，阳热相对偏亢所致的虚热证。此并非阳热之有余，乃阴之不足而致虚火上炎，不宜用寒凉药物直折其热，须用滋阴养液之方药，使阴气复而阳热自退。

（2）益火之源，以消阴翳：即"阴病治阳"。用于阳气不足，阴寒内生所致的虚寒证。此并非阴之有余，乃阳热之不足所致阴寒内生，不宜用辛热药物以攻寒，须用温补阳气之方药，使阳气复而阴寒自消。

（3）阴中求阳，阳中求阴：阴中求阳，即治疗阳虚证时，在补阳方药中适当加入滋阴之品，使"阳得阴助而生化无穷"；阳中求阴，即治疗阴虚证时，在滋阴方药中适当加入补阳之品，使"阴得阳升而泉源不竭"。如临床上常在补气方中加入养血药，而在养血方中加益气药。此法是阴阳互根互用的具体应用，阴中求阳，阳中求阴，不仅能使阴阳互生，增强疗效，也可减少单纯补阳或滋阴所致的不良反应。

（4）阴阳双补：阴阳双补，适用于阴阳两虚证。临床多见于慢性疾病后期。由于阴损及阳，或阳损及阴，最终导致阴阳两虚，治疗时应补阴与补阳并用。但在应用时需注意阴阳虚损的主次不同，用药亦随之有别。

（五）调理气血

气血是构成人体的基本物质，亦是脏腑生理活动的物质基础。在疾病发生发展的过程中，常伴有气血失调的病理变化，调理气血就是针对这一病理变化而确立的治疗原则。

1. 调气

（1）补气：适用于较单纯的气虚证。气的来源主要是先天之精气、水谷之精气和自然界之清气，其生成与肺主气、脾主运化、肾藏精气的生理功能密切相关。因此，在补气时应注意调补脾肺肾的生理功能，其中尤其应重视补益脾胃之气。

（2）调理气机：适用于气机失调等病证，主要包括以下两个方面。

1）顺应脏腑气机的升降规律：脏腑有着特定的气机升降出入规律，如脾气主升，胃气主降，肝主升发，肺主肃降等。调理气机时应针对其证候特点而顺应这种规律，如胃气上逆者，宜降逆和胃；脾气下陷者，宜益气升提。

2）调理气机紊乱的病理状态：气机紊乱有多种表现形式，如气滞、气逆、气脱、气闭等。治疗时应针对其不同的证候性质而调理，如气滞者宜行气；气逆者宜降气；气闭者宜开窍通闭；气脱者宜益气固脱。

2. 理血

（1）补血：适用于较单纯的血虚证。血的生成主要与心主血、肝藏血、脾生血、肾精化血等有着密切联系，补血时应注意调补上述脏腑的生理功能。因气能生血，故常在补血的方药中，加入补气药物，以收补气生血之效。

（2）调理血行：血液对脏腑组织的营养和濡润作用，必须通过血液的正常运行才能得以实现。血的运行失常可表现为血瘀、血热、出血等病理变化，调理血行，应根据血液运行的病理变化而进行。血瘀者，宜活血化瘀；血热者，宜清热凉血；出血者，当根据导致出血的病因、病机而施以不同的治法，如清热止血、益气摄血、化瘀止血、收涩止血等。

3. 气血双调　气血之间，存在着互根互用的关系，古人称"气为血之帅，血为气之母"。气血关系失调，常有气病及血，或血病及气的病理变化，表现为气血同病。在治疗时当气血双调，使气血关系恢复到正常状态。常用方法有：

（1）气血双补：气血双补是益气与养血并用的一种治法。适用于气血两虚证。临床根据气血的虚损程度和主次，或以益气为主，辅以养血；或以养血为主，佐以益气。益气养血并用，达到气血双补的目的。

（2）行气活血：行气活血是指行气与活血化瘀并用的一种治法。适用于气滞血瘀证。若为气滞导致血瘀者，应以行气为主，佐以活血化瘀；若为血瘀导致气滞者，应以活血化瘀为主，兼以行气。行气活血并用，以恢复气血的正常运行。

（3）补气活血：补气活血是指补气与活血化瘀并用的一种治法。适用于气虚血瘀证。该证因气虚推动血行无力而致血瘀，故以补气为主，辅以活血化瘀。

（4）益气摄血：益气摄血是指补益中气而制止出血的一种治法。适用于气虚不能摄血所致的出血证。临床常以益气健脾为主，佐以收涩止血，以达到止血的目的。

（六）调理脏腑

无论是外感疾病，还是内伤疾病，在发生发展过程中，必然引起脏腑的阴阳气血失调和功能紊乱，因而调理脏腑，就成为中医学治疗疾病的基本原则。临床运用这一原则，既要注意调整脏腑的阴阳气血，又要注意协调脏腑之间的关系，使之恢复到平衡有序的状态。

1. 调理脏腑的阴阳气血　脏腑的生理功能不同，其阴阳气血失调的病理变化也不尽相同。

因此,应根据脏腑病理变化的特点,采取相应的治疗方法,虚则补之,实则泻之,以恢复脏腑阴阳气血的平衡。如肝体阴而用阳,其阴阳气血失调,多见肝气、肝阳有余,肝血、肝阴不足。在治疗时,肝气郁结者,宜疏肝理气;肝火上炎者,宜清降肝火;肝血不足者,宜补养肝血;肝阴不足者,宜滋养肝阴;肝阳上亢、肝风内动者,宜滋阴潜阳、平肝息风等。

2. 顺应脏腑的生理特性   脏腑的阴阳五行属性、气机升降出入规律、苦欲喜恶等生理特性不同,在调理脏腑时,须顺应脏腑的生理特性而治。如脾胃属五行之土,而脾为阴土,阳气易损,喜燥恶湿,脾气主升,以升为顺;胃为阳土,阴气易伤,喜润恶燥,胃气主降,以降为和。故治脾常宜甘温之剂,以助其升运,而慎用阴寒滋腻之品,以免助湿伤阳;治胃常用甘寒之剂,以助其通降,而慎用温燥之品,以免化燥伤阴。

3. 协调脏腑之间的关系   人体是一个有机的整体,脏腑之间在生理上相互为用,在病理上相互影响。当某一脏腑发生病变时,会影响到其他脏腑,故在治疗脏腑病变时,不能单纯考虑一个脏腑,而应从整体出发,注意调整各脏腑之间的关系。如咳嗽一症,病位虽在于肺,但与五脏六腑皆有关系。因心血不足,心脉瘀阻而致肺气失降的喘咳,应温补心阳;因肝火亢盛,气火上逆所致的咳血,则应清泻肝火;因脾虚湿聚生痰,痰湿壅肺,以致肺失宣降的咳嗽咳痰,应健脾燥湿;因肾阴虚不能滋肺,肺失津润而致的干咳、口咽干燥,则应滋肾润肺;因大肠热结,肺气不降而致的气喘,则宜通腑泻大肠实热。正如《素问·咳论》所说:"五脏六腑皆令人咳,非独肺也。"同样,其他脏腑的病变,也应根据各脏腑生理、病理上的联系和影响,通过调整其相互关系使之恢复相对平衡。

(七)三因制宜

三因制宜,包括因时制宜、因地制宜、因人制宜。三因制宜是指治疗疾病要根据季节气候、地理环境,以及病人的年龄、性别、体质等不同情况,制订适宜的治疗方法。由于疾病的发生、发展与转归,常受到时令气候、地理环境、体质等多方面因素的影响,因此在治疗疾病时,应充分考虑各方面因素,从而制订最为适宜的治疗方法。

1. 因时制宜   因时制宜,是指根据不同季节气候特点来考虑治疗用药的原则。气候的寒温变化,对人体的生理、病理均有重要影响,如春夏季节,气候温热,人体腠理疏松开泄,即使外感风寒,也不宜过用辛温解表药,以免开泄太过而耗伤气阴;而秋冬季节,气候由凉变寒,人体腠理致密,阳气内敛,此时当慎用寒凉药物,以防伤阳。《素问·六元正纪大论》中"用热远热,用温远温,用寒远寒,用凉远凉"讲的就是这个道理。

2. 因地制宜   因地制宜,是指根据不同区域的地理环境特点来考虑治疗用药的原则。不同地区的地势、气候、生活习惯等各不相同,使机体的生理活动和病变特点也有所不同,因而治疗用药亦随之变化。如我国西北高原地区,气候寒冷少雨,其病多寒燥,治宜辛温润燥;东南地区,地势低洼多雨,其病多湿热,治宜苦寒清化。再比如同样患感冒,因西北地区人多体质壮实,故多用麻黄、桂枝等猛烈发汗解表之药方能奏效;而东南地区人多腠理疏松,故多用荆芥、防风之类,且药量较轻。

3. 因人制宜   因人制宜,是根据病人的年龄、性别、体质、职业等特点来指导治疗用药的原则。

(1)年龄:因年龄不同,生理状况及气血盈亏不同,治疗用药也应有所区别。如老年人脏气衰弱,脏腑功能活动低下,气血也逐渐衰少,患病多见虚证或虚实夹杂证,治疗多偏于补益,即使有邪实之证,攻之也要慎重,以防损伤正气。小儿生机旺盛,但脏腑娇嫩,形气未充,患病易寒易热,易虚易实,病情变化迅速,因此治疗小儿疾病,忌投峻攻之剂,少用补益之品,药量宜轻。

(2)性别:男女各有其生理特点,妇女在生理上有经、带、胎、产等情况,用药时应加以考虑。对妊娠病人尤要慎用峻下、滑利、破血、破气、走窜伤胎或有毒药物,要防止伤胎、堕胎或损伤母体。产后还应考虑气血亏虚及恶露、哺乳等情况。

（3）体质：人的身体素质有强弱之分、寒热之偏及阴阳偏盛偏衰等，形体有魁梧、瘦小之别。一般体质强壮、体形魁梧者用药量宜重；体质虚弱、形体瘦小者用药量宜轻。素体阳虚者用药宜偏温；素体阴虚者用药宜偏凉。

（4）职业：不同的职业和工作环境，对人体生理病理亦有影响，治疗用药也应考虑其特点。一般脑力劳动者，体质多虚弱，易患虚证，治疗应偏于扶正；体力劳动者，体质多强壮，易患实证，治疗当偏于攻邪。

总之，因时、因地、因人制宜的原则，充分体现了中医学的整体观和恒动观，反映了辨证论治在实际应用中的原则性和灵活性。在临床治疗中，只有全面、动态地看问题，具体情况作具体分析，因时、因人、因地制宜，才能确立正确的治疗原则与方法，取得理想的治疗效果。

第四节 康 复 原 则

一、康复的意义

康复，即恢复平安或健康之意。中医康复以中医理论为指导，运用各种有利于疾病康复的方法和手段，使伤残者、慢性病者、老年病者及急性病缓解期病人的身体功能和精神状态最大限度地恢复健康。中医康复历史悠久，有着完整而独特的理论，诸多行之有效的康复方法，对于帮助伤残者消除或减轻功能缺陷，帮助慢性病、老年病等病人祛除病魔，恢复身心健康，重返社会，均发挥着极其重要的作用。

二、康复的基本原则

康复的目的，旨在促进和恢复病人的身心健康。其基本原则主要包括形体保养与精神调摄相结合、内治法与外治法相结合、药物治疗与饮食调养相结合、自然康复与治疗康复相结合四个方面。

（一）形体保养与精神调摄相结合

形体保养与精神调摄相结合，即形神结合。中医学强调，健康的机体必须同时具备强健的体魄和良好的心理状态，即"形与神俱"，因此，康复医疗必须从形和神两个方面进行调理。养形，既要如《景岳全书·传忠录中·治形论》所说："欲治形者，必以精血为先。"通过补益精血以滋养形体，同时还应注意适当运动，以促进周身气血运行，增强抗御病邪的能力。调神，主要是通过语言疏导、以情制情、娱乐等方法，使病人摒除一切有害的情绪，创造良好的心境，保持乐观开朗、心气平和的精神状态。这样才能以形体健康减轻精神负担，以精神和谐促进形体恢复，使形体安康，精神健旺，两者相互协调，达到形与神俱，身心整体康复的目的。

（二）内治法与外治法相结合

内治法与外治法相结合，即内外结合。内治法，主要指药物、饮食等内服的方法；外治法，则包括针灸、推拿、传统体育、药物外用等多种方法。人体是一个有机的整体，通过经络系统的联系，气血的运行贯通，上下内外各部分之间都保持着相互协调的关系。因此在康复医疗的过程中，应掌握并利用这种关系，将内治与外治诸法灵活地结合运用。内治法可调整脏腑阴阳气血，恢复和改善脏腑组织的功能活动；外治法能通过经络的调节作用，疏通体内阴阳气血的运行，故内外结合并用，综合调治，能促进病人的整体康复。一般来说，病在脏腑者，以内治为主，配合外治；病在经络者，以外治为主，配合内治；若脏腑经络同病者，则内治与外治并重。如哮喘病常以药物内治为主，配合针灸、贴敷等外治之法；颈椎病则多以牵引、针灸、推拿等外治法为主，再配合药物进行内治。

（三）药物治疗与饮食调养相结合

药物治疗与饮食调养相结合，即药食结合。由于药物治疗具有康复作用强、见效快的特点，因此是康复医疗的主要措施。根据病人的不同病证，可分别采用补气养血、温阳滋阴、调整脏腑、疏通经络等各种治法促进康复。但恢复期的病人大多病情复杂，病程较长，服药时间过久，既难以坚持，又可能会损伤脾胃功能，还可能出现一些副作用和不良反应。饮食调养虽不能直接祛邪，但能通过调节脏腑功能以补偏救弊，达到调整阴阳，促进疾病康复的目的。饮食调养可与日常生活相融合，优点颇多，如制作简单，味道鲜美，易被病人接受，便于长期服用等。因此在辨证论治的基础上，有选择地服用某些食物，做到药物治疗与饮食调养相结合，不仅能增强疗效，节约开支，也可减少药量，防止药物的副作用，缩短康复所需的时间。所以，调饮食以养形体，是康复医疗的重要原则。正如《素问·脏气法时论》所言："毒药攻邪，五谷为养，五果为助，五畜为益，五菜为充，气味合而服之，以补精益气。"

（四）自然康复与治疗康复相结合

自然康复是借助自然因素对人体的影响，来促进人体身心状态的逐步恢复。大自然中存在着许多有利于机体康复的因素，包括自然之物与自然环境，如日光、空气、泉水、花草、高山、岩洞、森林等。人是依赖自然界而生存的，不同的自然因素必然会对人体产生不同的影响，例如空气疗法可使人头脑清新，心胸开阔，增强神经系统的调节功能；日光疗法可温养体内的阳气，改善血液循环，加速新陈代谢；热砂疗法有温经祛湿之功，适宜于风寒湿痹证；花卉疗法则可美化环境，使人心情舒畅愉悦等。因此在运用药物、针灸等治疗康复方法的同时，可以有选择性和针对性地结合自然康复方法，利用这些自然因素对人体不同的作用，提高康复的效果。

（黄万凌）

扫一扫，测一测

？ 复习思考题

1. 中医养生的意义及原则是什么？
2. 预防原则主要包括哪些内容？
3. 临床上如何运用治标和治本的原则？
4. 举例说明"正治"与"反治"在临床中的应用。
5. 何谓"三因制宜"？

附录 中医体质分类与判定

（中华中医药学会 2009 年 4 月 9 日发布）

1. 判定方法

回答《中医体质分类与判定表》中的全部问题，每一问题按 5 级评分，计算原始分及转化分，依标准判定体质类型。

原始分 = 各个条目分值相加

转化分数 = [（原始分 - 条目数）/（条目数 ×4）] ×100

2. 判定标准

平和质为正常体质，其他 8 种体质为偏颇体质。判定标准附表 1、附表 2。

附表 1 平和质与偏颇体质判定标准

体质类型	条件	判定结果
平和质	转化分≥60 分	是
	其他 8 种体质转化分均<30 分	
	转化分≥60 分	基本是
	其他 8 种体质转化分均<40 分	
	不满足上述条件者	否
偏颇体质	转化分≥40 分	是
	转化分 30~39 分	倾向是
	转化分<30 分	否

附表 2 中医体质分类与判定表
平和质（A 型）

请根据近一年的体验和感觉，回答以下问题	没有（根本不）	很少（有一点）	有时（有些）	经常（相当）	总是（非常）
（1）您精力充沛吗？	1	2	3	4	5
（2）您容易疲乏吗？ *	1	2	3	4	5
（3）您说话声音低弱无力吗？ *	1	2	3	4	5
（4）您感到闷闷不乐、情绪低落吗？ *	1	2	3	4	5
（5）您比一般人耐受不了寒冷（冬天的寒冷，夏天的冷空调、电扇等）吗？ *	1	2	3	4	5
（6）您能适应外界自然和社会环境的变化吗？	1	2	3	4	5
（7）您容易失眠吗？ *	1	2	3	4	5
（8）您容易忘事（健忘）吗？ *	1	2	3	4	5

判断结果：□是　　　□基本是　　　□否

（注：标有 * 的条目需先逆向计分，即：1→5，2→4，4→2，5→1，再用公式转化分）

气虚质（B型）

请根据近一年的体验和感觉，回答以下问题	没有 （根本不）	很少 （有一点）	有时 （有些）	经常 （相当）	总是 （非常）
（1）您容易疲乏吗？	1	2	3	4	5
（2）您容易气短（呼吸短促，接不上气）吗？	1	2	3	4	5
（3）您容易心慌吗？	1	2	3	4	5
（4）您容易头晕或站起时晕眩吗？	1	2	3	4	5
（5）您比别人容易患感冒吗？	1	2	3	4	5
（6）您喜欢安静、懒得说话吗？	1	2	3	4	5
（7）您说话声音低弱无力吗？	1	2	3	4	5
（8）您活动量稍大就容易出虚汗吗？	1	2	3	4	5
判断结果：□是　　□倾向是　　□否					

阳虚质（C型）

请根据近一年的体验和感觉，回答以下问题	没有 （根本不）	很少 （有一点）	有时 （有些）	经常 （相当）	总是 （非常）
（1）您手脚发凉吗？	1	2	3	4	5
（2）您胃脘部、背部或腰膝部怕冷吗？	1	2	3	4	5
（3）您感到怕冷、衣服比别人穿得多吗？	1	2	3	4	5
（4）您比一般人耐受不了寒冷（冬天的寒冷，夏天的冷空调、电扇等）吗？	1	2	3	4	5
（5）您比别人容易患感冒吗？	1	2	3	4	5
（6）您吃（喝）凉的东西会感到不舒服或者怕吃（喝）凉东西吗？	1	2	3	4	5
（7）您受凉或吃（喝）凉的东西后，容易腹泻（拉肚子）吗？	1	2	3	4	5
判断结果：□是　　□倾向是　　□否					

阴虚质（D型）

请根据近一年的体验和感觉，回答以下问题	没有 （根本不）	很少 （有一点）	有时 （有些）	经常 （相当）	总是 （非常）
（1）您感到手脚心发热吗？	1	2	3	4	5
（2）您感觉身体、脸上发热吗？	1	2	3	4	5
（3）您皮肤或口唇干吗？	1	2	3	4	5
（4）您口唇的颜色比一般人红吗？	1	2	3	4	5
（5）您容易便秘或大便干燥吗？	1	2	3	4	5
（6）您面部两颧潮红或偏红吗？	1	2	3	4	5
（7）您感到眼睛干涩吗？	1	2	3	4	5
（8）您感到口干咽燥、总想喝水吗？	1	2	3	4	5
判断结果：□是　　□倾向是　　□否					

痰湿质（E型）

请根据近一年的体验和感觉,回答以下问题	没有 （根本不）	很少 （有一点）	有时 （有些）	经常 （相当）	总是 （非常）
（1）您感到胸闷或腹部胀满吗？	1	2	3	4	5
（2）您感到身体沉重不轻松或不爽快吗？	1	2	3	4	5
（3）您腹部肥满松软吗？	1	2	3	4	5
（4）您有额部油脂分泌多的现象吗？	1	2	3	4	5
（5）您上眼睑比别人肿（上眼睑轻微隆起的现象）吗？	1	2	3	4	5
（6）您嘴里有黏黏的感觉吗？	1	2	3	4	5
（7）您平时痰多,特别是咽喉部总感到有痰堵着吗？	1	2	3	4	5
（8）您舌苔厚腻或有舌苔厚厚的感觉吗？	1	2	3	4	5
判断结果:□是　　□倾向是　　□否					

湿热质（F型）

请根据近一年的体验和感觉,回答以下问题	没有 （根本不）	很少 （有一点）	有时 （有些）	经常 （相当）	总是 （非常）
（1）您面部或鼻部有油腻感或者油亮发光吗？	1	2	3	4	5
（2）您脸上容易生痤疮或疮疖吗？	1	2	3	4	5
（3）您感到口苦或嘴里有异味吗？	1	2	3	4	5
（4）您大便黏滞不爽、有解不尽的感觉吗？	1	2	3	4	5
（5）您小便时尿道有发热感、尿色浓（深）吗？	1	2	3	4	5
（6）您带下色黄（白带颜色发黄）吗？ （限女性回答）	1	2	3	4	5
（7）您的阴囊潮湿吗？ （限男性回答）	1	2	3	4	5
判断结果:□是　　□倾向是　　□否					

血瘀质（G型）

请根据近一年的体验和感觉,回答以下问题	没有 （根本不）	很少 （有一点）	有时 （有些）	经常 （相当）	总是 （非常）
（1）您的皮肤在不知不觉中会出现青紫瘀斑（皮下出血）吗？	1	2	3	4	5
（2）您的两颧部有细微红丝吗？	1	2	3	4	5
（3）您身体上有哪里疼痛吗？	1	2	3	4	5
（4）您面部晦暗或容易出现褐斑吗？	1	2	3	4	5
（5）您容易有黑眼圈吗？	1	2	3	4	5
（6）您容易忘事（健忘）吗？	1	2	3	4	5
（7）您口唇颜色偏暗吗？	1	2	3	4	5
判断结果:□是　　□倾向是　　□否					

气郁质（H型）

请根据近一年的体验和感觉, 回答以下问题	没有（根本不）	很少（有一点）	有时（有些）	经常（相当）	总是（非常）
(1)您感到闷闷不乐、情绪低沉吗？	1	2	3	4	5
(2)您精神紧张、焦虑不安吗？	1	2	3	4	5
(3)您多愁善感、感情脆弱吗？	1	2	3	4	5
(4)您容易感到害怕或受到惊吓吗？	1	2	3	4	5
(5)您胁肋部或乳房胀痛吗？	1	2	3	4	5
(6)您无缘无故叹气吗？	1	2	3	4	5
(7)您咽喉部有异物感, 且吐之不出、咽之不下吗？	1	2	3	4	5
判断结果: □是　　□倾向是　　□否					

特禀质（I型）

请根据近一年的体验和感觉, 回答以下问题	没有（根本不）	很少（有一点）	有时（有些）	经常（相当）	总是（非常）
(1)您没有感冒也会打喷嚏吗？	1	2	3	4	5
(2)您没有感冒也会鼻塞、流鼻涕吗？	1	2	3	4	5
(3)您有因季节变化、温度变化或异味等原因而咳喘的现象吗？	1	2	3	4	5
(4)您容易过敏(对药物、食物、气味、花粉或在季节交替时、气候变化时)吗？	1	2	3	4	5
(5)您的皮肤起荨麻疹(风团、风疹块、风疙瘩)吗？	1	2	3	4	5
(6)您的皮肤因过敏出现过紫癜(紫红色瘀点、瘀斑)吗？	1	2	3	4	5
(7)您的皮肤一抓就红, 并出现抓痕吗？	1	2	3	4	5
判断结果: □是　　□倾向是　　□否					

示例1

某人各体质类型转化分如下：平和质 75 分, 气虚质 56 分, 阳虚质 27 分, 阴虚质 25 分, 痰湿质 12 分, 湿热质 15 分, 血瘀质 20 分, 气郁质 18 分, 特禀质 10 分。根据判定标准, 虽然平和质转化分≥60 分, 但其他 8 种体质转化分并未全部<40 分, 其中气虚质转化分≥40 分, 故此人不能判定为平和质, 应判定为气虚质。

示例2

某人各体质类型转化分如下：平和质 75 分, 气虚质 16 分, 阳虚质 27 分, 阴虚质 25 分, 痰湿质 32 分, 湿热质 25 分, 血瘀质 10 分, 气郁质 18 分, 特禀质 10 分。根据判定标准, 平和质转化分≥60 分, 且其他 8 种体质转化分均<40 分, 可判定为基本是平和质。同时, 痰湿质转化分在 30～39 分之间, 可判定为痰湿质倾向。故此人最终体质判定结果是平和质, 有痰湿质倾向。

主要参考书目

1. 孙广仁.中医基础理论[M].2版.北京:中国中医药出版社,2007.

2. 王敏勇,孙欣峰.中医基础理论[M].北京:中国中医药出版社,2015.

3. 李德新.中医基础理论[M].北京:人民卫生出版社,2001.

4. 张登本.中医学基础[M].北京:中国中医药出版社,2003.

5. 吴敦序.中医基础理论[M].6版.上海:上海科学技术出版社,1997.

6. 王新华.中医基础理论[M].北京:人民卫生出版社,2001.

7. 王琦.中医藏象学[M].北京:人民卫生出版社,1997.

8. 王琦.中医体质学[M].北京:人民卫生出版社,2005.

9. 张珍玉.中医学基础[M].北京:中国中医药出版社,1993.

10. 何裕民,刘文龙.新编中医基础理论[M].北京:北京医科大学中国协和医科大学联合出版社,1996.

11. 何晓晖.中医基础学[M].北京:学苑出版社,2002.

12. 李其忠.中医基础理论纵横解析[M].北京:人民卫生出版社,2006.

13. 李德新,刘燕池.中医基础理论[M].2版.北京:人民卫生出版社,2011.

14. 冯模健.杏林文化[M].北京:中国中医药出版社,2010.

15. 吕云飞.中医药文化在传承和创新中发展[J].学理论,2009,(9):194-195.

复习思考题答案要点

模拟试卷

《中医基础理论》教学大纲